Monthly Book
Medical Rehabilitation
編集企画にあたって………

　肩関節は他の関節に比べて，その関節自体の遊びの大きさや可動域の広さゆえにその診療は難解だと言われています．その難解な肩関節に挑む23名のスペシャリストにその真髄をご披露頂きたいと思います．
　まず，運動器の痛み領域の日本の第一人者である牛田先生に，筋や関節における痛みの神経生理学的研究の成果をもとに，なぜ肩の痛みは生じ，そして持続するのかについて解説をお願い致しました．
　次に，肩関節疾患のなかで難解な病態の一つである投球障害肩に関して，5名の先生にその難問の謎解きをお願いしました．石井先生には投球動作の動作解析装置を用いた定量的分析から投球相のどのタイミングが危険で，どんな投球動作が危険なのかを概説頂きました．新宮先生にはいまや本邦の投球障害肩の理学的所見評価法のゴールドスタンダードである原テストについて，改めてその手技と所見の意義の解説をお願いしました．宮下先生には先生が提唱する3つの投球動作のタイプによる肩障害発生の危険性の違いと機能訓練や投球動作指導方法のアレンジの仕方について解説して頂きました．中川先生には，ゆるい肩とかたい肩の違いにより，発生する病態や治療方針に違いがあるという独自の観点での治療体系を，卓越した鏡視下手術の技術を有する瀧内先生には投球障害肩の代表的な病態である internal impingement に対する保存療法と手術療法のキーポイントを解説して頂きました．
　中・高年の肩関節の病態の代表格である腱板断裂に関して，5名の先生に概説頂きました．千葉先生には適切に行えば有効性が高い腱板断裂症例に対する保存療法のポイントをご紹介頂きました．高橋先生には多数の鏡視下手術の経験に基づき，大腿筋膜パッチ法，上腕二頭筋長頭腱の処理を含む鏡視下腱板修復術を解説して頂きました．一貫して直視下腱板修復術を行っておられる畑先生には，直視下腱板修復術の術式と後療法を断裂のタイプ別にご紹介頂き，直視下法の長所にも言及して頂きました．Reverse type の TSA がいまだ使用できない本邦における腱板広範囲断裂例に対する画期的・独創的な手術療法として，三幡先生には上方関節包再建術，末永先生には筋腱移行術や小径人工骨頭を駆使した腱板再建術について詳細に解説頂きました．
　五十肩(凍結肩)に関して，積極的保存療法に取り組んでおられる皆川先生に，外来でできる超音波ガイド下 C5・C6 ブロックとサイレント・マニピュレーションの手技の実際とその成績についてご紹介頂き，柴田先生にはステップキャニュレーションシステムを用いた鏡視下関節包切離術を行う方法について詳細に解説頂きました．
　外傷性肩関節不安定症に関しては4名の先生に登場頂きました．山本先生には日本から世界に発信しパラダイムシフトを起こした外旋固定法のほか，脱臼予防装具を含む保存療法について概説して頂きました．佐原先生には，鏡視下 Bankart 修復術としてフットプリントを再建する DAFF 法，その改良版である TAFF 法，鈴木先生には多くの鏡視下・直視下手術のご経験を踏まえてたどり着いた鏡視下 Bankart & Bristow 法，山崎先生にはコリジョンアスリートに対して一貫して実施されている直視下 Bristow 変法について，それぞれの術式の工夫や後療法について詳述頂きました．
　次に，非外傷性肩関節不安定症をテーマとして3名の先生に解説頂きました．黒田先生には長年の詳細な縦断調査から得られた貴重なデータをもとに非外傷性肩関節不安定症の疫学をお示し頂き，その結果を踏まえ本症に対する保存療法の重要性を解説頂きました．井手先生には動揺肩に対する肩甲骨バンドを含む保存療法から鏡視下関節包縫縮術までの治療法を，中川先生には習慣性後方亜脱臼の鏡視下手術後の再発例に対する後方 bone block 法についてご解説頂きました．
　最後のテーマである肩関節周辺神経障害に関しては，池上先生に肩甲上神経障害の発生機序や保存療法・直視下手術について，飯田先生には腋窩神経障害・胸郭出口症候群に対する理学療法の留意点と工夫をご紹介頂きました．最後に私から見逃されがちな肩関節周辺神経障害の病態・保存療法・手術療法について，これまでの知見をご報告させて頂きました．
　僭越ながらこの一冊をお読み頂ければ，現在の日本における肩関節傷害の診療の真髄に触れて頂けると確信しております．

2013年4月
岩堀裕介

Contents

肩関節傷害 診療の真髄

編集企画／愛知医科大学特任教授　岩堀裕介

1　**I．肩（関節）の痛みの病態**　　　　　　　　　　　　　　　　　　　　　牛田　享宏ほか

肩の痛みの病態として，関節およびその周囲組織の炎症，神経メカニズム，動的な要因，運動制限，筋力の問題が挙げられる．

II．投球障害肩

7　**動作解析からみた投球障害**　　　　　　　　　　　　　　　　　　　　　　石井　壮郎

投球動作を解析することによって，動作から投球肩の病変を予測し，病変を防ぎつつ球速を高めていく投球動作を，コンピュータ上で探索できるシステムを開発した．

15　**野球肩理学所見 11 項目のとり方・考え方**　　　　　　　　　　　　　　　新宮　由幸ほか

投球障害肩の考え方，評価手順，評価としての野球肩理学所見 11 項目の詳細を述べている．また，隠れている選手本来の関節の緩みを知る方法を述べる．

23　**病態からみた機能訓練と投球動作指導**　　　　　　　　　　　　　　　　　宮下　浩二

投球障害肩は，投球動作における肩複合体の運動様式を理解して分析する必要がある．そして投球動作指導は運動学的，解剖学的見解に基づいて行うべきである．

30　**病態のタイプと治療方針の違い**　　　　　　　　　　　　　　　　　　　　中川　滋人

投球障害肩には少なくともゆるい肩とかたい肩の 2 つのタイプが存在し，その病態に合わせたリハビリテーションが重要である．

37　**保存療法と手術療法**
　　　　―Internal impingement を中心に―　　　　　　　　　　　　　　　瀧内　敏朗

投球障害肩の本態は非常に難解である．本稿では，筆者の考える投球障害の原因と，実際に行っている保存療法および手術療法について述べた．

Monthly Book
Medical Rehabilitation No 157

編集主幹／宮野佐年　三上真弘

Ⅲ．腱板断裂

45　腱板断裂に対する理学療法　　　　　　　　　　　　　千葉　慎一

腱板断裂患者に対して，筆者自身が臨床で実際に行っていることをまとめた．特に，肩甲胸郭関節と体幹・胸郭に対するアプローチは常に関連づけて考えている．

52　鏡視下腱板修復術の術式と後療法
　　─手術適応と術式─　　　　　　　　　　　　　　　　高橋　憲正ほか

肩腱板断裂に対する，一次修復，パッチ，上腕二頭筋腱の処置の適応と実際について解説する．高齢者の陳旧性広範囲断裂では，リバース型人工肩関節の導入が期待される．

61　直視下腱板修復術の術式と後療法　　　　　　　　　　畑　幸彦

直視下腱板修復術は解剖学的位置関係を把握しやすく，手術手技が簡単で，手術適応の範囲が広く，術者の技量や断裂の大きさに応じて術式を変更・追加でき，手術時間も短い．

67　肩関節腱板広範囲断裂に対する上方関節包再建術　　　三幡　輝久

現在，我々が行っている上方関節包再建術の適応と禁忌，手術手技と後療法のポイントを述べる．

**71　一次修復不能な広範囲腱板断裂に対する筋腱移行術を用いた
　　腱板再建術の適応と手術のコツとピットフォール　　　末永　直樹ほか**

一次修復不能な広範囲腱板断裂に対する広背筋・大円筋腱，肩甲下筋腱，大胸筋移行術，また小径人工骨頭を用いた再建術の適応と手術のコツとピットフォールおよび後療法について報告した．

キーワードインデックス 190／ピックアップアーティクル 185〜189／ライターズファイル 183／次号予告 6・7／既刊一覧 8・9

Contents

Ⅳ. 五十肩（凍結肩）

85　保存療法
　　　—サイレント・マニピュレーションを中心に—　　　　　　　　　　皆川　洋至

　　　外来サイレント・マニピュレーションでは，術後1週で術前疼痛の約4割，術後1か月で約3割まで痛みを軽減できる．

91　鏡視下関節包切離術の術式と後療法　　　　　　　　　　　　　　　柴田　陽三

　　　関節包切離術の成績は，関節包部分切離術よりも全周性切離術のほうが優れている．関節包腋窩陥凹部の下層にある神経血管束を損傷せぬよう，正確で安全な関節包切離術について述べる．

Ⅴ. 外傷性肩関節前方不安定症

99　保存治療の適応と実際
　　　—外旋固定法および脱臼予防装具—　　　　　　　　　　　　　　　山本　宣幸ほか

　　　初回脱臼に対しては，外旋固定法，脱臼予防装具，外科的治療の3つの選択肢を患者に提示し，それぞれのメリット，デメリットについて説明し，最終的に患者と相談のうえ，治療法を決定する．

105　鏡視下 Bankart 修復術の術式と後療法
　　　—DAFF 法・TAFF 法を中心に—　　　　　　　　　　　　　　　　佐原　亘ほか

　　　鏡視下 Bankart 修復術の術式としてフットプリント固定法である TAFF 法を新たに開発した．本術式のポイントと後療法の工夫について述べる．

112　鏡視下 Bankart 修復術と鏡視下 Bristow 法の使い分け　　　　　　鈴木　一秀

　　　鏡視下 Bankart & Bristow 変法の適応は，コリジョン・フルコンタクトアスリートおよび鏡視下 Bankart 法術後再受傷例である．また，関節窩骨欠損が大きな症例にも適応となる．

119　コリジョンアスリートに対する Bristow 変法　　　　　　　　　　山崎　哲也ほか

　　　外傷性肩関節前方不安定症を有するラグビー選手に対して，当科で行っている Bristow 変法の術式のポイントと後療法およびスポーツ復帰における注意点なども含め詳述する．

Ⅵ. 動揺肩・習慣性後方亜脱臼

127 非外傷性肩関節不安定症の疫学と保存療法 　　　黒田　重史

非外傷性不安定症では自然治癒がしばしば起こる．発症年齢が低いほど自然治癒率は高く，オーバーヘッドスポーツは自然治癒を阻害する．治療の基本は姿勢矯正である．

133 動揺肩に対する保存療法と鏡視下手術 　　　井手　淳二

動揺肩の治療は，動的肩関節安定化因子，すなわち，腱板・肩甲胸郭運動の強化・改善などの保存療法を原則とする．

137 習慣性肩関節後方亜脱臼に対する後方 bone block 法 　　　中川　照彦

習慣性肩関節後方亜脱臼に対する後方 bone block 法について述べた．本法は腸骨採取など侵襲が大きいことから，手術法の第1選択は鏡視下後方関節包縫縮術と考える．

Ⅶ. 肩関節周辺神経障害

145 肩甲上神経障害の病態と治療 　　　池上　博泰

肩甲上神経障害は肩甲切痕部と棘窩切痕部で生じることが多い．電気生理学的検査が必須で，棘上筋，棘下筋ともに異常所見があれば肩甲切痕レベル，棘下筋のみであれば肩甲棘外側縁レベルの絞扼である．

151 腋窩神経障害・胸郭出口症候群（腕神経叢過敏）に対する理学療法 　　　飯田　博己ほか

腋窩神経障害と胸郭出口症候群（腕神経叢過敏）に対する理学療法では，神経絞扼に直接関与する過剰な筋活動を抑制し，間接的に関与する機能障害を改善することになる．生活指導が治療の成否にかかわることもある．

163 肩関節周辺神経障害の病態と治療 　　　岩堀　裕介ほか

肩関節周辺神経障害は決して稀ではないが，多くの症例において主症状が漠然とした疼痛やしびれであり，明確な神経脱落所見や画像所見に乏しいため，見落とされる危険性が高い．

Writers File

ライターズファイル (50音順)

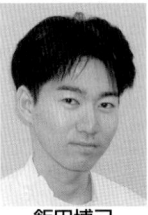

飯田博己
(いいだ ひろき)

1993年 中京大学卒業
1997年 中部リハビリテーション専門学校理学療法学科卒業
       愛知医科大学病院リハビリテーション部, 理学療法士
2009年 同, 主任
2013年 中京大学大学院博士前期課程修了

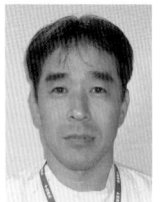

岩堀裕介
(いわほり ゆうすけ)

1986年 名古屋大学卒業
       安城更生病院
1990年 県西部浜松医療センター
1993年 名古屋大学整形外科医員
1997年 米国臨床留学
       Mississippi Sports Medicine and Orthopedic Center
       Southern California Orthopedic Institute
1997年 静岡済生会総合病院
1998年 愛知医科大学整形外科, 講師
2000年 同, 助教授
2007年 同, 准教授
2012年 同, 特任教授

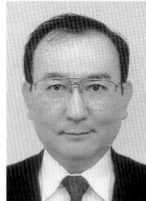

柴田陽三
(しばた ようぞう)

1981年 福岡大学卒業
       同大学整形外科学教室入局
1987年 同大学大学院修了
       ヨコクラ病院整形外科, 科長
1989年 福岡大学整形外科, 併任講師
1993年 同, 講師
2005年 同, 助教授
2007年 同, 准教授
2009年 福岡大学筑紫病院整形外科, 教授

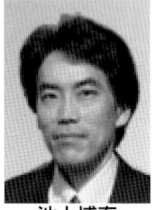

池上博泰
(いけがみ ひろやす)

1985年 慶應義塾大学卒業
       同大学整形外科入局
1992年 東京都済生会中央病院
1994〜95年 米国ハーバード大学留学
1997年 慶應義塾大学整形外科
2004年 同, 専任講師
2011年 同, 准教授
2012年 東邦大学整形外科(大橋), 准教授
2013年 同, 教授

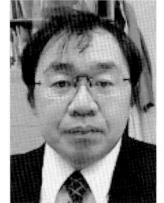

牛田享宏
(うしだ たかひろ)

1991年 高知医科大学卒業
1995年 同大学大学院修了
       University of Texas Medical Branch at Galveston 留学(客員研究員)
2004年 Northwestern Univ. Dept of Physiol.(Visiting Scholar)
       高知大学附属病院整形外科, 講師
2007年 愛知医科大学病院痛みセンター, 部長
       同大学医学部医学的痛みセンター, 教授(特任)
       日独先端科学シンポジウムフェロー(日本学術振興会フンボルト賞団)
2008年 高知大学医学部臨床教授
2008〜09年 日本学術振興会(科学研究費委員会専門委員)
2009年 厚生労働研究班骨関節性疼痛症候群研究班, 班長
2010年 愛知医科大学医学部学際的痛みセンター, 教授兼センター長
       厚生労働研究班慢性痛みの実態の把握と病態の解明に関する研究班, 班長

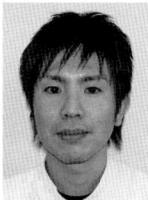

新宮由幸
(しんぐう よしゆき)

2007年 鹿児島大学理学療法学専攻卒業
       久恒病院リハビリテーション部, 理学療法士

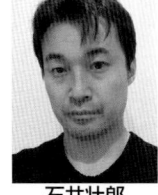

石井壮郎
(いしい たけお)

2000年 三重大学卒業
       同大学放射線科
2003年 同大学整形外科
2008年 筑波大学大学院スポーツ医学専攻
2011年 同大学大学院早期修了, 博士号(スポーツ医学)取得
2011年 松戸整形外科病院

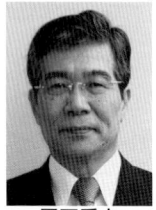

黒田重史
(くろだ しげひと)

1970年 千葉大学卒業
1981年 鹿島労災病院整形外科, 部長
1985年 松戸整形外科病院開設, 副院長
2012年 松戸整形外科病院, 顧問

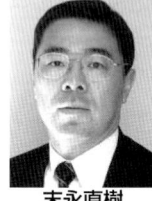

末永直樹
(すえなが なおき)

1987年 旭川医科大学卒業
       北海道大学整形外科入局
1994年 北海道大学医学部附属病院登別分院整形外科, 助教
1998年 北海道大学医学研究科整形外科, 助手
2003年 Postdoctoral Fellow, Royal North Shore Hospital, The University of Sydney
2006年9〜10月 日欧肩関節学会交換フェロー(ヨーロッパ)
2007年 北海道大学医学研究科 人工関節・再生医学講座 特任准教授
2008年 北海道大学医学研究科, 客員臨床教授, 北新病院上肢人工関節・内視鏡センター長, 開西病院, 理事

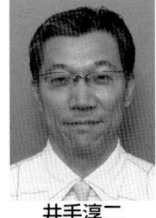

井手淳二
(いで じゅんじ)

1984年 宮崎医科大学卒業
       熊本大学整形外科入局
1993年 同, 助手
2001年 ロンドン大学王立整形外科病院肩関節外科留学
2002年 熊本大学附属病院整形外科, 講師
2006年 熊本大学大学院整形外科学, 准教授
2013年 同大学附属病院関節再建先端治療学, 特任教授

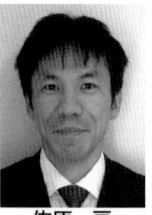

佐原亘
(さはら わたる)

1998年 大阪大学卒業
       同大学整形外科入局
2009年 大阪厚生年金病院整形外科, 医長
2013年 大阪大学整形外科, 特任助教

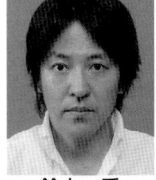

鈴木一秀
(すずき かずひで)

1990年 昭和大学卒業
       同大学藤が丘病院整形外科入局
1994年 海老名総合病院
1996年 横浜旭中央総合病院
1997年 片山整形外科病院
1998年 麻生総合病院
1999年 同大学藤が丘リハビリテーション病院整形外科, 助手
2011年 麻生総合病院スポーツ整形外科, 部長

前付 6

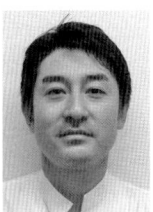

高橋憲正
（たかはし のりまさ）

- 1995年 琉球大学卒業 千葉大学整形外科入局
- 2002年 同，医員
- 2004年 米国 UC San Diego 校留学
- 2006年 国立精神神経センター国府台病院整形外科
- 2007年 JFE 川鉄千葉病院整形外科，部長
- 2008年 船橋整形外科スポーツ医学センター肩関節・肘関節外科
- 2013年 船橋整形外科病院肩関節・肘関節センター，副センター長

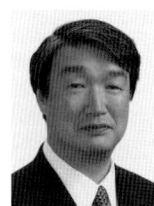

中川照彦
（なかがわ てるひこ）

- 1979年 東京医科歯科大学卒業 同大学整形外科入局
- 1988年 同，助手
- 1994年 同，学内講師
- 1996年 同愛記念病院整形外科
- 1999年 同，医長
- 2007年 同，部長

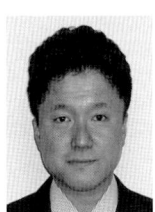

宮下浩二
（みやした こうじ）

- 1991年 名古屋大学医療技術短期大学部理学療法学科卒業 スポーツ医・科学研究所
- 1993年 中日ドラゴンズ メディカルスタッフ
- 1996年 スポーツ医・科学研究所
- 2005年 広島大学大学院保健学研究科，講師
- 2008年 名古屋大学大学院医学系研究科博士課程修了 中部大学生命健康科学部理学療法学科，准教授

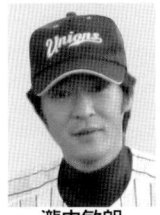

瀧内敏朗
（たきうち としろう）

- 1993年 札幌医科大学卒業 同大学整形外科入局
- 1994年 済生会小樽北生病院整形外科
- 1995年 北海道社会事業協会岩内病院整形外科
- 1996年 釧路赤十字病院整形外科
- 1997年 大阪厚生年金病院整形外科
- 1998年 釧路赤十字病院整形外科，副部長
- 2000年 札幌医科大学整形外科
- 2003年 西岡第一病院，スポーツ診療部長 札幌スポーツクリニック，副院長
- 2009年 たきうち整形外科スポーツクリニック，理事長・院長

畑　幸彦
（はた ゆきひこ）

- 1984年 信州大学卒業
- 1992〜94年 信原病院で研修
- 1997年 信州大学附属病院リハビリテーション部，助手
- 2001年 同病院整形外科，講師
- 2002年 同病院リハビリテーション部，講師
- 2006年 同，助教授
- 2007年 同，准教授
- 2013年 JA 長野厚生連安曇総合病院，院長

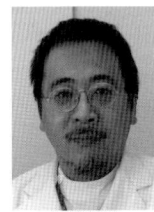

山崎哲也
（やまざき てつや）

- 1987年 滋賀医科大学卒業 横浜市立港湾病院整形外科，研修医
- 1991年 横浜市立大学病院救命救急センター整形外科，助手
- 1994年 横須賀共済病院整形外科
- 1996年 横浜市立港湾病院整形外科
- 2000年 横浜南共済病院整形外科，医長
- 2002年 同病院スポーツ整形外科，部長

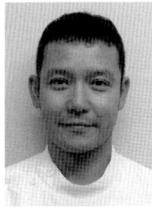

千葉慎一
（ちば しんいち）

- 1989年 岩手リハビリテーション学院卒業 盛岡繋温泉病院
- 1992年 昭和大学藤が丘リハビリテーション病院
- 1995年 東京読売巨人軍トレーナー
- 1998年 昭和大学藤が丘リハビリテーション病院リハビリテーション部
- 2013年 同大学大学院保健医療学研究科修士課程修了

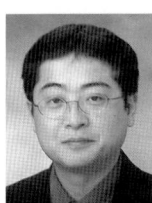

皆川洋至
（みながわ ひろし）

- 1989年 自治医科大学卒業 秋田大学整形外科入局
- 1991年 町立羽後病院整形外科
- 1994年 秋田大学医学部附属病院整形外科
- 1995年 仙北組合総合病院整形外科，医長
- 1996年 町立羽後病院整形外科，医長
- 2001年 中通総合病院整形外科，科長 秋田大学医学部附属病院整形外科，助手 米国メイヨークリニック留学
- 2003年 秋田大学医学部附属病院整形外科，講師
- 2004年 城東整形外科，診療部長
- 2008年

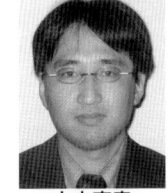

山本宣幸
（やまもと のぶゆき）

- 1995年 札幌医科大学卒業 同大学整形外科入局
- 2003〜07年 秋田大学整形外科にて肩バイオメカニクスの研究に従事
- 2007年 米国 Mayo Clinic 留学
- 2009年 東北大学整形外科，助教

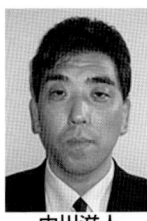

中川滋人
（なかがわ しげと）

- 1987年 大阪大学卒業
- 1995年 同大学大学院医学研究科博士課程修了
- 1995年 大阪厚生年金病院
- 1996年 大阪大学医学部，助手
- 1997年 星ヶ丘厚生年金病院，医長
- 2001年 大阪府立急性期・総合医療センター参事兼医長
- 2004年 行岡病院スポーツ整形外科，部長

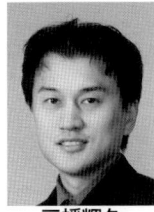

三幡輝久
（みはた てるひさ）

- 1994年 和歌山県立医科大学卒業 大阪医科大学整形外科入局
- 2001年 Johns Hopkins University 研究留学
- 2002年 University of California, Irvine, Orthopaedic Biomechanics Laboratory 研究留学
- 2003年 Kerlan-Jobe Orthopaedic Clinic にて臨床研修
- 2006年 大阪医科大学整形外科，助教

前付 7

Key Words Index

和 文

あ
一次修復不能な腱板断裂　71
インピンジメント　7
運動療法　45
腋窩神経　151
腋窩神経障害　163

か
外傷性肩関節前方不安定症　105, 112, 119
外旋固定法　99
肩運動制限バンド　99
肩関節　137, 163
肩関節拘縮　91
肩関節周囲炎　91
肩関節多方向不安定症　133
肩痛　1
肩複合体　23
関節鏡下バンカート＆ブリストー変法　112
関節鏡視下手術　37
関節内インピンジメント　37
胸郭出口症候群　151, 163
鏡視下関節包縫縮術　133
鏡視下腱板修復　52
鏡視下二頭筋長頭腱固定　52
鏡視下パッチ法　52
鏡視下バンカート（Bankart）修復術　105, 112
胸椎　23
棘下筋　145
棘窩切痕　145
棘上筋　145
肩甲下筋腱移行術　71
肩甲下筋腱断裂　61
肩甲胸郭運動　133
肩甲胸郭関節　45
肩甲骨　23
肩甲上神経　145
肩甲上神経障害　163
肩甲上腕関節　23
肩甲切痕　145
腱板　67
腱板訓練　133
腱板疎部関節包縫縮　37
腱板断裂　45, 61
腱板断裂関節症　71
腱付着部炎　1
後根反射　1
交背筋移行術　71
広範囲腱板断裂　61
広範囲断裂　67
後方 bone block 法　137
後方関節包拘縮　30
絞扼障害　151
後療法　105, 119
五十肩　91
コリジョン・コンタクトスポーツ　112
コリジョンアスリート　119
コンプライアンス　99

さ
残存機能　45

軸索反射　1
自然治癒　127
持続性肩関節脱臼　127
四辺形間隙症候群　151
シミュレーション　7
習慣性肩関節脱臼　127
習慣性後方亜脱臼　137
授動術　85
上方関節包再建術　67
上腕二頭筋長頭腱　52
初回脱臼　99
侵害受容器　1
随意性肩関節脱臼　127
スーチャーブリッジ法　52
スポーツ選手　112
SLAP 損傷　37
脊髄反射　15
全身関節弛緩性　15
ソフトスーチャーアンカー　105

た
TAFF 法　105
DAFF 法　105
大胸筋移行術　71
脱臼予防装具　99
弾発肩　137
超音波画像　85
長胸神経　163
直視下腱板修復術　61
dual sutures 法　112
投球障害肩　7, 15, 23, 30, 37
投球動作　7, 23
凍結肩　85, 91
動揺肩　133, 137
動揺性肩関節　127

な は
内旋制限　30
パッチブリッジ　52
反復性肩関節脱臼　119
非外傷性肩関節不安定症　127
微小な前方不安定性　30
病変予測　7
Bristow 変法　119
保存治療　85
保存療法　45

や ら わ
ゆるみ　30
理学所見　15
腕神経叢　151

欧 文

A
adhesive capsulitis　91
all-soft suture anchor　105
arthroscopic Bankart and Bristow modified procedure　112
arthroscopic Bankart repair　105, 112
arthroscopic biceps tenodesis　52
arthroscopic capsular plication　133
arthroscopic patch replacement　52

Key Words Index

arthroscopic rotator cuff repair 52
arthroscopic surgery 37
athletes 112
atraumatic shoulder instability 127
axillary nerve 151
axillary nerve disorder 163
axonal reflex 1

B ~ D

brachial plexus 151
collision and contact sports 112
collision athlete 119
compliance 99
conservative treatment 45, 85
dorsal root reflex 1
double anchor footprint fixation 105
dual sutures technique 112

E ~ G

enthesopathy 1
entrapment neuropathy 151
external rotation fixation 99
frozen shoulder 85, 91
general joint laxity 15
glenohumeral joint 23

H I

habitual dislocation of the shoulder 127
impingement 7
infraspinatus muscle 145
initial dislocation 99
internal impingement 37
internal rotational deficit 30
irreparable rotator cuff tear 71

K L

kinesitherapy 45
latissimus dorsi transfer 71
laxity 30
lesion prediction 7
long head of the biceps 52
long thoracic nerve disorder 163
loose shoulder 127, 133, 137

M ~ O

manipulation 85
massive rotator cuff tear 61
massive tear 67
mini-open repair 61
minor anterior instability 30
modified Bristow procedure 119
multidirectional shoulder instability 133
nociceptor 1
open surgery for rotator cuff tears 61

P

painful throwing shoulder 37
patch bridge 52

pectoralis major transfer 71
periarthritis of the shoulder 91
physical findings 15
pitching motion 7
post operative management 119
posterior bone block procedure 137
posterior capsular tightness 30
protection brace 99

Q R

quadrilateral space syndrome 151
recurrent anterior shoulder dislocation 119
recurrent posterior subluxation 137
rehabilitation 105
residual function 45
rotator cuff 67
rotator cuff deficient arthropathy 71
rotator cuff exercise 133
rotator cuff tear 45, 61
rotator interval capsular plication 37

S

scapula 23
scapular notch 145
scapulothoracic joint 45
scapulo-thoracic motion 133
shouder complex 23
shoulder joint 137, 163
shoulder motion restriction band 99
shoulder pain 1
simulation 7
SLAP lesion 37
snapping shoulder 137
spinal reflex 15
spinoglenoid notch 145
spontaneous recovery 127
subscapular tendon tear 61
subscapuralis transfer 71
superior capsule reconstruction 67
suprascapular nerve 145
supraspinatus muscle 145
suprasucapular nerve disorder 163
sustained dislocation of the shoulder 127
suture-bridging technique 52

T ~ V

thoracic 23
thoracic outlet syndrome 151, 163
throwing injury 23
throwing motion 23
throwing shoulder 15
throwing shoulder injury 7, 30
traumatic anterior instability of the shoulder 112
traumatic anterior shoulder instability 105, 119
twin anchor footprint fixation 105
ultrasonography 85
voluntary dislocation of the shoulder 127

絶賛発売中!!

Monthly Book Orthopaedics Vol 24 No 5 (2011年増刊号)

運動器の痛み
ーその診断と治療ー

■編集主幹
糸満盛憲　戸山芳昭

■編集企画
牛田享宏（愛知医科大学学際的痛みセンター教授）

編者には、『痛み研究』のパイオニアである牛田享宏先生をお迎えしました。整形外科外来を訪れる患者の多くが運動器の痛みを訴える実態のなかで、知っておきたい・知っておくべきと思われる知識と最新の情報を各分野の専門家がわかりやすく伝授。対応に苦慮した際の解決法が、この1冊の中にきっとあります！

《目　次》
頚部痛の診断
脊髄損傷と脊髄障害性疼痛症候群
肩関節拘縮と五十肩
胸郭出口症候群と斜角筋症候群
Entrapment neuropathy（足根洞症候群を含む）
手指および手関節の痛み
脊柱の変形に伴う痛み（変性側弯症、強直性脊椎炎など）
椎間板障害と椎間関節痛
腰椎分離症
梨状筋症候群の診断と治療
半月板・靱帯障害
変形性膝関節症
股関節障害

足と足関節の痛み
関節リウマチと炎症性疾患
リウマチと炎症性疾患（SAPHO症候群も含めて）
ー外科的治療（特に脊椎）ー
Enthesis アップデート
骨粗鬆症
筋痛の診断と治療
痛みを伴う末梢神経障害
難治性神経障害性疼痛と幻肢痛
手術後の痛み：瘢痕性の痛み
視床痛と肩手症候群
線維筋痛症
低髄液圧性頭痛（脳脊髄液減少症）についての最近の知見—硬膜穿刺後頭痛、特発性および外傷性脳脊髄液減少症—
事故や労災と運動器の痛み（頚部痛を中心に）—事故や労災から発生した痛みの実態およびその対応方法について—
天気と運動器の痛み
痛みの脳内機序
運動器疼痛の精神・心理学的な問題
薬物療法（プレガバリン、ガバペンチンおよびこれまでの薬物）
薬物療法（オピオイド）
運動療法

全246頁
定価 5,985 円

『痛み』に影響する器質的問題以外の因子もピックアップ！

遭遇することの多い四肢・体幹疾患をカバー。最新の画像診断・機能診断法や、外科治療と保存治療の実際が凝縮！

(株)全日本病院出版会

〒113-0033　東京都文京区本郷3-16-4
Tel (03)5689-5989
Fax (03)5689-8030
HP http://www.zenniti.com

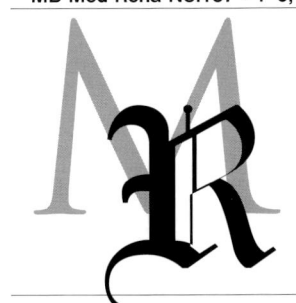

特集／肩関節傷害 診療の真髄

Ⅰ．肩(関節)の痛みの病態

牛田享宏[*1]　鉄永倫子[*2]

Abstract 肩周囲に痛みを生ずる頻度は非常に高く，2010年に全国で実施した1万人規模のアンケート調査でも，腰，頚の痛みに続いて肩周囲の痛みが慢性疼痛の発生部位として有病率が非常に高いことが判明した．このように肩周辺に痛みを引き起こしやすい解剖学的な要因としては，肩関節が体幹と腕をつなぐ要の部分であること，可動域が他の関節に比べて非常に大きい関節であるということなどが挙げられる．

肩関節の痛みの病態としては，① 関節およびその周囲組織の炎症状態，② 過度の動きなど動的な要因の関与，③ これらの結果，起こってきた関節の可動域低下による運動制限，④ 筋力の問題がある．特に神経メカニズムや筋腱のメカニズムは痛みの発生や持続に関与し，肩関節の痛みには様々な要因が単独もしくは組み合わせで関係している．

Key words：肩痛(shoulder pain)，侵害受容器(nociceptor)，後根反射(dorsal root reflex)，軸索反射(axonal reflex)，腱付着部炎(enthesopathy)

はじめに

肩周囲に痛みを生ずる頻度は非常に高く，2010年に全国で実施した1万人規模のアンケート調査でも，腰，頚の痛みに続いて肩周囲の痛みが慢性疼痛の発生部位として，有病率が非常に高いことがわかってきている[1]．このように肩周辺に痛みを引き起こしやすい要因としては，肩関節が体幹と腕をつなぐ要の部分であること，可動域が他の関節に比べて非常に大きい関節であるということなどが考えられる．臨床的には肩関節そのものの痛みが遷延している症例では痛みは局所に留まらず，広がりをみせていることが多い．解剖学的な面からみると肩関節にかかわる問題は筋腱を介して広く背部～頚部，頭部までつながっており，これらを含めて肩甲帯を1つのユニットとして考えていく必要もある．

このように，肩関節は様々な要因が，単独もしくは組み合わせで肩の痛みに関係している．とりわけ，① 関節およびその周囲組織の炎症状態，② 過度の動きなど動的な要因の関与，③ これらの結果，起こってきた関節の可動域低下による運動制限，④ 筋力の問題がある．特に神経メカニズムや筋腱のメカニズムは痛みの発生や持続に関与していると考えられる．そこで，本稿ではこれまで行われてきた筋や関節における痛みの神経生理学的な研究成果をもとに，肩関節の痛みの病態について言及する．

関節および周囲組織の炎症状態と神経系

肩関節はその複雑性から，しばしば過度の使用あるいはインピンジメントなどの解剖学的要因によって，腱や滑液包に炎症が生じたり，肩の腱板障害(腱板断裂など)をきたす．関節表面は変性(変形性関節症)，あるいは自己免疫性疾患(関節リウマチ)などから損傷を受ける．このような病態ではしばしば痛みを生じることになるが，その一方で炎症が伴わなければ痛みも出現しないことも多

[*1] Takahiro USHIDA，〒480-1195 愛知県長久手市岩作雁又1-1 愛知医科大学学際的痛みセンター，センター長・教授
[*2] Tomoko TETSUNAGA，岡山大学病院整形外科

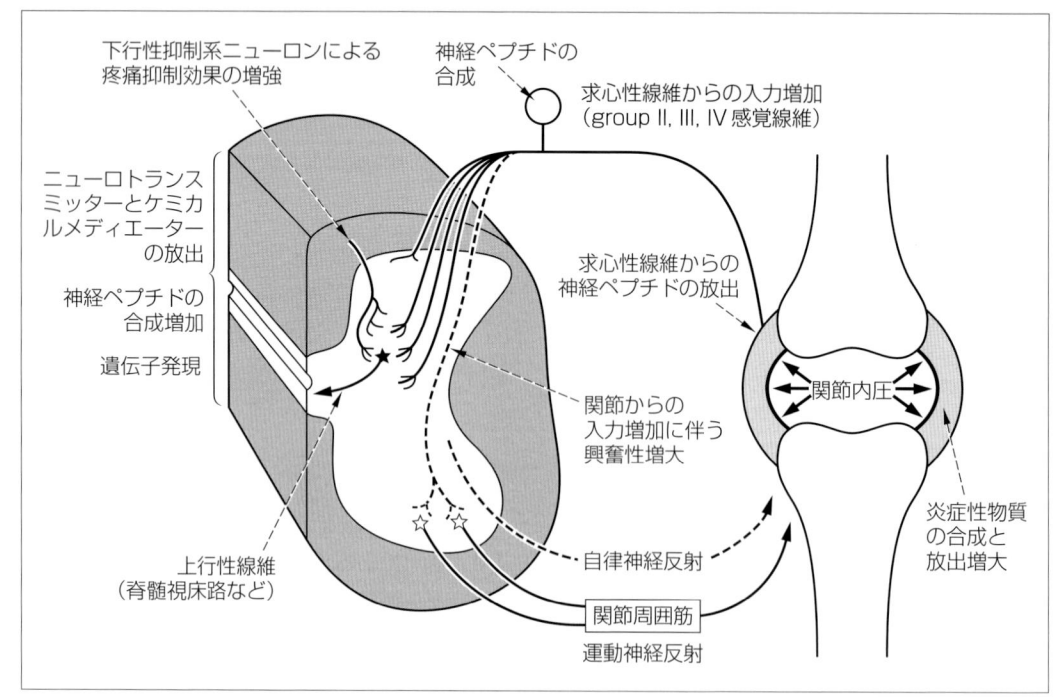

図 1. 関節痛の神経メカニズム

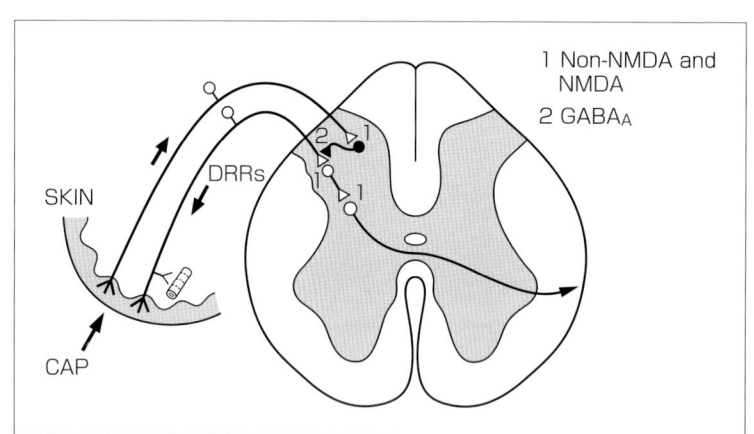

図 2.
後根反射による神経原性炎症のメカニズム
CAP；capsaicin（カプサイシン）
DRRs；dorsal root reflexes（後根反射）
（文献 4 より）

く，神経原性炎症や痛みの伝達系が発症と持続に関与しており，肩関節痛の治療にあたっても神経メカニズムの理解が重要である．

1. 関節の神経メカニズムと神経原性炎症の基礎

肩関節に限らず，関節からの求心性線維の入力（いわゆる感覚線維）は一部位置覚，運動覚等もあるが，大多数が痛覚の伝達に関与している痛覚線維である[2]．関節からの痛覚線維による痛みシグナルは機械的侵害刺激，温熱刺激，化学物質による刺激が関節の線維組織，靱帯，関節包などに加えられたときに起こることが解明されてきている

（図1）．一方，関節炎時の痛みについては皮膚などのそれと異なり，性状は鈍く，局在がはっきりしないことが古くから研究されている．また，関節炎の際にしばしば注目される関節滑膜については刺激されても痛みの神経線維の活性化は引き起こされにくいことが知られている．

関節に炎症が惹起されると，痛みや腫脹が発生し，時間の経過とともに痛みの範囲が広がり，強さが増してくる．炎症初期に末梢組織では反応性に生じたプロスタグランディンやブラジキニンなどの発痛物質により侵害受容器が刺激され，痛みの信号が生じる．その信号は高閾値求心性線維を

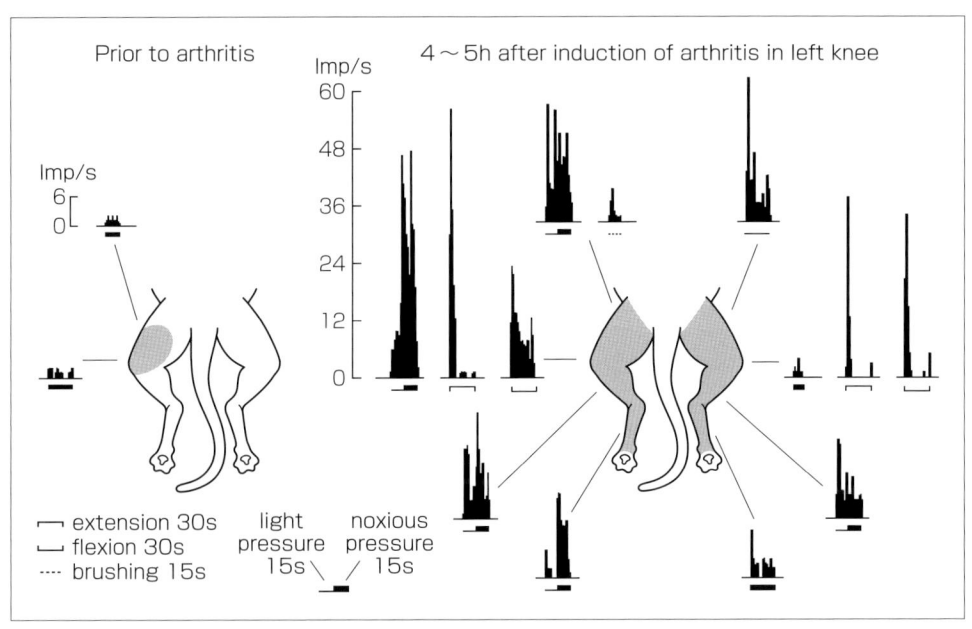

図 3. ネコを用いた急性関節炎モデル
関節局所の炎症が侵害受容ニューロンの興奮をもたらし，健側にも興奮が広がっている．
(文献5より)

介した痛覚伝導路を伝わり，局所の関節痛として認知される．この際の関節腫脹や疼痛悪化のメカニズムには後根反射(dorsal root reflex)(図2)や軸索反射(axonal reflex)が大きな役割を果たしている[3)4)]．関節などの末梢組織に痛みを引き起こすような侵害入力が加えられると，その信号は無髄C線維を通って上行し，脊髄後角で反射され(dorsal root reflex)，あるいはそれよりも近位の軸索で反射されてすぐさま，逆行性にC線維を下降してくる．すると，C線維末端からはCGRP(カルシトニン遺伝子関連ペプチド)やサブスタンスPなどの炎症性神経ペプチドが放出されることになるが，これが末梢の血管透過性亢進，肥満細胞からのヒスタミン遊離などの神経原性炎症を引き起こす．

このようにして炎症が形成され，長期化すると関節は腫脹を増し，軽度の運動による低閾値求心性線維を介した刺激に対しても痛みを伴うようになる．さらにNeugebauerらはネコを用いた急性関節炎モデルにおいて，関節局所の炎症が脊髄後角の侵害受容ニューロンの興奮をもたらし，さらにその反応が反対側(健側)の侵害受容ニューロンの興奮を増強させることを報告している(図3)[5)]．

臨床的な面からこれらを考えてみると，肩の痛みがしばしば広範に広がることが多いのは，これらの神経システムの関与があるからとも考えられる．

2．筋における病態と神経メカニズムの基礎

筋からの求心性線維(感覚線維)は基本的に筋紡錘からの位置覚情報と痛みであることが知られている．多くを占める痛覚線維は筋線維を含む結合組織である筋膜，細動脈の周囲および筋肉と腱の結合部にみられ，毛細血管や筋線維には痛覚線維は分布しない[6)]．骨格筋や関節の侵害受容器は自由神経終末として分布し，小径有髄Ⅲ群線維(=Aδ線維)と無髄Ⅳ群線維(=C線維)を介して中枢神経系に痛みのシグナルを伝達する[7)~9)]．これらの侵害受容器には機械的侵害刺激，炎症などに伴うケミカルメディエーター(ブラジキニン，プロスタグランジン，ロイコトリエン，ヒスタミン，アデノシン，カリウムなど)が働くと，神経は興奮性が亢進し痛みを伝達しやすくなる．このような病態下ではpH低下が起こることが知られているが，Issbernerらは手根屈筋に持続的に酸性緩衝液を持続的に注入すると灼熱感が出現することを報告している[10)]．また，Slukaらは動物実験にお

いて酸性化生理食塩水の筋内注射を行うと，1か月にわたって機械的刺激に対する閾値低下が出現することを報告している[11]．この痛覚過敏現象は1回目の注射後に筋内に局所麻酔薬を注入したり，後根切離術を行っても改善しないことから痛みの持続には中枢神経系の関与があることが考えられている．

3．腱付着部の病態と痛み

肩関節を稼働する筋腱が骨に付着する部位には腱付着部炎（enthesopathy）を生じることがあり，顕微鏡的にはマクロファージやリンパ球が収束している．すなわち，運動によって機械的ストレスが加わると，骨膜やそこに付着する腱に微細な断裂，腱膜炎，腱炎，骨膜炎を生じ，断裂を起こしたり剥がれたりした部分では局所的な出血や炎症が起きる．その結果，痛覚線維の自由神経終末を刺激し，痛みや違和感を生じると考えられる[12)13)]．

筋・関節のダイナミクスと痛み

肩関節の外転挙上にあたり，初動に棘上筋が働き（外転30°程度まで），その後に三角筋や僧帽筋が働くと同時に肩甲骨の回転運動が起こってくることが知られている．また，立位の安静時には棘上筋が一部働いている以外，三角筋の活動はほとんど観察されないことが知られており，肩の安定性には靱帯群の果たす役割が大きいと考えられている．一方で，脳梗塞などによる片麻痺の患者や動揺肩，腱板断裂，インピンジメント症候群では，上記の運動のタイミングが変化し，肩峰の下部に挟み込まれると，痛みが生じることも多く，これは肩近傍の侵害受容線維が刺激された結果と考えられる．一方，脳梗塞などで肩甲帯の筋群が弛緩すると動揺肩障害を引き起こすことが知られている．それ以外にも肩関節の動揺性は関節包と靱帯の過度の運動によって弛緩が引き起こされることもあり，これは，先天的要因を有する場合でなくても外傷でも引き起こされ得る．過度の肩関節運動は，亜脱臼あるいは脱臼を引き起こす．動揺肩（ルースショルダー）では，不明確なやり場のない痛みを訴えるが，神経生理学的に考えると牽引によって痛覚を司る線維（自由神経終末）にも刺激が加えられたものと考えられる．

肩関節は上腕を挙上したときや，後方へ伸展したときに，関節包と靱帯が伸展し動きが制限される．特に固定期間が長期にわたった後には，関節包が小さくなると同時に靱帯が短縮するために関節の可動域の低下（関節拘縮）が引き起こされる．この傾向はいずれの関節にも起こりうるが，特に挙上等の動作を必要とする肩関節においては拘縮肩を引き起こすことが多い．メカニズム的には癒着性関節包炎をはじめとして炎症が関節に引き起こされると，痛覚神経の軸索反射が生じ神経末端からサブスタンスPやCGRPなどの神経ペプチドが放出され，血管透過性の亢進や肥満細胞にあるサブスタンスP受容体を介してヒスタミンの遊離などが起こる．その際，肥満細胞の活性化は線維芽細胞の活性化に影響を及ぼし，線維化のきっかけが生じ，拘縮が生じることにつながる．不動化により一度拘縮が生じると筋の周囲のコラーゲン線維の結合が変化し，物理的に動きにくい状態が生じてくる[14)]．その際同時に筋紡錘の肥厚，筋線維のタイプの変化などが引き起こされる．特に筋線維のタイプ変化については筋が固定によって廃用されることでタイプⅠ線維が減少し，タイプⅡ線維の割合が増加することがわかってきている[15)]．一方，Akesonらは関節固定して動かさなくすることだけでも関節軟骨の圧迫壊死や滑膜の癒着などが発生することを報告している[16)]．

また，Okamotoらは関節固定を行った関節の支配神経から出力される神経活動が，関節炎の時と類似した活動パターンであることを（図4）[17)]，Nishigamiらは関節固定により支配している一次感覚線維の後根神経節や脊髄後角で炎症性神経ペプチドの発現の状態に変化が起こることを示している[18)]．

さらに，Ohmichiらは関節固定（膝関節）を行うと固定部位（後肢）の固定領域だけでなく，後肢足部および尾部にも痛みが引き起こされ，その際脊

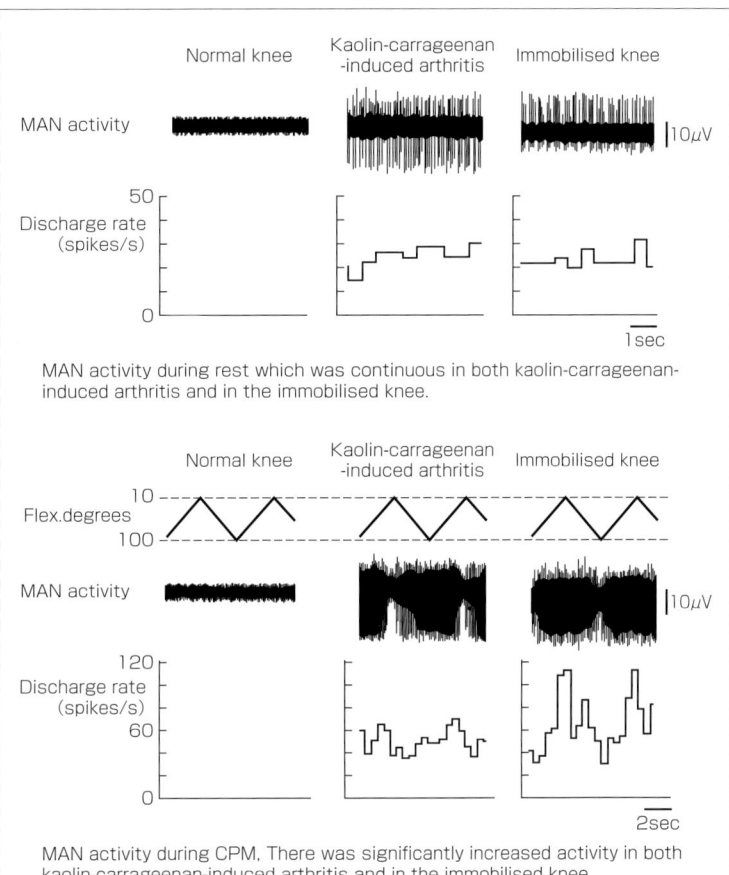

図 4.
膝関節炎モデルと関節固定モデルの神経活動電位
MAN；medial articular nerve
CPM；continuous passive motion
関節固定を行った関節の支配神経から出力される神経活動が，関節炎のときと類似した活動パターンを示している．

（文献 17 より）

髄後角のグリア細胞の活性化が当該領域に広く分布することを示している[19]．これらの実験結果から関節拘縮の病態においては病的状態に陥った感覚受容器が分布するため異常な信号を中枢に送っていることが推察される．

文 献

1) Nakamura M, et al：Prevalence and characteristics of choronic musculoskeletal pain in Japan. *J Orthop Science*, 16：424-432, 2011.
2) Schaible H-G, Grubb BD：Afferent and spinal mechanisms of joint pain. *Pain*, 55：5, 1993.
3) Rees H, et al：Dorsal root reflexes in articular afferents occur bilaterally in a chronic model of arthritis in rats. *J Neurophysiology*, 76：4190-4193, 1996.
4) Lin Q, et al：Dorsal root reflexes and cutaneous neurogenic inflammation after intradermal injection of capsaicin in rats. *J Neurophysiology*, 82：2602-2611, 1999.
5) Neugebauer V, Schaible H-G：Evidence for a central component in the sensitization of spinal neurons with joint input during development of acute arthritis in cat's knee. *J Neurophysiology*, 64：299-311, 1990.
6) 仙波恵美子：筋骨格系の痛み―その慢性化のメカニズム．臨整外，46：291-302, 2011.
7) 青木吉嗣ほか：筋痛の診断と治療．*MB Orthop*, 24(5)：143-152, 2011.
8) 青木吉嗣：筋の慢性痛の機序．整形外科，63：761-766, 2012.
9) Engel AG, et al (eds)：Myology, Basic and Clincal, pp. 1039-1076, McGraw-Hill, 2004.
10) Issberner U, et al：Pain due to tissue acidosis：a mechanism for inflammatory and ischemic myalgia？ *Neuroscience letters*, 208：191-194, 1996.
11) Sluka K, et al：Unilateral intramuscular injections of acidic saline produce a bilateral, long-lasting hyperalgesia. *Muscle & Nerve*, 24：37-46, 2001.

12) Ogata S, Uhthoff HK : Acromial enthesopathy and rotator cuff tear. A radiologic and histologic postmortem investigation of the coracoacromial arch. *Clin Orthop Relat Res*, 254 : 39-48, 1990.
13) McGonagle D, et al : Histological assessment of the early enthesitis lesion in spondyloarthropathy. *Annals of the Rheumatic Diseases*, 61 : 534-537, 2002.
14) Okita M, et al : Effects of reduced joint mobility on sarcomere length, collagen fibril arrangement in the endomysium, and hyaluronan in rat soleus muscle. *J Muscle Res Cell Motil*, 25 : 159-166, 2004.
15) Gupta RC, et al : Activity dependent characteristics of fast and slow muscle : biochemical and histochemical considerations. *Neurochem Res*, 14 : 647-655, 1989.
16) Akeson W, et al : Effects of immobilization on joints. *Clin Orthop Relat Res*, 219 : 28-37, 1987.
17) Okamoto T, et al : Sensory afferent properties of immobilised or inflamed rat knees during continuous passive movement. *J Bone Joint Surg Br*, 81 : 171-177, 1999.
18) Nishigami T, et al : Changes in calcitonin gene-related peptide expression following joint immobilization in rats. *Neuroscience letters*, 454 : 97-100, 2009.
19) Ohmichi Y, et al : Two-week cast immobilization induced chronic widespread hyperalgesia in rats. *Eur J Pain*, 16 : 338-348, 2012.

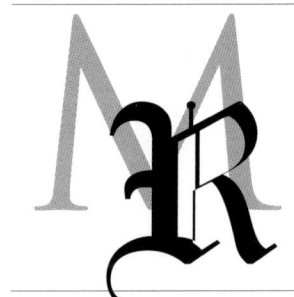

特集／肩関節傷害 診療の真髄

Ⅱ．投球障害肩
動作解析からみた投球障害

石井壮郎*

Abstract 我々は投球動作から病変や球速を予測し，病変を防ぎつつ球速を高めていく投球動作を，コンピュータ上で探索できるシミュレーションシステムを開発した．投球動作のモーションキャプチャーデータと投球肩のMRIデータから構成されるデータベースを用いて，動力学解析・主成分分析・回帰分析・最適化手法を駆使することで，このシステムを構築した．

本システムではコンピュータ上で新しい投球動作を容易に作り出すことができ，そのときの球速と病変を高精度に予測できる．そして，最適化手法を用いて「球速を落とさずに病変を防ぐ投球動作」を探索でき，それを3D動画で閲覧できる．

本稿では，そのシミュレーション結果の一部を紹介し，今後の展望を述べる．

Key words：投球障害肩（throwing shoulder injury），インピンジメント（impingement），投球動作（pitching motion），病変予測（lesion prediction），シミュレーション（simulation）

はじめに

投球障害肩を罹患した選手の多くが，投球のコッキング相から加速相に痛みを訴え，発症すると投球パフォーマンスが低下する．近年，投球障害肩の病態は非常に多く報告されているが，比較的コンセンサスが得られている病態はエクスターナルインピンジメントとインターナルインピンジメントである．そして，その背景には肩関節の微小不安定性があると考えられている（図1）．

我々は48名の大学野球選手を対象に投球肩のMRIを行ったが，無症候期にもかかわらず半数以上の選手の上腕骨頭に異常所見を認めた（図1）[1]．さらに，こうしたMRI検査をした選手を前向きに追跡調査したところ，上腕骨頭に異常所見を認めた選手は認めなかった選手と比較して有意に投球障害肩の発症率が高かった（オッズ比：20倍）．したがって，この上腕骨頭の異常所見は発症に対する危険因子と考えられ，肩関節内のインピンジメントの影響によるものと推察された[2]（図1）．逆に言えば，こうした上腕骨頭の異常所見（以下，病変）や肩関節内のインピンジメントを防止する投球動作を見出せれば，投球障害肩の発症率を減らすことができると思われる．

近年，モーションキャプチャーとその解析技術は非常に進歩してきた．こうしたなか我々は，以下の2つのシステムを開発した．

（1）投球動作を解析することによって，肩関節内の微小不安定性とインピンジメントによって生じる接触力や病変を推定できるシステム

（2）「病変を防止しつつパフォーマンスを高めていく投球動作」をコンピュータ上で探索し，その動作を3D動画で表現できるシステム[3]

本稿ではこの2つのシステムを活用して，病変と関連する危険な投球動作フェーズとその動作パターンを提示する．また，どのような投球動作パターンに変化させるとその危険性を回避できるかをコンピュータシミュレーションした結果の一部を紹介する．

---

* Takeo ISHII，〒271-0043 千葉県松戸市旭町1-161 松戸整形外科病院

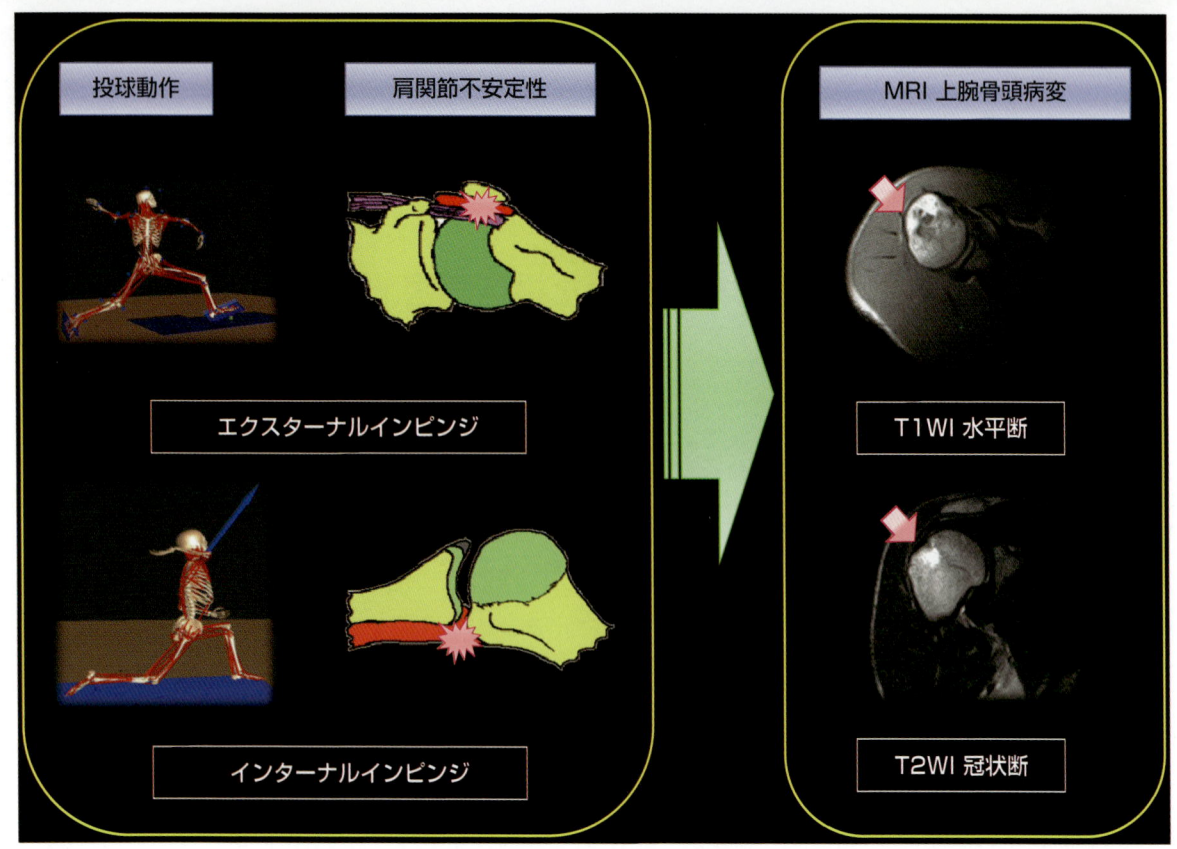

図 1. 投球障害肩のメカニズム

対象と方法

1. データの収集

大学硬式野球部の選手(18名;投手10名,捕手1名,野手7名)を対象に,投球肩のMRI検査と投球動作分析の両方を同時期に行った.

MRI検査では,上腕骨頭・肩峰下滑液包・腱板・関節唇・関節窩の信号変化と形態変化を観察し,異常所見の有無とその生じた部位を調査した[1].

投球動作分析では全身に赤外線反射マーカーを貼付し,光学式のモーションキャプチャーを行った[3,4].被検者には普段最も多く行っている投球フォームで実際に硬球を投げてもらった.解析区間は全試技ともボールリリース(REL)を基準とし,REL前625 msecからREL後60 msecまで(アーリーコッキングフェーズからフォロースルーまで)とした.

2. 投球動作中の肩関節内の接触力
  (動力学解析)

投球動作中のインピンジメントという現象を力学的に捉えるために,上腕骨頭が肩峰や関節窩と接触するときに生じる力を推定した.

1) 接触力の推定方法の概略(図2)

解析ソフトウェアはSIMM®(ナック社)を用いた.このソフトウェアに標準装備されている筋骨格モデルの肩甲上腕関節において,従来モデルの回転3自由度に並進3自由度を加え(計6自由度),同関節の不安定性を表現した.また,関節窩と肩峰下に上腕骨頭が接触したかどうかを判定できるサーフェスを設定し,インピンジメントを表現した.このサーフェスに上腕骨頭が接触するとその反力が定量化される.さらに,関節上腕靱帯と関節包の機能を反映する拘束関数を付加して,できる限り生体に近い肩関節モデルの構築をめざした.

投球動作のモーションキャプチャーから得られた全身のマーカーの三次元座標値を上述の筋骨格モデルに入力して動力学解析を行い,解析区間中の以下のパラメータを推定した.

(1) 上腕骨頭と関節窩サーフェスの接触部には

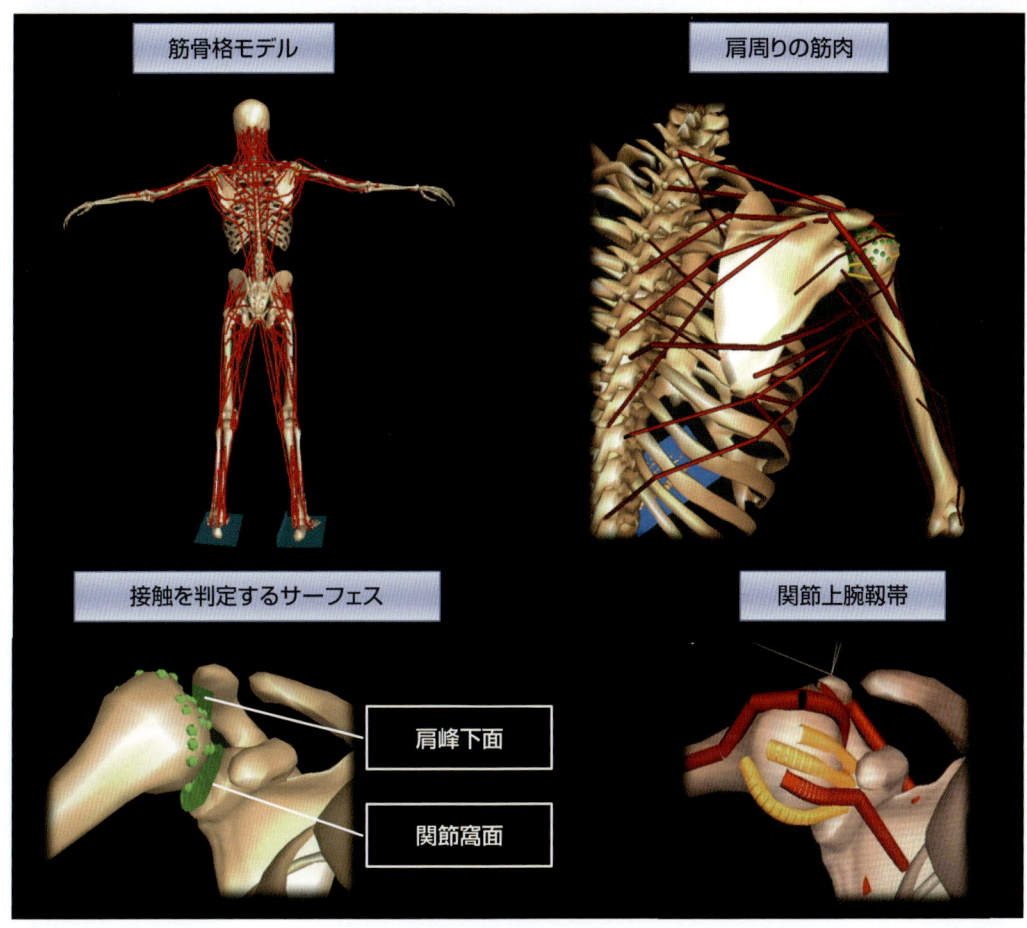

図 2. 解析モデル

たらく力の作用点と大きさ
　(2) 上腕骨頭と肩峰下サーフェスの接触部にはたらく力の作用点と大きさ

　本稿では，上述の(1)，(2)を接触力と呼び，解析区間における接触力の時間積分値を接触力積と呼ぶことにする．

2) 推定された接触力の妥当性の評価

　1)で算出した接触力は推定値であるため，「この推定値が実際の現象を如実に表現できているか」という妥当性を評価する必要がある．また，次項でシミュレーションの構築を行うときに，この妥当性がシミュレーションの精度に影響するため，妥当性を評価することは重要である．この推定された接触力の妥当性を評価するために，MRIデータを用いて，以下の2点で検証した．

　(1) 上腕骨頭病変の有無を従属変数，接触力積を独立変数に設定し，接触力積から上腕骨頭病変を精度よく推定できるかどうか(ロジスティック回帰分析：有意水準<0.05，判別的中率の算出)
　(2) 投球動作中の接触力の作用点が，上腕骨頭の異常所見の生じた部位と合致するか

3. 接触力積を最大(最小)にする投球動作パターンの導出

　最後に，投球障害肩を生じやすい投球動作パターンと，それを防止するための動作パターンを視覚的に表現するために，シミュレーションの構築を行った．

　我々は2012年に主成分分析・最適化理論を駆使することによって，投球動作データと任意のデータを含むデータベースの情報を客観的に分類し，任意のデータを最大もしくは最小にするための動作パターンを3D動画で表示できるシミュレーション手法を開発した[3]．

　この手法を応用することにより，投球動作中の全身の関節角度データ・接触力データ・MRIデータ・球速データからなるデータベースの情報から，

インピンジメントを反映する「接触力積」を最大（最小）にする投球動作パターンを導出した．本稿では，導出した動作パターンの①アーリーコッキング相，②フットコンタクト時，③レイトコッキング相，④加速相の投球姿勢を静止画で示し，投球姿勢はそれぞれ3方向からの視点で表示した．

この手法の最大の特徴は，主成分分析の原理を応用したことにある．つまり，この手法ではデータベース内のすべての変数に対して相関係数を求め（2,978行×2,978列の相関行列；約886万個の相関係数），この大量の相関係数を利用して様々な動作パターンを導出した．したがって，導出された投球動作パターンを構成するすべての変数は時間・空間的に相関関係でつながっていることになる．よって，この手法を用いると「ある時点の投球姿勢に持っていくためには，その前の時点でどのような投球姿勢であることが必要か」ということが判明する．本研究ではこうした統計学的な運動連鎖を用いて，「投球障害肩の危険なフェーズに達する前に，どのような動作をとっておくことが望ましいか」ということがわかるようになった．

結果とその解釈

1．上腕骨頭病変の頻度と部位

MRI上18名中8名の選手の上腕骨頭の後外側上方部（大結節後方付近）に明らかな異常所見を認めた（図1に典型的なMRI像を掲載）[1]．

2-1）接触力の大きさとその妥当性
（図3-上側）

投球動作中にはたらく接触力の大きさの平均と標準偏差を経時的に求めた．赤線が関節窩サーフェスと上腕骨頭との接触力，緑線が肩峰下サーフェスと上腕骨頭との接触力である．接触力は，レイトコッキング相から加速相にかけて最大となった．上記の所見は波形やその振幅において個人差がみられるものの，定性的には18例すべてにおいて同じ傾向がみられた．

ロジスティック回帰分析を行ったところ，投球動作によって生じた接触力積が大きくなればなるほど，有意に上腕骨頭病変が存在しやすくなるという結果を得た（$p<0.05$）．上腕骨頭病変の存在確率Pを求めるロジスティック回帰式は次のようになった．

$P = (EXP(Z)/(1+EXP(Z))) \times 100$

$Z = 0.147289 \times I - 4.515$　　$I = \int (Fc)dt$

Fc：接触力，I：接触力積

積分区間：本研究で設定した解析区間

よって本システムを用いて投球動作中の上腕骨頭にはたらく接触力を算出し，上述の回帰式にそれを代入することで，

「投球動作から個々の選手の上腕骨頭病変の存在確率を予測すること」

が可能になる．

（モデルχ^2検定：$p<0.05$，判別的中率：78％）

そして，冒頭で述べたように上腕骨頭病変は近未来の発症と密接に関連することから，この回帰式は投球動作から発症を予測することにもつながる．

上述の回帰式の適合率を評価したところ，判別的中率は78％と高精度であった．よって，接触力積は上腕骨頭病変を形成する因子の一つとして大きな影響を及ぼしており，上腕骨頭病変の危険因子だと考えられた．

2-2）接触力の作用点とその妥当性
（図3-下側）

投球動作中の接触力の作用点はいずれのフェーズでも上腕骨頭の大結節付近に生じており，MRI上の上腕骨頭病変の位置（図1）とよく一致した．

特にレイトコッキング相では，上腕骨頭の大結節部と関節窩サーフェスの後上方部が接触し，大きな接触力が生じた．関節窩サーフェス側の接触力の作用点は，投球障害肩の関節鏡視所見で報告される関節唇損傷の位置[5]ともよく合致した．本稿では典型的な1例について，レイトコッキング相の動作姿勢と接触力の作用点を図示したが，上記の所見は18例すべてにおいて同じ傾向がみられた．

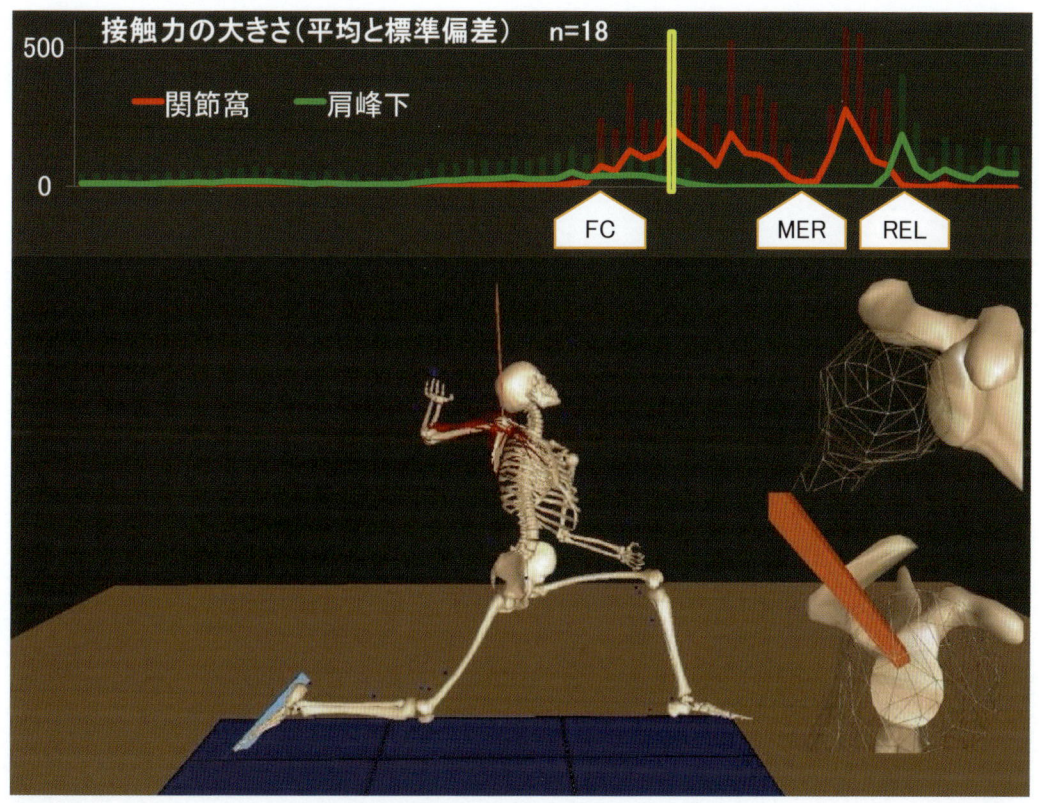

図 3. 投球動作中の接触力の大きさと作用点

2-1), 2-2)を合わせて妥当性を評価するに, 本システムで推定した接触力の妥当性は比較的高いと考えられた.

したがって, レイトコッキング相から加速相は, インピンジメントによる障害の最も危険なフェーズだと考えられ, 特にレイトコッキング相は上腕骨頭病変だけでなく関節唇病変の形成においても危険なフェーズであると推察された.

また, 本システムで推定した接触力の妥当性が比較的高いということは, 次項のシミュレーションの精度も比較的高いということを意味する. この妥当性を考慮しながら, 次項のシミュレーション結果を解釈することが必要である.

3. 接触力積を最大(最小)にする投球動作パターン

本稿の冒頭および前項で, 投球障害肩の発症と上腕骨頭病変の存在には密接な関係があり, また上腕骨頭病変と接触力積にも密接な関係があることを述べた. したがって, 接触力積が最大になる動作とは上腕骨頭病変が生じやすくなる危険な投球動作を意味し, 接触力積が最小になる動作とは, 上腕骨頭病変が生じにくくなる投球動作を意味する.

我々はコンピュータシミュレーションを用いて, 球速を落とさないという制約条件のもと, 接触力積が最大となる投球動作パターンとそれが最小となる動作パターンをフェーズ毎に導出した(図 4-a〜d).

図 4-a〜d の右側が病変の生じやすい動作パターンであり, 左側が病変の生じにくい動作パターンである. 理論上はこの右図から左図に向かう動作パターンの変化こそが, 上腕骨頭病変を防止することに密接に関係する. 特に重要なのが, ① アーリーコッキング相から, ② フットコンタクト時の動作である(図 4-a, b). なぜなら, 最も危険だと考えられるレイトコッキング相から加速相を迎える前のフェーズで, 動作上どのようなことを意識することが重要なのかを視覚的に確認できるからである. この視覚的な確認による「意識づけ」が現場の指導戦略に役立ち, 選手のイメー

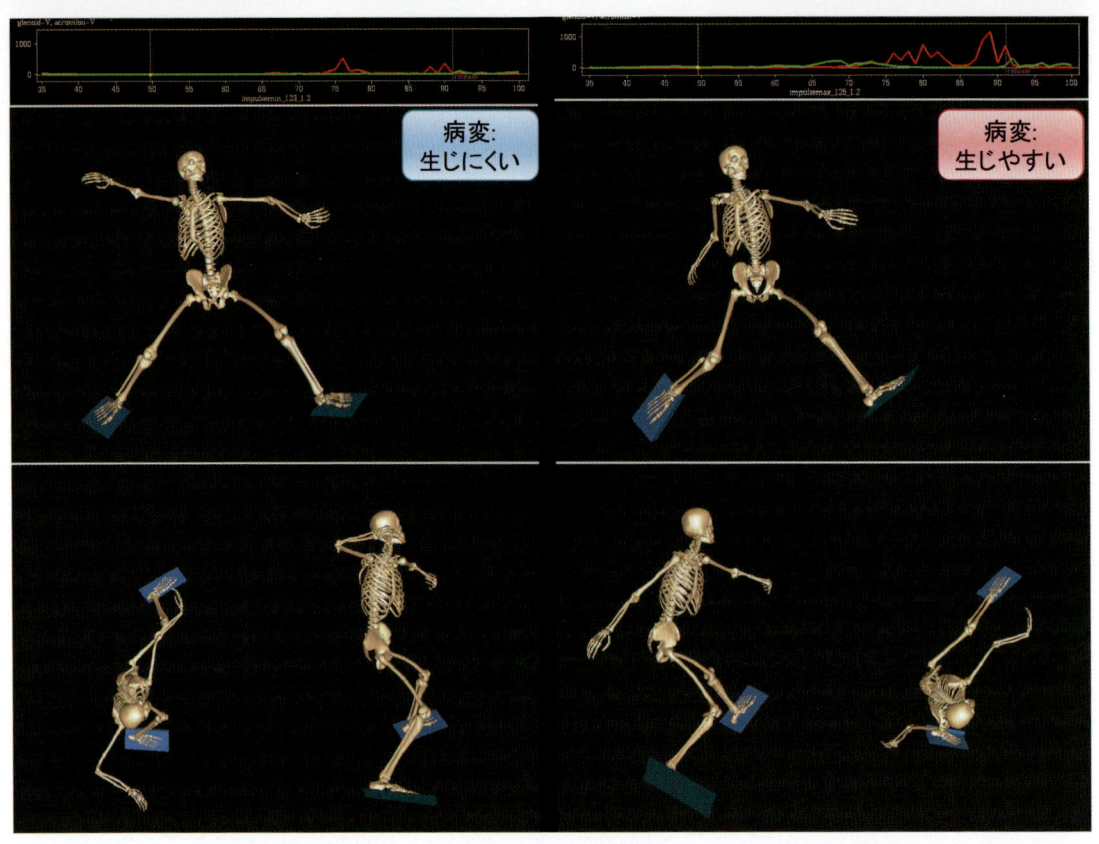

a．病変の生じやすい動作と生じにくい動作（アーリーコッキング相）

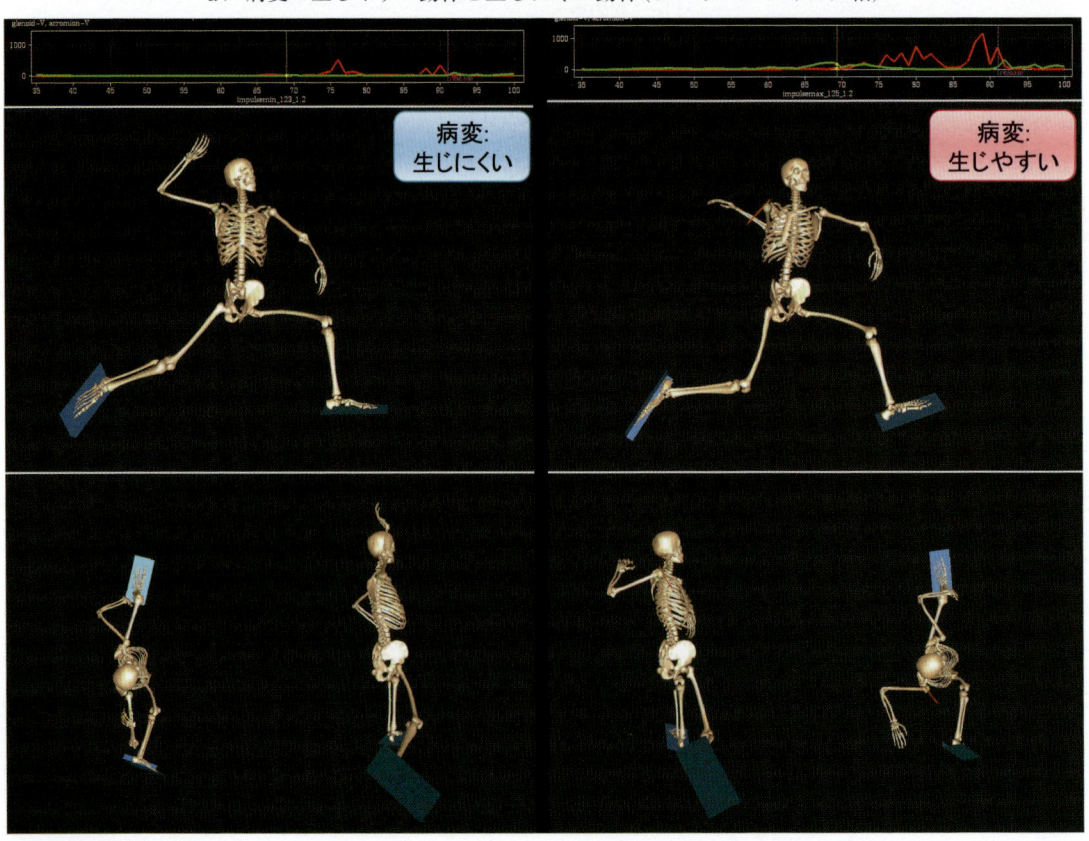

b．病変の生じやすい動作と生じにくい動作（フットコンタクト時）

図 4.

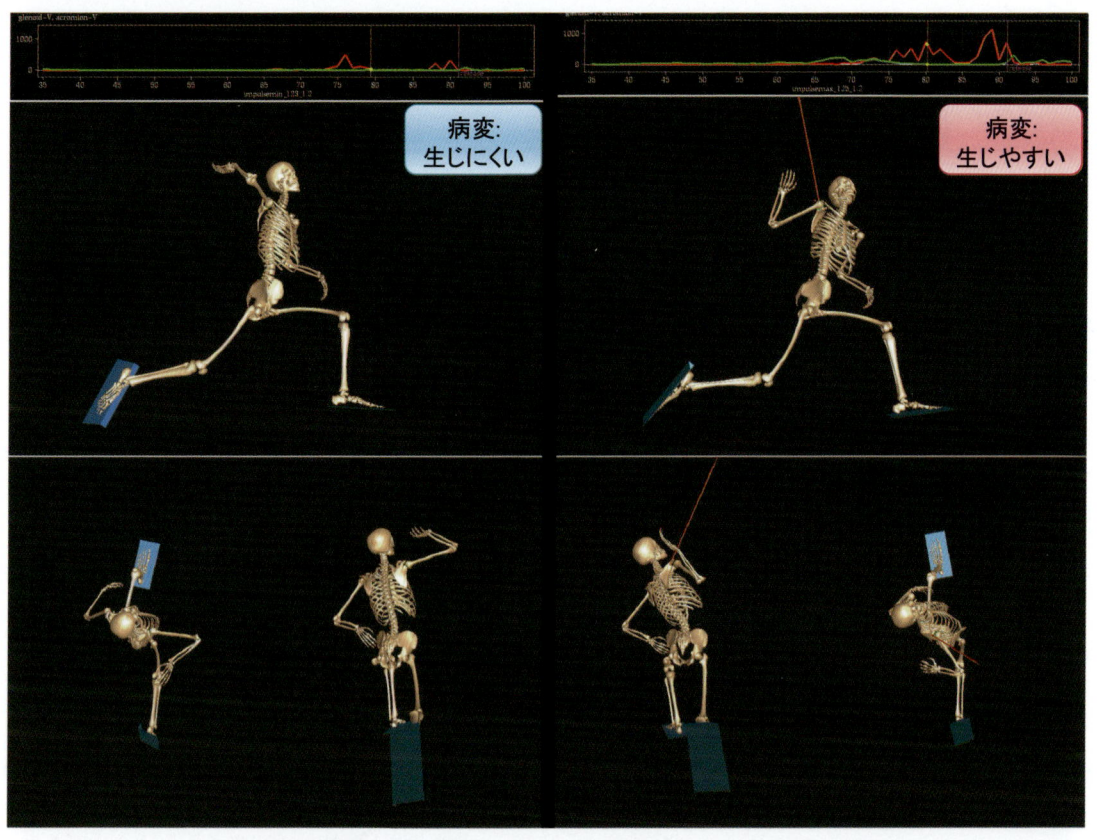

c．病変の生じやすい動作と生じにくい動作（レイトコッキング相）

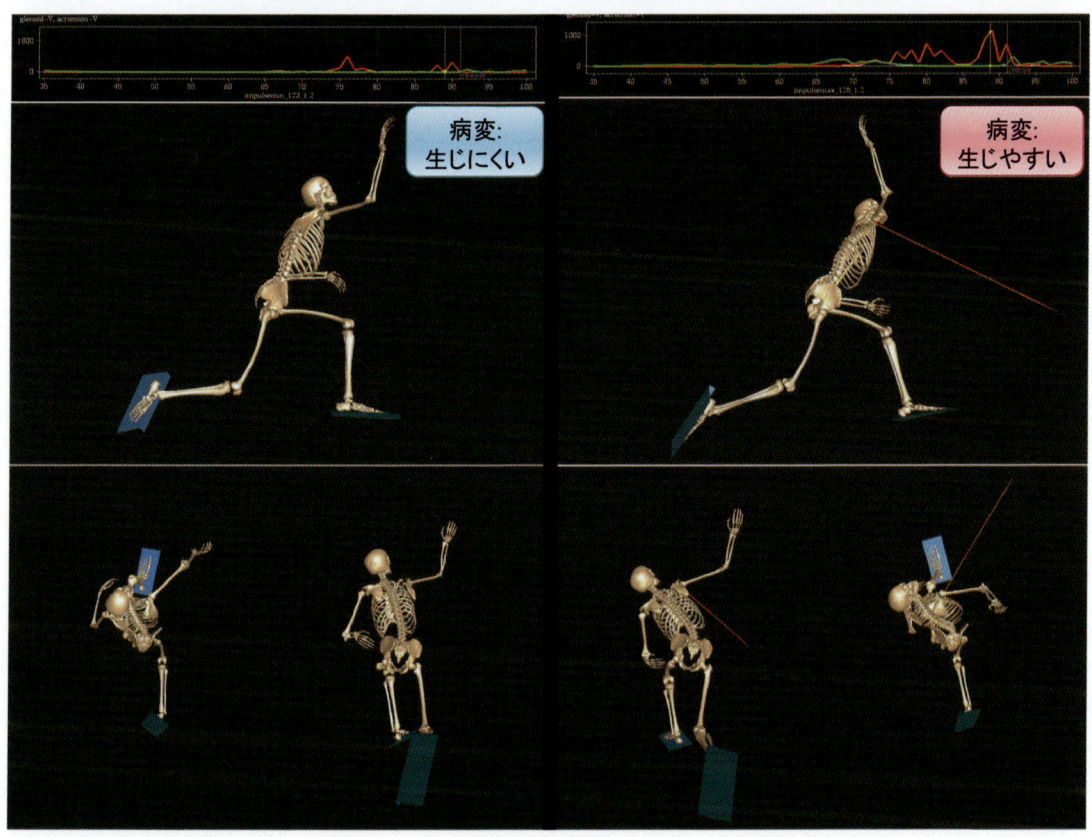

d．病変の生じやすい動作と生じにくい動作（加速相）

図 4．（つづき）

ジトレーニングになると期待される.

この投球動作は以下のサイトで動画として閲覧できるので，参照されたい.

URL：http://spolabo.justhpbs.jp/contactforce_2012.html

今後の展望

本研究では，モーションキャプチャーシステムやMRIといった客観性や精度の高い計測機器を用いているが，データベースの被験者数は大学野球選手18名とそれほど大きいものではない．したがって，「野球選手だれにでも適用できるか」という普遍性はまだ十分とはいえず，シミュレーション結果の解釈には注意が必要である.

しかし，本稿で紹介したシミュレーションの方法論はほぼ確立し，解析は非常に安定しているため，データベースを拡張することで普遍性が向上することが期待される．今後，投球動作に関する多種多様なデータを集積し，解析モデルを改良することによって本システムの普遍性と妥当性を高めていきたいと考えている．そのためには，様々な機関と様々な業種が協力して，一つの大きなデータベースを構築していくことが最も重要だと思う.

まとめ

1）投球動作から肩関節内の接触力と病変を推定できるシステムを開発した.

2）病変を防止しつつパフォーマンスを高めていく投球動作をコンピュータ上で探索し，求めた投球動作を3D動画で表現できるシステムを開発した.

3）本研究のデータベースを大きく逸脱しないという条件下で，投球障害肩を防止する投球動作パターンの一つを提示した.

＜謝　辞＞

本研究は筋骨格モデルの動力学解析においてナックイメージテクノロジー(株)の藤田義彦氏，シミュレーション構築については産業技術総合研究所の青木慶氏との数多くの熱い議論の末に成し遂げました．医学的な知見について松戸整形外科病院の三笠元彦先生，黒田重史先生，石毛徳之先生および筑波大学の宮川俊平教授にご指導いただきました．心より感謝申し上げます.

文　献

1) 石井壮郎ほか：大学野球選手における無症候期の両肩関節MRI所見. 肩関節, 34(3)：879-883, 2010.
   〈Summary〉大学野球選手には無症候期からすでにMRI上様々な異常所見が認められることを記載した.
2) 石井壮郎ほか：無症候期の肩MRI所見から投球肩障害の発症を予測できるか？　肩関節, 34(3)：885-889, 2010.
   〈Summary〉無症候期の投球肩にどんなMRI所見があるとその後に発症しやすくなるかについて記載した.
3) 石井壮郎ほか：投球動作から病変を予測するシミュレーションシステムの開発. 肩関節, 36(2)：719-724, 2012.
   〈Summary〉主成分分析を用いたシミュレーション手法の原理と投球動作への応用について記載した.
4) 石井壮郎ほか：投球障害肩の力学モデルの開発～投球動作における肩関節の応力分布シミュレーション～. 肩関節, 35(3)：939-943, 2011.
   〈Summary〉動力学解析と有限要素法を用いて，投球動作からインターナルインピンジメントによる病変を予測する方法を記載した.
5) Paley KJ, et al：Arthroscopic findings in the overhand throwing athlete：evidence for posterior internal impingement of the rotator cuff. *Arthroscopy*, 16(1)：35-40, 2000.

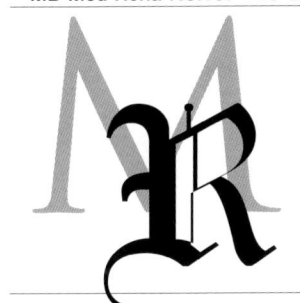

特集／肩関節傷害 診療の真髄

Ⅱ. 投球障害肩
野球肩理学所見 11 項目のとり方・考え方

新宮由幸[*1] 原 正文[*2]

Abstract 投球障害肩の発生のメカニズムを考えるうえで，下半身から体幹へ，体幹から上肢へエネルギーが伝わっていく運動連鎖を考えなければならない．そのため，肩関節に症状があっても下肢から評価する．次に，肩以外の関節の柔らかさも診察する意味で，全身の関節の柔軟性を評価する．そして，肩関節を評価する．当院では，各種の特殊テストよりも基本的な視診，可動域，筋力などの評価を重視している．そこで，当院では原が腱板の機能をいかに評価するかを主眼とし，臨床経験からいくつかの理学的徒手検査法を取り入れ考案した野球肩理学所見 11 項目を用いている．肩関節の評価後に脊髄反射を利用して，筋肉を緩めてみる．筋肉を緩めることで隠れていた関節の柔軟性や病態を把握する．

Key words：投球障害肩(throwing shoulder)，理学所見(physical findings)，脊髄反射(spinal reflex)，全身関節弛緩性(general joint laxity)

はじめに

投球動作のメカニズムを考えると，下半身から体幹へ，体幹から上肢へエネルギーが伝わっていく運動連鎖である．その投球動作の間，いくつもの関節が関与する．そして多数の関節，多数の筋肉から投球のエネルギーが発生するという考え方につながる．もし，それぞれ自分が使用できる最大の可動域をその関節が発揮できなければどこかに負担が生じる．その負担が肩関節に生じた場合，肩関節の投球障害に陥る．評価は，運動連鎖からみたいくつかの異常部位を探すことから始める．

投球障害肩の考え方

当院では，投球障害肩の原因は直接的でも間接的でも腱板回旋筋群（以下，インナーマッスル）と肩甲骨周囲筋（以下，アウターマッスル）の機能的な imbalance によって生じたものがほとんどであると考えている．

例えば，下半身が使えてなければ手投げになり，肩関節が消耗するという考え方もある．144 名の投球障害の選手の棘下筋の筋厚を超音波で調査したことがある．その結果，投球側の筋厚が平均 13.9 mm で，非投球側の筋厚は平均 14.3 mm であった．投球側の棘下筋がやせていた．投球が肩関節に負担をかけている一端が証明された[1]．いわゆる投げすぎから生じ肩関節に負担がかかった場合，筋力低下から関節に不安定性が生じ，または，筋拘縮が生じ関節の運動制限が生じる．この状態で投球すると関節包や腱板に炎症が生じ臨床症状となる．その他，上記の状態が関与してか，SLAP を含む関節唇損傷，関節唇と腱板関節面が投球時接触する internal impingement，腱板や大結節が肩峰下面を通過するときに両者が衝突する subacromial impingement などが加わり，臨床症状が複雑になってくる．

[*1] Yoshiyuki SHINGU，〒 811-2204 福岡県糟屋郡志免町大字田富牛丸 152-1 久恒病院リハビリテーション部，理学療法士
[*2] Masafumi HARA，同病院，院長

投球障害肩の評価手順

スポーツ歴や投球時痛の自覚する部位やその性質，投球のどの phase で症状が出るかを問診しておく．ほとんどの選手は，どこが悪くて投げられないのかを知らない．そこで選手にはスポーツ障害の客観的な異常な理学所見を自覚してもらう必要がある．自分の異常な状態を体感させることで本人も納得する．肩が痛くて投球できないと訴えて来院した選手に対する治療の原則は，早期の精密検査に続く手術療法ではなく，あくまでその選手の理学所見を基盤とした医学的評価に基づく，適切な理学療法を中心とした保存的療法であると考えている[2)3)]．そのため評価は重要であり，はじめは下肢，体幹，そして全身の関節，最後に肩関節の評価へと移っていく．

1．下肢の評価

肩関節に症状があっても下肢から評価する．手投げを予防するために下半身に十分な柔軟性と可動域が要求される．注意して評価すると多くの発見がある．

1）Straight leg raising angle（ラセーグ角）

仰臥位で下肢を伸展し床から持ち上げる．Tight hamstring を調べる．70°以下の場合，股関節の回旋が制限されるので異常として判断する．指導としてストレッチをさせる．90°を目標にする．

2）指床間距離

立位で，体幹を前屈させて，指と床の距離を測定する．指が着かない状態は，下半身の回旋制限につながるので異常と判断する．指導としてストレッチをさせる．0 cm を目標にする．

3）踵部臀部間距離

腹臥位で膝関節を屈曲させて踵と臀部の距離を測定する．Tight quadriceps を判定する．10 cm 以上の場合，股関節の回旋異常を引き起こすので異常と判断する．指導としてストレッチをさせる．0 cm を目標にする．

4）股関節の内旋角度

股関節の回旋を調査すると，10°前後の内旋制限がある場合は異常と判断する．このような選手は，このキレの状態を気にしている選手が多いようである．指導として体幹，下肢のストレッチをさせる．内旋30°を目標にする[4)]．

【評価のポイント】

ラセーグ角が少なく，体が硬い状態ならば，脊髄反射を利用して筋肉を緩めてみる．これは，本人の本来の柔軟性を評価できる方法として有用である．この手技でラセーグ角が改善するなら，その選手では，ストレッチ不足がその機能異常を引き起こす一因である．肩関節までの評価後に脊髄反射を利用した評価を行う．野球業界で手投げは良くない状態である．我々は，手投げ状態を察知しなければならない．下肢，体幹の評価は必須である．

2．全身の関節の柔軟性の評価

GJL を評価するにあたり，Carter の5項目の評価法で3項目，中島の7項目の評価法で4項目を満たすと GJL と評価する．肩以外の関節の柔らかさも診察する意味で，ひとつの関節が柔らかければ，ほかの関節も柔らかいはずである．一般にアスリートの関節は柔らかいはずであると仮定して評価を進める．1項目でも関節の不安定性を有していれば，肩関節にも不安定性が存在するはずと疑って評価をすすめるのもひとつの考え方である[5)]．

【評価のポイント】

全身の関節の柔軟性を評価する際に，脊髄反射を利用し筋肉を緩めることで，隠れていた関節の柔軟性が現れることはスポーツ選手では珍しくない現象である．これも一連の評価が終了してから行う手技である．

3．肩関節の評価

当院では，各種の特殊テストよりも基本的な視診，可動域，筋力などの評価を重視している．そこで，当院では原が腱板の機能をいかに評価するかを主眼とし，臨床経験からいくつかの理学的徒

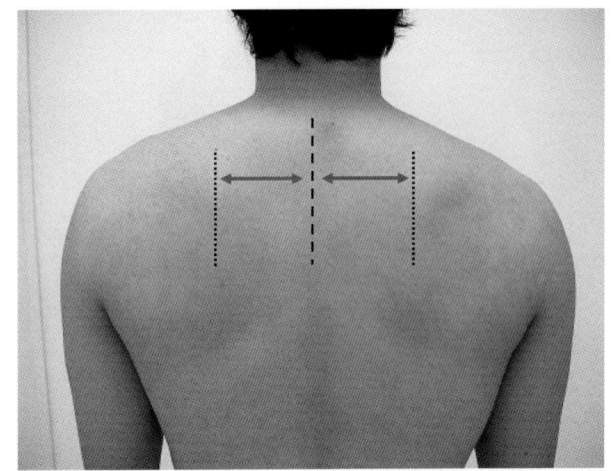

図 1.
Scapula spine distance(SSD)
肩甲骨の偏位は，肩甲骨の内側縁と脊椎棘突起の間を計測し左右差を観察し，上下や左右に差が1cm以上あれば，肩関節のどこかに異常が存在する．

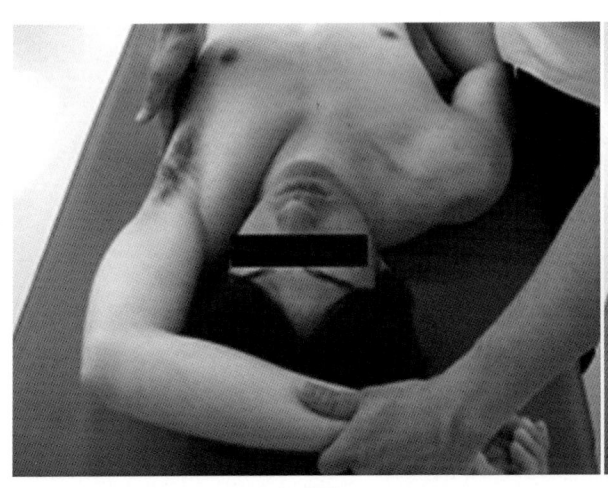

a．正常
上腕部が側頭に近づく．

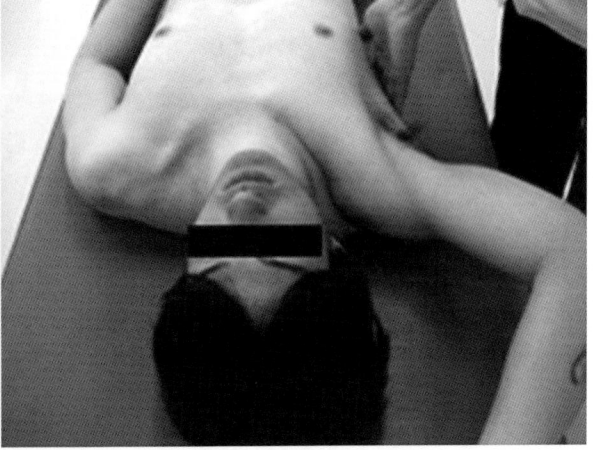

b．異常
上腕部が側頭部に近づかない．

図 2. Combined abduction test(CAT)
肩甲骨を固定保持し他動的に外転させ，肩甲上腕関節の可動域の余裕をみるテスト

手検査法を取り入れ考案した野球肩理学所見 11 項目（以下，11 項目）を用いている[2)3)]．異常な理学所見を陽性として捉え，経過のなかで陰性化することで治癒とし，その項目を満たしたことになる．11 項目中 6 項目を満たすとアウターマッスルのトレーニングを開始し，9 項目を満たすと投球開始とするなど，治療や復帰の目安として用いる．11 項目は，肩甲骨アライメント評価，関節可動域検査，関節不安定性の評価，疼痛再現性検査，徒手筋力検査に大別される．以下に，当院における 11 項目：1)～11)の手法とその意味を述べる．

＜肩甲骨アライメント評価＞
 1 ）Scapula spine distance(SSD)
測定は患者を椅子に座らせ，上肢は下垂位にて，リラックスさせた状態で行う．肩甲棘内側縁と脊柱棘突起間距離を測定し，左右差を調べる（図 1）．

肩甲骨の位置異常は，前鋸筋や菱形筋など肩甲骨周囲筋の筋力低下，肩関節の安定性低下や肩峰下滑液包部に impingement が生じているときにみられる．平田らは，肩関節疾患の 45％ に肩甲骨の位置異常（1 cm 以上の左右差）がみられるが，疾患別の頻度に差はなく，偏位にも一定の傾向は見出せなかったと報告している[6)]．この所見の臨床的意義は十分にあるが，学問的には多くの要因が存在する．そのため上下左右に差が 1 cm 以上あれば陽性とし，どこかに異常が存在していると捉える．評価の際，同時に筋腹の左右差や棘下筋や僧帽筋の萎縮程度も観察する．また静的な動き

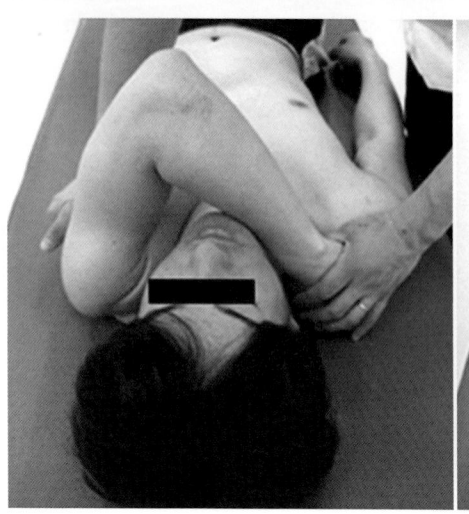
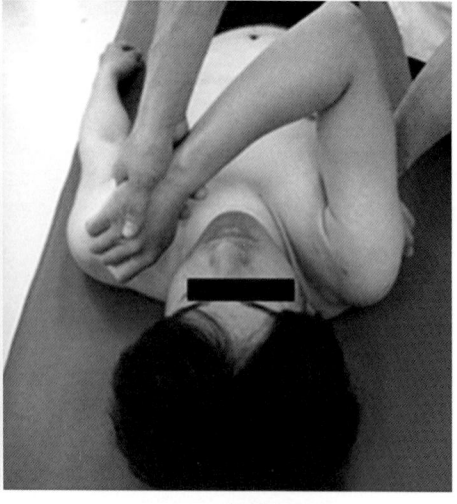
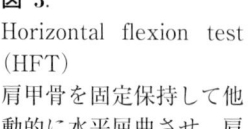

a．正常
手指が反対側の床に着く．

b．異常
手指が反対側の床に着かない．

図 3．
Horizontal flexion test (HFT)
肩甲骨を固定保持して他動的に水平屈曲させ，肩甲上腕関節の可動域の余裕をみるテスト

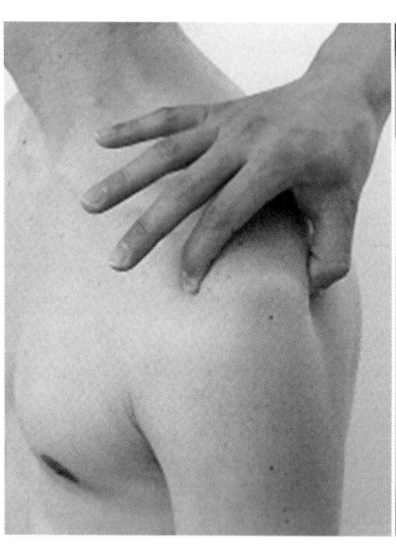
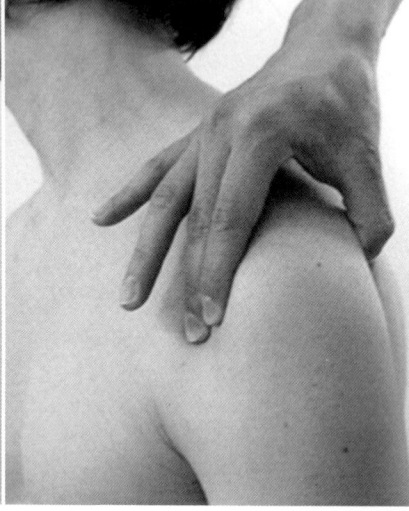

図 4．
a：Sulcus test
上肢を下方牽引して肩関節の下方の不安定性を評価する．肩峰下部に陥凹が生じれば陽性と捉える．
b：Load and shift test
上腕骨を臼蓋に押し付けて上腕骨頭の前後方向の移動を評価する．

のみでなく，挙上時の肩甲骨の動的な動きも評価をすると有用である．

＜関節可動域検査＞

2）Combined abduction test(CAT)

外転角の計測を肩甲上腕関節の角度として捉え，徒手的に肩甲骨を固定して上肢を外転させ，その角度を計測する方法で左右差を調べる（図2）．

3）Horizontal flexion test(HFT)

水平屈曲角を同じく肩甲上腕関節の角度として捉え，徒手的に肩甲骨を固定して上肢を水平屈曲させ，その角度を計測する方法で左右差を調べる（図3）．

一般的に野球選手の肩関節可動域について，外旋角度の増大，内旋角度の減少が特徴とされている．その要因として，上腕骨の後捻の増大と軟部組織の関与が報告されている．この特徴も重要であるが，当院では，以下の報告から肩甲上腕関節に着目している．山田らは投球障害の肩 ROM の特徴は，肩甲骨を徒手的に固定した外転，水平屈曲の肩甲上腕関節での可動域制限に反映されていたと報告している[7]．この肩甲上腕関節の可動域制限は，関節内の病変（関節唇断裂，腱板関節面断裂など）による関節包の拘縮，腱板の筋緊張や筋拘縮，インナーマッスルとアウターマッスルの筋機能バランスの異常などで生じるものと考えられる．もし筋肉の緊張から生じたものなら脊髄反射を利用した筋肉を緩める手技で，このテストは陰性になることもある．

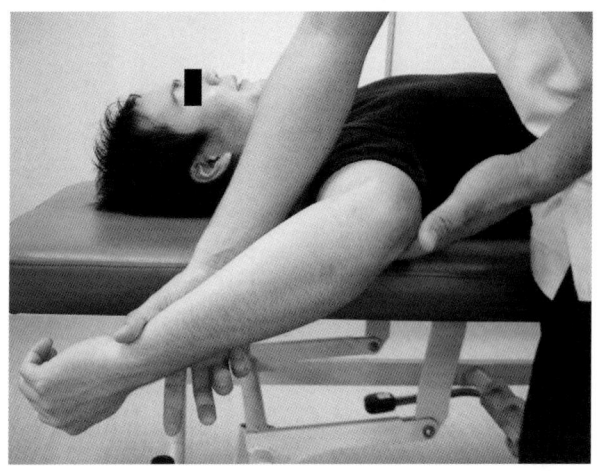

図 5.
Hyper external rotation test(HERT)
臥位にて肩関節の過水平外旋をさせたとき疼痛を訴えると陽性と捉える.

<関節不安定性の評価>

4）関節 loosening test(loose)

下方へ徒手的に牽引し肩峰の外側縁の陥凹を診る Sulcus test, 上肢下垂位で力を抜かせて他動的に上腕骨頭を前後方向に移動させる load and shift test にて調べる(図4).

動揺性肩関節症はほとんどが両側性なので, 患側がなんらかの原因で徒手的に関節が安定性ありと判断されても, 健側を評価することで隠れた関節不安定性を想像でき, 全身の関節弛緩も評価することでも多くの情報が得られ表面に出てこない関節不安定性を想像できる[5]. そのため, 隠れた関節不安定性を見抜くということが重要になる. もし CAT と HFT が陽性であれば, 筋肉の緊張により不安定性なしと判断されるかもしれない. そこで, 隠れた関節不安定性を見抜くために筋肉を緩めるのである. 筋肉を緩めるには脊髄反射を用いる.

<疼痛再現性検査>

5）Impingement test(impingement)

Neer, Hawkins や Ellman などの手技で肩峰下部の第2肩関節の疼痛を再現させるテストである. どの手技でも疼痛の再現があれば, 陽性と判断する.

投球時痛を訴えて来院した野球選手142名に超音波検査を行い, 66名に腱板炎所見や肩峰下滑液包炎所見がみられた. しかし, ほとんどの症例は impingement test は陰性であった[2]. つまり impingement 陽性は第2肩関節に病変があることを意味するが, 野球選手において陽性となる頻度は低いと考えられる. しかし注意してほしい点として, 関節不安定性の影響がある. 明らかに肩関節の不安定性が原因であれば, 疼痛の再現性は簡単に得られる. しかし, 関節の不安定性があるものの筋肉の緊張が高く, 関節の動きに制限のある症例もいる. その場合, 脊髄反射にて筋肉を緩める作用を行う. もしこれで肩関節の不安定性が出現し疼痛の再現性が得られれば関節の不安定性が原因と考えられる[5].

6）Hyper external rotation test(HERT)

疼痛の再現性徒手検査のひとつで臥位にて肩関節の過水平外旋をさせるテストである. 疼痛を訴えると陽性として判断する(図5).

このテストの陽性所見は, 関節包や関節内からの疼痛に加え, 第2肩関節からの疼痛も考えることができる. 特に投球時に腱板関節面断裂と後上方関節唇損傷が衝突する internal impingement による疼痛の再現性テストとしても有用である[8]~[10]. 福田らは HERT 陽性例28例中27例(96.4%)で MRI 画像において腱板関節面断裂, 関節唇損傷, 腱板や滑液包などの炎症所見の単独または合併がみられたと報告している. また, そのうち17例に internal impingement の病態とされる腱板関節面断裂と関節唇損傷所見の合併が存在した[11]. つまり, HERT 陽性は関節内または第2肩関節に病変があり, 多くの場合は internal impingement である可能性が高いといえる.

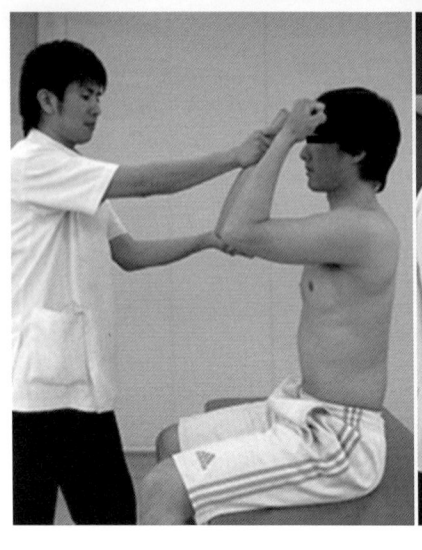
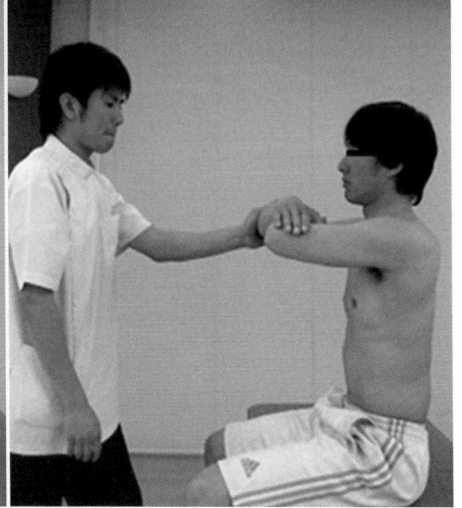

図 6.
a：Elbow extension test（ET）
前腕部に抵抗を加え，上腕三頭筋をはたらかせる．左右行い，異常側に脱力現象が生じれば陽性と捉える．
b：Elbow push test（EPT）
肘頭部に抵抗を加え，前鋸筋をはたらかせる．左右行い，異常側に脱力現象が生じれば陽性と捉える．

＜徒手筋力検査：複合筋力評価＞

7）Elbow extension test（ET）

座位にて肩関節複合筋力としての上腕三頭筋の筋力評価を行う．肢位は肩関節屈曲 90°で，肘屈曲位より徒手抵抗下で伸展させる．脱力現象を感じたものを陽性とする（図 6）．

8）Elbow push test（EPT）

座位にて肩関節複合筋力としての前鋸筋の筋力評価を行う．肢位は肩関節屈曲 90°かつ肘関節屈曲 90°で肘頭と検者の手で抵抗運動を行う．脱力現象を感じたものを陽性とする（図 6）．

肩関節のひとつの運動動作はいくつかの筋肉による複合運動によるものがほとんどで，単一筋の筋活動を評価することは困難である．そのため当院の原が，複合運動の筋力評価からいくつかの興味ある現象があることに気づき，機能評価として利用した．内薗らは ET 正常群と異常群を比較し，正常群の棘下筋の筋活動が大きく，異常群は肩関節動的安定化機構としてのインナーマッスルの筋機能が低下していると報告している[12]．この脱力現象は肩関節におけるインナーマッスルとアウターマッスルの筋機能バランスの異常から生じると考えている．筋機能バランスの異常は，理学療法で調整すると経過とともに正常となる．

＜腱板を中心とした筋力評価＞

9）外旋筋力（ISP）

棘下筋を含む筋力として，座位にて下垂時外旋筋力を評価する．MMT で 5 未満を陽性とする．

10）内旋筋力（SSC）

肩甲下筋を含む筋力として，座位にて下垂時内旋筋力を評価する．MMT で 5 未満を陽性とする．

11）外転筋力（SSP）

棘上筋を含む筋力として，座位にて下垂時より斜め前方 30°まで上肢を挙上させる筋力を評価する．MMT で 5 未満を陽性とする．

肩関節周囲筋の筋力をそれぞれ評価することは，困難なことである．しかし腱板筋力の評価は，何らかのかたちで評価しなければならない．そこで，上記のような方法で肩甲骨や体幹での代償に注意しながら，腱板筋力を主眼に置いて筋力評価を行う．腱板の筋力が低下することで関節不安定性が出現することがあるので，腱板筋力の評価は重要である[5]．また注意すべき点として，筋収縮に伴い脊髄反射が生じるため，肩関節評価の最後に行うべきである．

以上，テスト 1）～11）までの 11 項目を肩甲骨アライメント評価，関節可動域検査，関節不安定性の評価，疼痛再現性検査，徒手筋力検査に大別し，手法とその意味を説明した．これら異常な陽性所見が自覚症状の改善に伴い陰性化することにより，治療の評価としている．この 11 項目に関して，小山らは投球時肩痛を訴えて受診した野球選手とメディカルチェックを行った野球選手を比較

して，投球時肩痛を訴える選手で，多くの理学所見で陽性所見を呈していたと報告している[13]．伊賀﨑らは約1週間の短期入院治療前後で11項目を比較し，陽性所見が陰性化した選手が有意に増加したと報告している[14]．このように11項目は投球障害肩との関連性が強く，選手はこれらの項目が陰性化するのを自覚できるので，治療の進み具合を理解でき，復帰の目安になる．

【評価のポイント】

各項目それぞれに意味をもっているが，重要なことは部分的に捉えるのではなく，11項目全体をみることである．また，筋収縮に伴う脊髄反射を考慮する必要がある．そのため，11項目の評価順序は1）～11）の順，つまり，肩甲骨アライメント評価，関節可動域検査，関節不安定性の評価，疼痛再現性検査，徒手筋力検査の順で行う．

4．脊髄反射を利用した評価[5]

何度か脊髄反射という言葉を使ってきた．これは，選手本来の関節の柔軟性を評価でき，また利用することで選手の主訴が消失することもある．肩関節のみでなく，その他の関節にも応用できる．以下に，脊髄反射の手法と注意点を述べる．

1）筋肉を緩める脊髄反射経路

手法として相反神経支配を利用しただけの方法がある．肩関節の内外旋を繰り返し行うことで内旋の肩甲下筋や外旋の棘下筋の緊張が低下するので，肩関節が本来柔らかい選手は，隠れていた関節不安定性が現れることがある．もし関節不安定性が生じれば肩関節が柔軟性に富んだ選手であることになる．

2）その他の脊髄反射の手法について

筋紡錘に由来するⅠa群神経線維の反射経路について，関節が外力により受動的に動かされるとその筋肉のⅠa群線維の興奮は，伸張反射を誘発して自動的に収縮する．同時に，その拮抗筋に対してⅠa抑制介在ニューロンが発火しその拮抗筋が弛緩する．例えば，内外旋中間で内旋させ棘下筋を反応させると元の位置に戻る際，その拮抗筋である肩甲下筋が弛緩する[15]．

次に，腱ゴルジ器官から由来するⅠb群線維について，この線維は筋肉に発生する張力を検知する．さらにⅠb群線維は，能動的な筋肉の収縮によって生じた張力に対して反応する．同時に，Ⅰb群線維の抑制介在ニューロンを介して抑制的にその筋肉が反応する．腱板の内外旋の自動運動時に腱ゴルジ器官にはたらく張力でⅠb抑制介在ニューロンを発火させて，その筋肉を弛緩させることは可能である[15]．

3）脊髄反射使用時の注意

これは，ストレッチ（伸ばす）とは違う．CATやHFTが陽性と判断され，固い状態で関節に不安定性がみられないときに，この反射を利用するとCATやHFTが陰性になることがある．また同時に隠れていた関節の不安定性が出現することがある．そのため，評価の最後に行われるべきである．また本人の特性を知る目的でこの反射を利用してもよいが，関節周囲筋が緩んでしまう恐れがあるので，スポーツの前には使用しないほうがよい．神経を介して筋肉を緩める現象であるため，筋肉のストレッチ（伸ばす）とは違う現象である．脊髄反射を使用してすぐにスポーツすると筋断裂を起こす可能性が高いのでスポーツまでに十分時間を空けなくてはいけない．悪用，乱用を予防する意味で，スポーツ選手に教えないほうがよいし，悟られないようにしたい．

【評価のポイント】

脊髄反射を利用し筋肉を緩めることで隠れていた関節の柔軟性や病態を把握することはよいことである．そのため，評価の最後に行われるべきである．

おわりに

スポーツ選手に対する評価は，運動連鎖の考え方が基本にある．なぜ，運動連鎖のエネルギーが伝わらないのか．伝わらないからどこかに負担が生じる．それがなぜ肩関節に生じるのか．肩関節の評価では腱板の機能をいかに評価するかを主眼とし，野球肩理学所見11項目を用いる．そして，

脊髄反射を利用し，その選手が本来持っている関節の柔らかさを考慮する必要がある．投球障害肩に対する評価順序，野球肩理学所見11項目の詳細を述べた．

文献

1) 原　正文：投球障害肩に対する超音波検査による腱板機能評価．関節外科，23：58-63，2004．
2) 原　正文，山田稔晃：野球肩（インピンジメント症候群）のリハビリテーション．臨床スポーツ医学，15：1267-1276，1998．
3) 原　正文：復帰に向けて何を目安にどう選手に指導したらよいか（肩の投球障害を中心に）．関節外科，22：1189-1194，2003．
4) 石原祐司ほか：投球障害肩における体幹および股関節の関節可動域の検討．九州・山口スポーツ医・科学研究会誌，11：33-37，1999．
5) 原　正文：スポーツ選手の不安定肩の診察法．臨床スポーツ医学，22：1353-1360，2005．
6) 平田　修ほか：肩疾患における肩甲骨の位置異常について．整形外科と災害外科，39(2)：553-555，1990．
7) 山田稔晃ほか：投球障害における肩関節可動域の検討．九州スポーツ医・科学会誌，7：137-141，1995．
8) Jobe CM：Posterior superior glenoid impingement：Expanded spectrum. *Arthroscopy*, 11：530-536, 1995.
9) 原　正文ほか：投球障害における腱板関節面断裂の発症メカニズムの一考察．肩関節，28：607-610，2004
10) 原　正文ほか：後上関節唇損傷と腱板関節面損傷合併例の手術成績．肩関節，27：575-578，2003．
11) 福田尚子ほか：投球障害に対するHyper External Rotation TestのMRI画像からみた評価．九州スポーツ医・科学会誌，22：119-123，2010．
12) 内薗幸亮ほか：Elbow extension testの筋電図を用いた検討．九州スポーツ医・科学会誌，20：29-32，2008．
13) 小山太郎ほか：肩関節における投球時痛の有無と理学所見について．九州スポーツ医・科学会誌，23：181-185，2011．
14) 伊賀﨑　央ほか：投球障害肩の理学所見とゼロポジション．九州スポーツ医・科学会誌，23：186-190，2011．
15) 尾崎　繁：運動を制御する脊髄の神経モジュール．臨床スポーツ医学，21：1039-1046，2004．

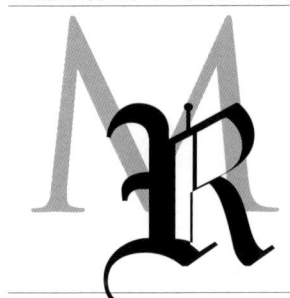

特集／肩関節傷害 診療の真髄

II. 投球障害肩
病態からみた機能訓練と投球動作指導

宮下浩二*

Abstract 投球障害肩のリハビリテーションでは，肩の機能向上および投球動作の改善が主体となる．肩の機能や運動を分析するためには投球時の肩複合体の運動様式を理解することが重要である．投球の加速期には肩甲上腕関節のみならず，肩甲骨および胸郭・胸椎も貢献している．そのため選手個々の投球動作や機能的問題点の分析に基づいて必要となる対応策を検討しなければならない．さらに各関節の機能低下がみられた場合，その問題が投球動作にどのような影響を及ぼしているかを十分に吟味する必要がある．そして，投球動作の改善のために指導する際，重要なことは，基本的に痛みなどの症状の発生と投球動作の問題に明らかな関係がある場合に限る，ということである．それは運動学，動作学に基づく投球動作分析を行い，その結果から指導するものであり，決して経験論のみで行うべきではない．

Key words：投球障害肩（throwing injury），投球動作（throwing motion），肩複合体（shoulder complex），肩甲上腕関節（glenohumeral joint），肩甲骨（scapula），胸椎（thoracic）

はじめに

投球障害肩のリハビリテーションでは，肩の機能向上および投球動作の改善が主体となる．そのため，投球動作における肩複合体の運動様式を分析し，必要な機能を獲得させなければならない[1)2)]．また，投球動作についても，「いわゆるフォーム指導」というよりも，投球動作の仕組みを理解したうえで分析し，必要となる全身の各関節機能を向上させることで改善をはかるべきである[3)]．

投球時の肩複合体運動

投球動作における肩の運動は，肩甲上腕関節の外旋・内旋運動のみで生じているわけではなく，肩甲骨や胸椎・胸郭も含めた肩複合体としての運動により構成されている（図1）．肩最大外旋時，肩全体の外旋角度は150°以上を呈するが，このとき肩甲上腕関節の外旋角度は100°程度である．その他の角度は，肩甲骨が約25°後傾し，胸椎が約10°伸展するという研究結果もある[4)]．そのため，肩甲上腕関節に生じた投球障害に対しては，これらの機能をより良い状態に維持・向上することが重要になる．動作や関節運動に関する誤った理解のもとに肩甲上腕関節の外旋可動域を必要以上に拡大させることで，むしろ関節の不安定性や痛みなど二次的な問題を誘発することにもつながる．

また，肩最大外旋位からの内旋運動も同様に肩甲上腕関節の運動だけではなく，肩甲骨などの運動が非常に重要である[5)]．図1のように多くの投手は加速期の肩内旋運動において肩甲骨前傾運動を主体としており，肩甲上腕関節の内旋運動はリリース以降のフォロースルー期で行われている．しかし，選手によって特徴は異なり，加速運動の主体が肩甲上腕関節の場合もあれば，肩甲骨前傾運動であったり，胸椎屈曲運動であったりすることもある（図2）[4)]．

---

* Koji MIYASHITA，〒487-8501 愛知県春日井市松本町1200 中部大学生命健康科学部理学療法学科，准教授

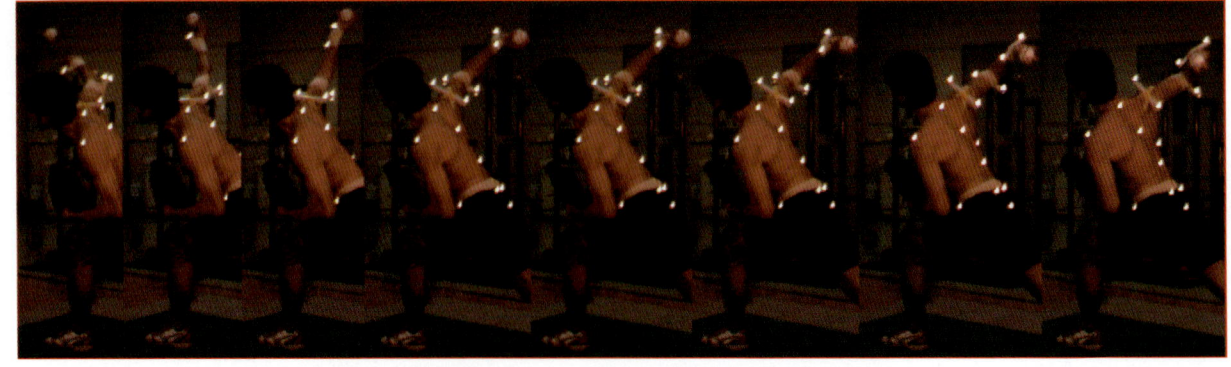

図 1. 投球動作における上腕骨, 肩甲骨, 胸椎の運動様式
肩甲上腕関節の運動は上腕遠位端に貼付したパッドと肩峰に貼付したパッドの位置関係から分析し, 肩甲骨の運動は脊柱のマーカーと肩峰に貼付したパッドの位置関係から分析する. 加速期(MER から REL まで)の終盤までは上腕のパッドと肩峰のパッドの位置関係が変わらず, 肩甲骨の前傾運動が主体となっている.

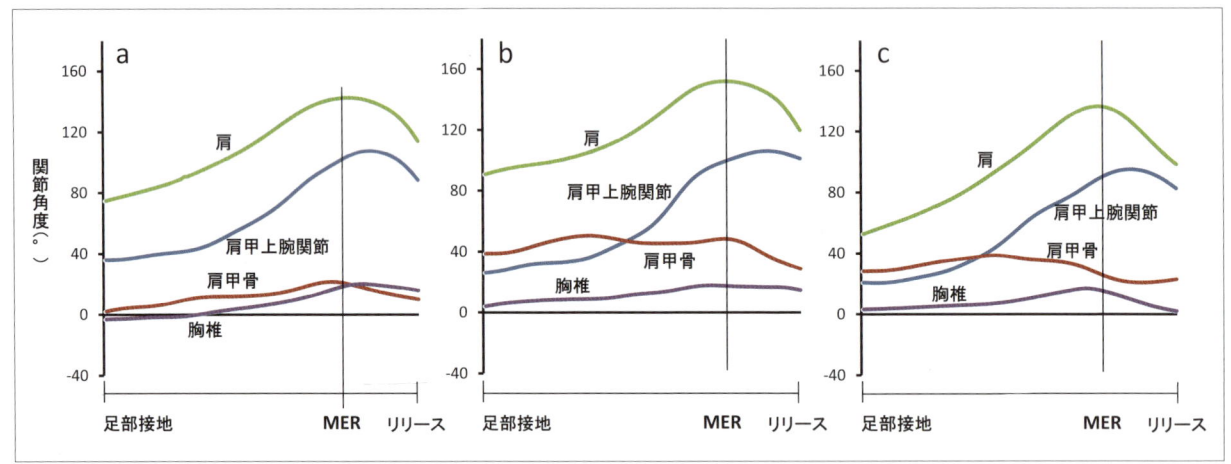

図 2. 後期コッキング期から加速期における肩複合体の運動様式(文献 3 参照)
図中の「肩」は体幹と前腕のなす角度で肩複合体全体の外旋角度を示す(図中, 外旋がプラス, 内旋がマイナス).「肩甲上腕関節」は肩甲上腕関節外旋角度を,「肩甲骨」は肩甲骨後傾角度を,「胸椎」は胸椎伸展角度を示す. MER は肩最大外旋位であり, MER からリリースまでが加速期となる.
a は加速期に肩甲上腕関節内旋運動の変化量が最も多く, b は肩甲骨前傾運動の変化量が最も多い. c は胸椎屈曲運動の変化量が最も多い.

代表的な機能低下と対応策

1. 胸椎・胸郭

投球動作において肩甲骨の運動が重要であることは確かであるが, 肩甲骨は胸郭の上を動く機能的な関節をなしているため, 土台となる胸郭・胸椎の機能低下は肩甲骨の運動に影響を及ぼす. そのため, 肩甲骨の動きだけに着目していては機能の獲得が不十分になることが多い. 肩甲骨が動くための「条件」を整えることも重要である. 円背など胸椎・胸郭のマルアライメントは肩甲骨の上方回旋や後傾を制限する要因である. また, 投球障害肩の選手は胸郭の開大・胸椎伸展運動が制限されていることが多い(図3). そのため肩甲骨は十分に後傾できず, 代償的に肩甲上腕関節の外旋運動が大きくなり, 同時に加わるストレスも高まる.

これに対して, 胸郭の開大を目的としたエクササイズを行うことで, 肩甲骨の後傾運動も大きくなり, 投球時の肩最大外旋角度を肩甲上腕関節だけでなく, 脊柱(胸椎)・肩甲骨も含めて肩複合体全体で分担することができる(図4). エクササイズによる自動運動でこの可動域を獲得することが

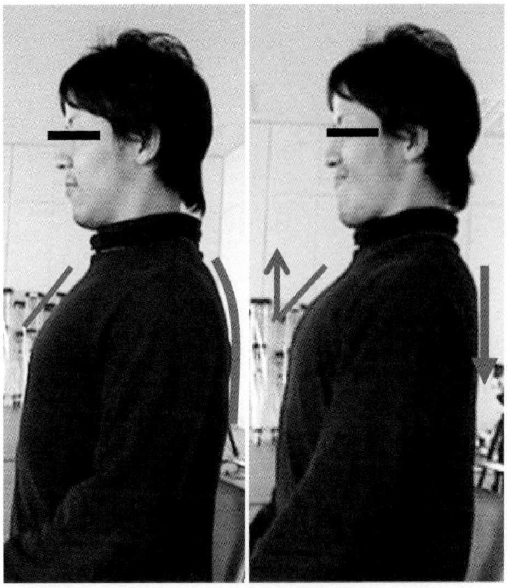

図3.
胸郭開大の可動域制限とその対応としてのエクササイズ
aの状態は胸郭の開大が十分にできていない．bのように胸郭を開大し，同時に胸椎伸展運動によるエクササイズを行うことで可動域が改善することが多い．腰椎前弯が強まらないように注意する．

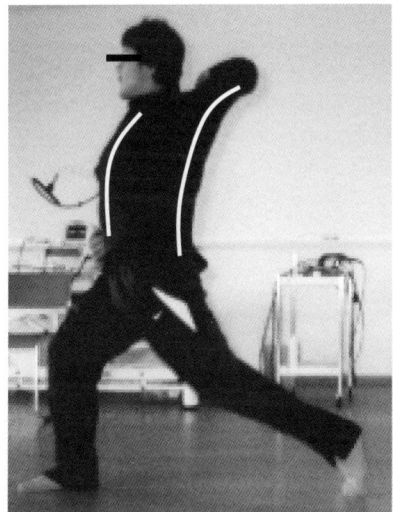

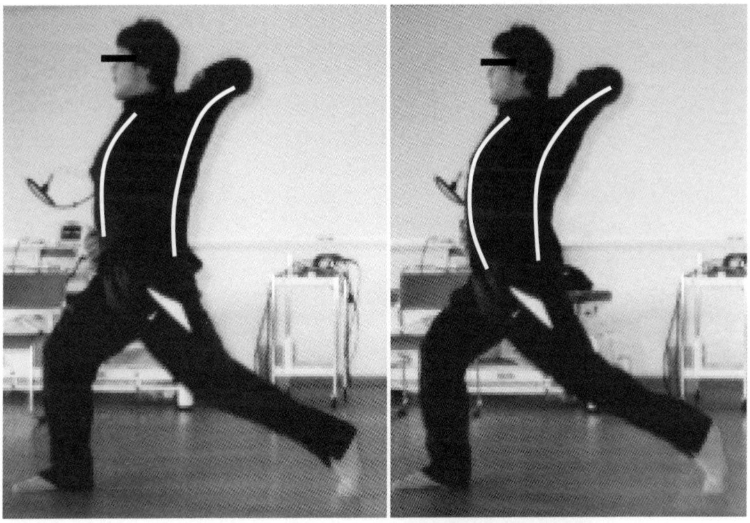

図4.
胸郭開大運動の獲得に伴う投球動作の変化
図3で示したエクササイズを行う前の投球動作（シャドーピッチング）がaであり，肩最大外旋位動作時に肩甲上腕関節外旋運動を強めて行っている．エクササイズにより胸郭開大運動が十分に可能となると，bのように脊柱，胸郭，上腕を含めた全身の弓なり動作のような肩最大外旋動作を呈することができる．
a：エクササイズ前
b：エクササイズ後

薦められる[6]．他動的に可動域だけを獲得しても投球動作で反応できないこともある．

2．肩甲骨（肩甲胸郭関節）

野球選手にみられる肩甲骨に関連する機能低下の代表例としては肩甲骨のマルアライメントが挙げられる[2]．長胸神経に由来する翼状肩甲ではなく，下角のみが浮き上がり肩甲骨が前傾位を呈する特徴的なアライメントである（図5）．多くの場合，前鋸筋下部線維の機能不全をきたしていると考えられる．このような機能低下を生じると後期コッキング期における肩甲骨後傾運動が制限される．

図6に示すような基本的な前鋸筋のエクササイズによる改善をはかるが，選手に方法を正しく体

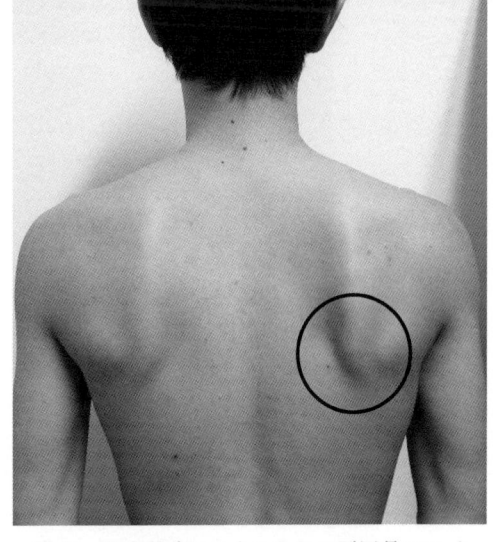

図5．野球選手によくみられる肩甲骨アライメントの異常
右の肩甲骨のように下角のみ胸郭から浮き上がったようなアライメントを呈することが多い．肩甲骨は前傾してしまう．

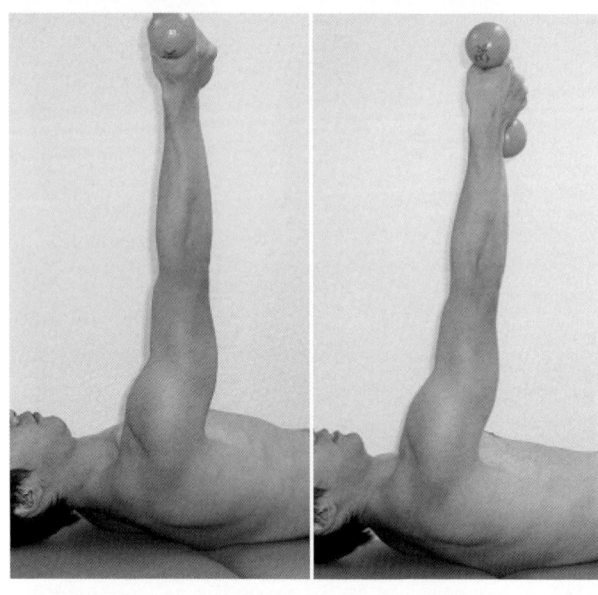

図 6.
前鋸筋のエクササイズの注意点
前鋸筋,特に下部線維のエクササイズを目的とした場合,単に肩甲骨を外転させるのではなく,下角を前方に引き出すように指導する.
前鋸筋が十分に効かない場合,僧帽筋上部線維の収縮を誘導してしまうことがある.基本的なエクササイズであるが,野球選手に指導すると間違ったかたちで継続することが多い.

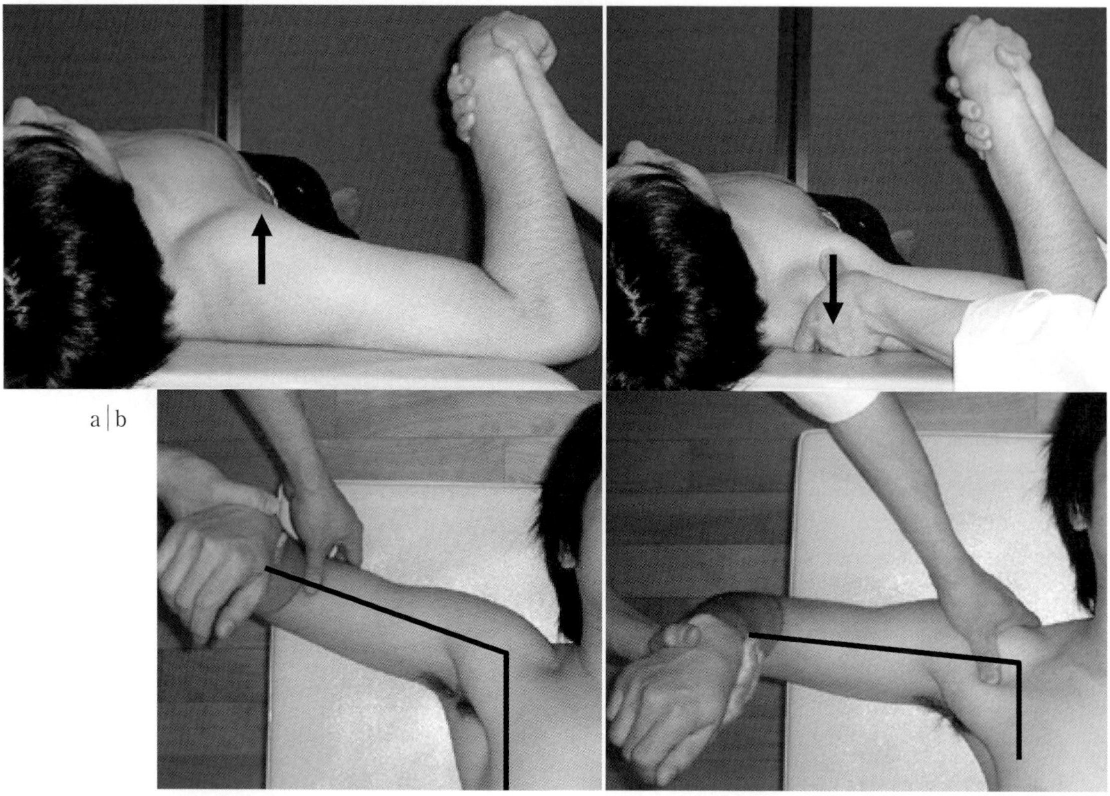

図 7. 上腕骨頭のアライメントと肩外転可動域制限の関係
a は上腕骨頭が前方へ偏位した状態での肩外転角度であり,b は徒手的に上腕骨頭のアライメントを補正した状態での肩外転角度である.小円筋等の伸張性低下が疑われる.この状態での投球は肩の痛みを生じやすい.

得させることが難しいこともある.僧帽筋上部線維が強く作用してしまい,肩甲骨が前傾したまま肩甲骨外転運動を行いやすい.そのため,下角を前方に引き出す前鋸筋下部線維のエクササイズとしての目的を明確に指導しなければならない.

3．肩甲上腕関節

肩甲上腕関節の機能低下としては腱板の筋力低下や内旋可動域制限(以下,内旋制限)が挙げられ

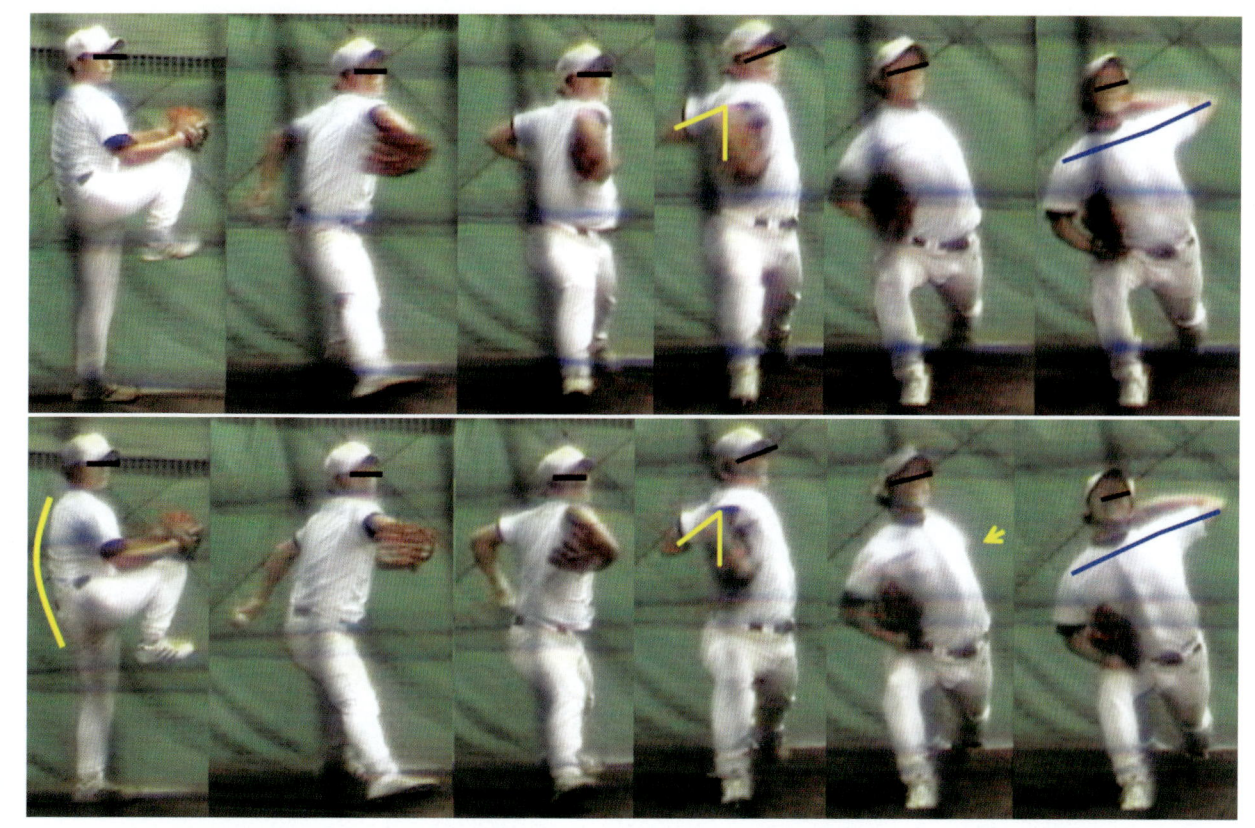

図 8. ワインドアップ期の片脚立位姿勢で円背と骨盤後傾がわずかに増大し（下図），それ以降の位相では肩関節外転運動が不十分となり，結果として肩関節最大外旋位で肘が下がることになる．

るが[7]，この問題が投球動作にどのような問題を生じているかを十分に吟味する必要がある．

肩甲上腕関節内旋可動域は野球選手であればほとんどの場合，非投球側と比較して制限されている．したがって単純に「内旋制限があるから問題」とは言えない．また内旋制限は小円筋，三角筋後部線維，上腕三頭筋長頭腱などの筋・腱に起因することが多く，そのため内旋可動域は日々変化している．その変化の程度が重要であり，問題とすべきかの判断材料となる．

また，上記の筋群による内旋制限には，上腕骨頭の前方偏位などのマルアライメントが同時にみられることがある[8]．この場合，肩甲上腕関節の外転制限が潜んでいることが少なくない．図7のように上腕骨頭のアライメントを徒手的に整えた状態で外転可動域を測定すると90°にまで達しないこともある．このような状態ではテイクバックで肘の位置が十分な高さまで上げられず，肘下がりを誘発することになる．

さらに，上腕骨頭が前方偏位を呈すると腱板機能自体に問題がなくても，関節面の不適合により筋力発揮が十分になされないことがある．この解決策は腱板のエクササイズというよりも，上記の筋群の伸張性の改善によるマルアライメントの解消である．

投球動作指導の例

投球動作の改善のために指導する際に重要なことは，基本的に痛みなどの症状の発生と投球動作の問題に明らかな関係がある場合に限る，ということである．また，それは運動学，動作学に基づく投球動作分析を行い，その結果から指導するものであり，決して経験論のみで行うべきではない．

さらにまた，例えば「肘下がり」の問題がみられた場合などに，単純に「肘を上げろ」と指導したり，肩外転筋力のエクササイズを指導したりするのみでは解決しないことのほうが多い．投球動作は位相の連続性のなかで問題点をとらえ，かつ運動連

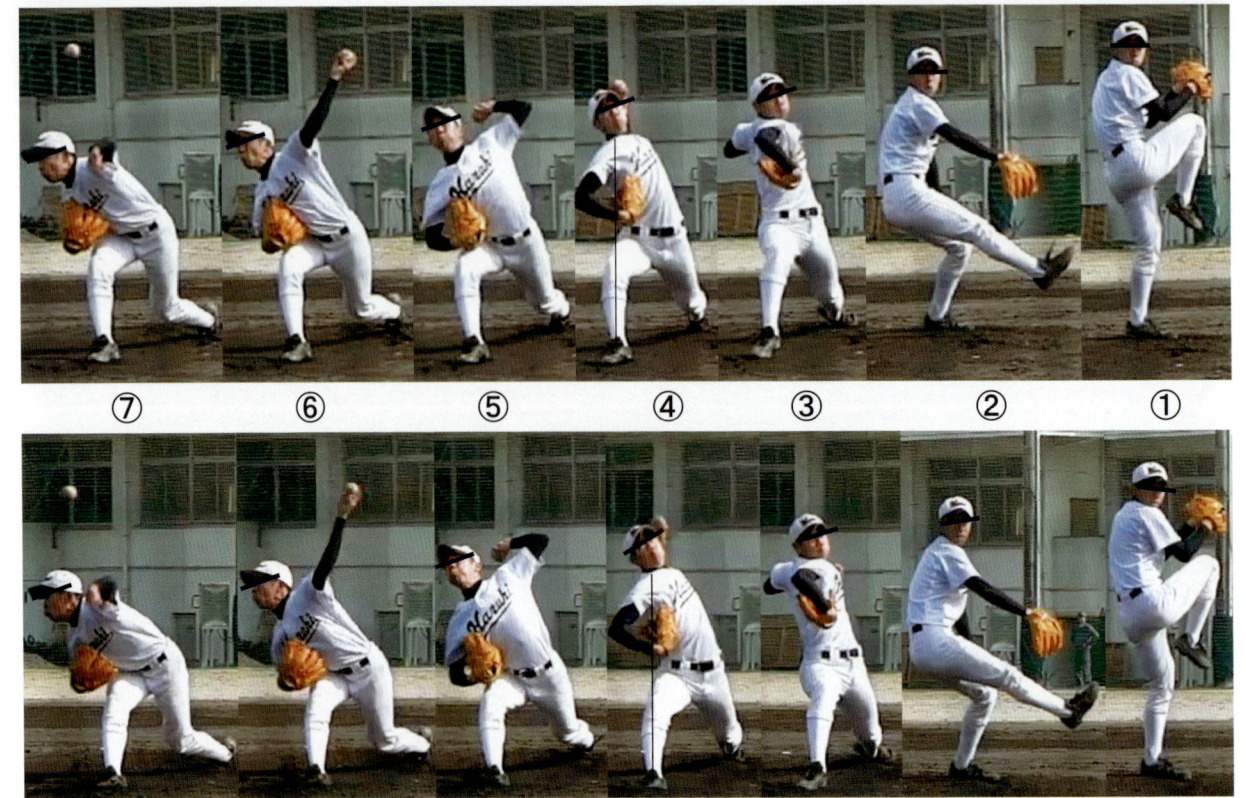

図 9. ワインドアップ期の円背が加速期での肩の運動に及ぼす影響の一例
上段が問題となる投球動作である．下段と比較して，上段 ① では円背が強まっている．② ではむしろその反動で下段より上体が起きており，後方重心になり始めている．
そのため，上段 ④ では右膝が三塁方向に向かい（いわゆる「膝が割れた動き」），三塁側に傾き始めている．
そのため，⑤ で右肩が十分に開けることなく，胸郭の開大が下段より少ない．
そして，同時に左肘がすでに投球方向に向かっている（肩が水平屈曲運動をし始めている）．

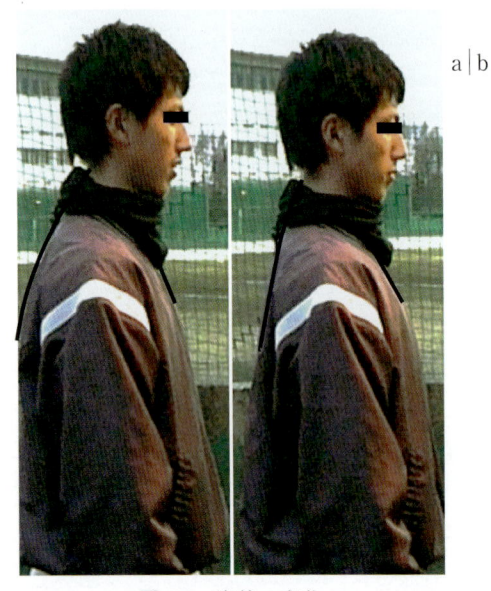

図 10. 姿勢の変化
a は練習開始前の学生の姿勢であり，胸椎後弯，胸郭の狭小が生じていた．指摘をして修正させた姿勢が b である．選手自身の自覚なく姿勢が崩れたままのことがよくある．

鎖といわれるように下肢・体幹や肩以外の上肢関節などとの連動により成り立っている[9]．図 8 に示す投球動作のように後期コッキング期から加速期で肘が下がったり，突き出したりする問題は，ワインドアップ期の立位時にみられる骨盤後傾や胸椎の円背から起因している．一方，ワインドアップ期に円背が生じると図 9 のようにむしろ早期コッキング期で後方重心になり，体幹回旋の軸が後方に傾斜してしまうことで，結果として胸郭開大（胸の張り）が十分に行えず，肘の突き出しなどの問題を生じることもある．このように様々なパターンを生じるため，投球動作の個体差や個々人のバリエーションについて留意しておく必要がある．投球動作は各個人により異なる特徴を有するが，個人のなかでも変動幅はあり，決して一定のものではない[10]．この問題への対応策として様々

な方法が考えられるが，基本的事項として日常的に正しい姿勢を常に意識させることが有効なエクササイズであることは間違いないと考える（図10）．

参考文献

1) 宮下浩二：画像による動作分析 投球動作．スポーツ損傷予防と競技復帰のためのコンディショニング技術ガイド．臨床スポーツ医学, 28（臨時増刊号）：144-150, 2011.
2) Wilk KE, et al：Current concepts in the rehabilitation of the overhead throwing athlete. *Am J Sports Med*, 30：136-151, 2002.
3) Burkhart SS, et al：The disabled throwing shoulder：spectrum of pathology Part Ⅲ：The SICK scapula, scapular dyskinesis, the kinetic chain, and rehabilitation. *Arthroscopy*, 19：641-661, 2003.
4) 宮下浩二ほか：投球動作の肩最大外旋位における肩甲上腕関節と肩甲胸郭関節および胸椎の角度．日本臨床スポーツ医学会誌, 16(3)：386-393, 2008.
5) 宮下浩二ほか：投球動作における肩複合体の運動様式の分類．日本整形外科スポーツ医学会雑誌, 30：113-118, 2010.
6) 宮下浩二：投球障害に対する競技現場でのリハビリテーションとリコンディショニングの実際．山口光國（編），投球障害のリハビリテーションとリコンディショニング―リスクマネジメントに基づいたアプローチ, pp.187-202, 文光堂, 2010.
7) Burkhart SS, Morgan C：SLAP lesions in the overhead athlete. *Orthop Clini of North Ame*, 32：431-441, 2001.
8) 川野哲英ほか：野球肩障害に対するリハビリ運動療法．黒澤 尚（編），私のすすめる運動器疾患保存療法実践マニュアル, pp.220-228, 全日本病院出版会, 2007.
9) Kreighbaum E, et al：Biomechanics：A qualitative approach for studying human movement, 4th Ed, pp.335-354, Allyn & Bacon, 1996.
10) 宮下浩二：運動連鎖から見た投球動作．臨床スポーツ医学, 29(1)：55-60, 2012.

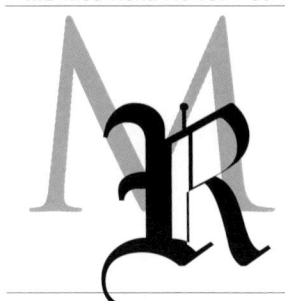

特集／肩関節傷害 診療の真髄

Ⅱ. 投球障害肩
病態のタイプと治療方針の違い

中川滋人*

Abstract 同じ投球障害肩といっても病態は様々で，少なくともゆるい肩とかたい肩の2つのタイプに分けて，治療にあたる必要がある．ゆるい肩とは，不安定性ではなくいわゆるゆるみの大きな肩であり，外転や外転位外旋可動域が大きく，posterior jerk sign や sulcus sign が陽性のもの，X線上 slipping を認めるものである．腱板疎部損傷や棘上筋腱後方部の損傷，後方型 SLAP 病変など従来から投球障害肩に特徴的と言われてきた病変が多い．腱板周囲筋だけでなく，肩甲骨周囲筋，体幹筋の強化が最も重要である．一方，かたい肩とは，ゆるみをほとんど認めず，外転や外転位外旋可動域が非投球側と変わらない．棘上筋腱前方部や前方型 SLAP 病変を生じやすく，これまで投球障害肩に特徴的と言われてきたのとは異なる部位に発生しやすい．肩関節後方構成体に対するセルフストレッチングである modified sleeper's stretch を中心としたリハビリテーションを行う．

Key words：投球障害肩(throwing shoulder injury)，後方関節包拘縮(posterior capsular tightness)，微小な前方不安定性(minor anterior instability)，ゆるみ(laxity)，内旋制限(internal rotational deficit)

はじめに

投球障害肩とは，投球動作により生じうる肩関節障害の総称である．これまでは腱板断裂，腱板疎部損傷，SLAP 病変，Bennett 病変，肩峰下滑液包炎など様々な病変に対する治療法が云々されてきたが，最近は後方関節包拘縮や前方への微小不安定性が根本的な障害発生の要因であり，個々の病変は単に二次的に発生した病変と捉えられつつある．Morgan や Burkhart らは，肩内旋制限の大きな野球選手に SLAP 病変が多くみられることを報告し[1)2)]，さらに，Burkhart らは後下方を中心とした関節包拘縮により，後方型 SLAP 病変だけでなく，微小な前方不安定性，internal impingement，腱板関節面不全断裂など様々な病変が生じると述べている[2)]．彼らの報告後，それまで保存療法に終始していた後方関節包拘縮に対するアプローチも大きく変化し，我々も保存療法に抵抗する症例に対しては積極的に鏡視下関節包解離術を行ってきた[3)]．

一方，多方向性不安定症を含む関節のゆるみを有した肩に投球障害が生じている症例も少なくない．そのなかでも，腱板疎部損傷は投球障害肩にしばしばみられる病変のひとつであり，最近は腱板疎部を構成する様々な組織の損傷と投球障害との関連性について様々な報告がみられる．例えば，投球障害肩にみられる微小な前方不安定性については，従来は前下関節上腕靱帯など前方関節包の弛緩が主因とされてきたが，最近の報告ではむしろ中関節上腕靱帯(MGHL)の重要性が強調されている[4)~6)]．腱板疎部はまさに肩前上方部に位置し，後方関節包拘縮に伴う前上方不安定性により最も損傷されやすい部位と思われ，前方への微小な不安定性に影響している可能性が考えられる．

しかしながら，これまでこれらの損傷と関節のかたさ，ゆるみとの関連性についての詳細な報告はみられない．我々はこれまで，特に後方関節包

---

* Shigeto NAKAGAWA，〒530-0021 大阪府大阪市北区浮田 2-2-3 行岡病院スポーツ整形外科，部長

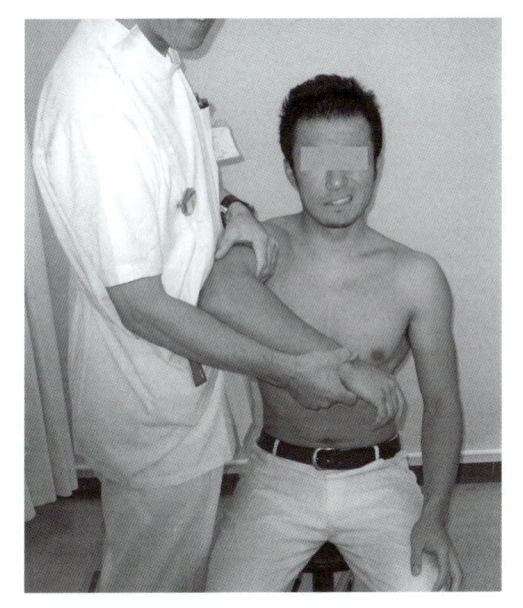

図 1. Forced flexion internal rotation (FIR) test
検者が被験者の肩甲骨を固定したうえで，肩屈曲 90°にて肩内旋を強制し，肩の後方あるいは奥に痛みを訴えた場合，FIR test 陽性とする．

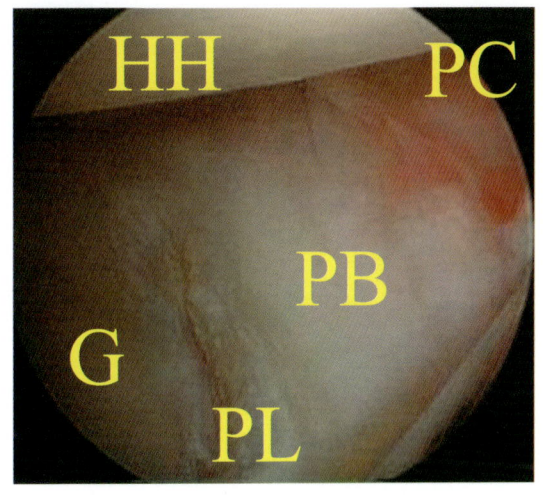

図 2. 後方関節包拘縮の関節鏡診断
下関節上腕靱帯後方索状帯の硬化や弾性低下がみられ，肩低外転位（20°～30°外転位）でもたるみがなく，関節窩縁付着部から急峻に立ち上がっている．
HH：上腕骨頭，G：関節窩，PB：下関節上腕靱帯後方索状帯，PC：後方関節包，PL：後方関節唇

拘縮の投球障害発生に対する影響に注目して検討してきたので，まず，後方関節包拘縮の診断および研究結果について概略を述べる．

後方関節包拘縮の診断

後方関節包拘縮を捉えるのに最も客観的で，簡易な指標が内旋制限である．投球肩における可動域の特徴として，肩外転位での外旋可動域の拡大および内旋可動域の制限がこれまで報告されてきた．しかしながら，内旋制限角度が外旋拡大角度とほぼ同等とする報告と内旋制限角度が外旋拡大角度を上回るとする報告と大きく2つに分かれる．このような可動域変化の原因としては，上腕骨頭の後捻の増大による骨性の因子と後方関節包拘縮や腱板疎部の開大，前方関節包の弛緩など軟部組織に由来する因子とが挙げられてきた．外旋拡大と内旋制限がほぼ同等とする説は骨性因子による全回旋可動域の外旋方向への移動で説明が可能であるが，内旋制限が外旋拡大を上回り，全回旋可動域が減少している場合，骨性因子だけでは説明が困難であり，軟部組織，特に肩周囲筋や後方関節包の拘縮が関与している可能性が高い．こ のような全回旋可動域の内旋方向への減少を我々は"真の内旋制限"と呼び，これが20°を超えている場合，後方関節包拘縮を疑い，以下に述べる他の診断基準に基づき，さらに詳細な診断を行う．

症状としては，加速期からリリース期にかけての肩の奥または後方の投球時痛の訴えが多い．Load & shift test で骨頭の後方への translation が減少していることも重要な所見のひとつであるが，誘発テストとしては我々の考案した forced flexion internal rotation(FIR) test が臨床上有用である（図1）．検者が被験者の肩甲骨を固定したうえで，肩屈曲90°にて肩内旋を強制し，肩の後方あるいは奥に痛みを訴えた場合，FIR test 陽性とする[7]．また，このように内旋を強制すると，それにつられて身体が傾く例をしばしばみる．肩甲上腕関節の拘縮の影響も大きいが，その他に肩甲骨周囲筋筋力や体幹の支持性の低下を反映した所見とも考えられ，それらをチェックするうえでもよい指標となる．

関節鏡下手術に際しては，後下方関節腔の狭小化を確認する．後方関節包や下関節上腕靱帯後方索状帯の肥厚や弾性低下により，低外転位でも下

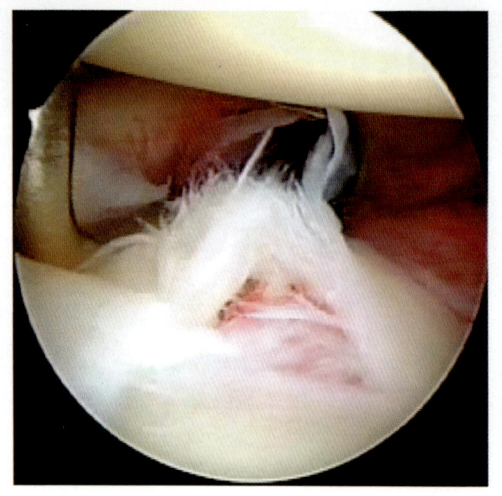

図 3. 前方型 SLAP 病変
11 時から 3 時にかけて，前上方関節唇が関節窩から剥離している．

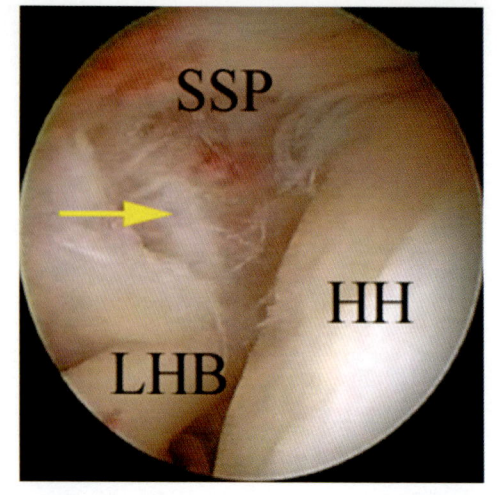

図 4. 棘上筋腱前方の腱板関節包面不全断裂
棘上筋腱前方に重度の関節包面不全断裂がみられる．
矢印：腱板断裂部，HH：上腕骨頭，SSP：棘上筋腱，LHB：上腕二頭筋長頭腱

関節上腕靱帯後方索状帯にたるみがなく，急峻に関節窩付着部から立ち上がっているのがわかる（図 2）．これらを投球障害肩にみられる後方関節包拘縮の関節鏡所見として診断基準に取り入れ，総合的に後方関節包拘縮の診断を行っている．

後方関節包拘縮の意義：様々な病変発生への影響

投球障害肩における後方関節包拘縮の意義を明らかにすべく様々な病変発生への影響を調査した[8〜10]．対象は，投球障害肩の診断で手術を行った 61 肩であり，後方関節包拘縮の有無により拘縮あり群 50 肩，なし群 11 肩に分類した．その 2 群について，SLAP 病変の有無および subtype，腱板断裂の頻度やその部位，腱板疎部およびその周囲の構成体の損傷頻度について比較検討した．腱板疎部損傷については上腕二頭筋長頭腱（LHB）の損傷や亜脱臼などの LHB 病変，上および中関節上腕靱帯の損傷あるいは弛緩などの SGHL，MGHL 損傷，肩甲下筋腱（SSC）損傷について検討した．その結果，SLAP 病変については，その頻度はあり群 15 肩（30％），なし群 3 肩（27％）と頻度に差はなかった．しかし，その subtype（Morgan 分類）はあり群で前方型 6 肩，後方型 5 肩，前後型 4 肩であったのに対し，なし群では 3 肩全例が後方型であった．拘縮あり群では前方に損傷が及んでいる例が 10 肩にみられたのに対し，拘縮なし群にはみられず，拘縮あり群に特徴的な損傷部位と考えた（図 3）．腱板断裂については全例関節包面のみに不全断裂を認め，あり群 32 肩（64％），なし群 8 肩（73％）と頻度に差はなかった．しかしながら，その発生部位について調べると，あり群では棘上筋腱前方を中心とした断裂[11]が 19 肩，棘上筋腱・棘下筋腱境界部を中心とした断裂[12]が 13 肩にみられたのに対し，なし群ではそれぞれ 3 肩，5 肩であり，拘縮あり群において棘上筋腱前方に断裂がみられる例が多かった（図 4）．腱板疎部損傷については，LHB 病変はあり群 8 肩（16％），なし群 6 肩（55％），SGHL 損傷はあり群 14 肩（28％），なし群 8 肩（73％），SSC 損傷はあり群 6 肩（12％），なし群 5 肩（45％）と，なし群に高頻度にみられ，あり群との間に有意差が認められた．MGHL 損傷はあり群 4 肩（8％），なし群 3 肩（27％）と有意差は認められなかったものの，なし群に高頻度にみられた．さらに，LHB 病変がみられた 14 肩について検討すると，SGHL 損傷はあり群 8 肩中 7 肩，なし群 6 肩すべてに合併していた．一方，SSC 損傷はなし群では 6 肩中 4 肩にみられたが，あり群では 8 肩中 1 肩にもみられず，なし群に有意差をもって高頻度に合併し

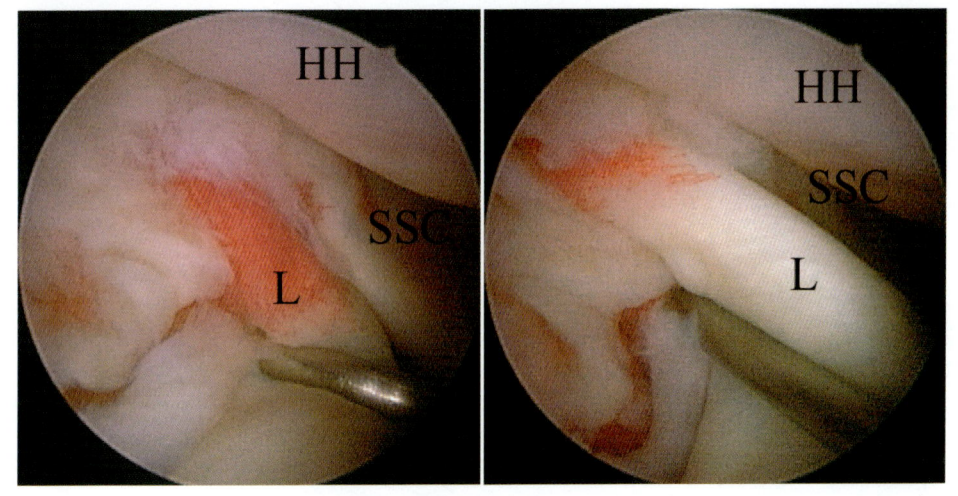

図 5. LHB 病変と SSC 損傷　　　　　　　　　　　　a|b
a：SSC 損傷はしばしばゆるい肩にみられる.
b：プロービングで LHB が SSC の損傷部位に亜脱臼していくことがわかる.
L：上腕二頭筋長頭腱, SSC：肩甲下筋腱, HH：上腕骨頭

ていた(図5).

　投球障害肩において SLAP 病変や腱板断裂がみられる場合, その部位は通常の肩にみられる場合と比べて後方にみられることが多いことから, 一般的に後方拘縮に伴い peel-back 現象や internal impingement が生じ, 損傷を発生するとの説が有力である. しかしながら, 本研究の結果, 後方関節包拘縮を有する投球障害肩においては SLAP 病変や棘上筋腱断裂が比較的前方に発生する傾向がみられ, これまでの報告とは異なる特徴を認めたことから, anterior translation force や antero-superior impingement など後方関節包拘縮に特異的な損傷発生機序が存在する可能性が示唆された. 一方, 腱板疎部損傷については, 我々は後方関節包拘縮に伴う anterior translation force により上腕骨頭が前上方に偏位し, 腱板疎部に負荷がかかりやすくなるため, その構成体に損傷が発生するのではないかと考えていた. しかしながら, 今回の研究の結果では, 拘縮肩ではなく, むしろ拘縮のない肩に LHB 病変をはじめとした腱板疎部損傷が多くみられた. これら11肩のうち7肩では sulcus sign や posterior jerk sign が陽性であり, いわゆるゆるい肩と考えられる. ゆるい肩においては, 繰り返す投球動作により関節のゆるみの調整部位である腱板疎部に負荷がかかることによって損傷が発生するのではないかと考えた. 今回の研究で興味深いのは LHB 亜脱臼の発生要因であり, これらが投球障害肩においてはゆるい肩に発生しやすく, SGHL 損傷により発生し, SSC 損傷により増悪する可能性が示唆された.

病態のタイプ：かたい肩とゆるい肩

　以上の結果から, 投球肩はすべて同一の疾患ではなく, ゆるい肩とかたい肩の少なくとも2つのタイプに分けるのが適当と考えている(図6). ゆるい肩とは不安定性(instability)ではなくいわゆるゆるみ(laxity)の大きな肩であり, 可動域としては外転が200°近くあったり, 外転位外旋角度が120°近いものであり, posterior jerk sign や sulcus sign が陽性のもの, X 線上 slipping を認めるものである. 腱板疎部損傷や棘上筋腱後方部の損傷, 後方型 SLAP 病変など従来から投球障害肩に特徴的と言われてきた病変が多くみられることがわかった.

　一方, かたい肩とは laxity をほとんど認めず, 外転角度が180°に達しなかったり, 外転位外旋角度が90°に達しないようなものが挙げられる. X 線上 Bennett 骨棘など骨棘の存在も参考になる. 棘上筋腱前方部や前方型 SLAP 病変を生じやすく, これまで投球障害肩に特徴的と言われてきたのとは異なる部位に発生しやすいことがわかった.

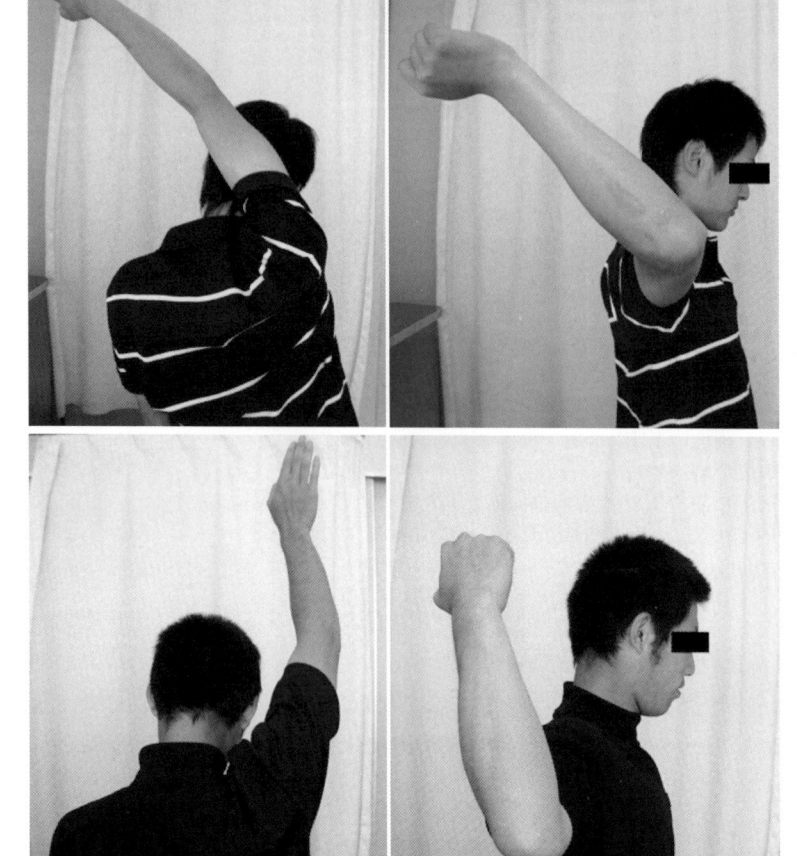

図 6.
ゆるい肩とかたい肩
a：ゆるい肩
b：かたい肩

タイプ別の保存療法

　同じ投球障害肩といっても，病態が全く異なるわけであるから，その特徴に合わせて保存療法を行っていく必要がある．しかしながら，昨今強調されているように，投球障害の予防には下肢・体幹の強化を含めた指導が重要であることは言うまでもない．投球障害は，急な切り返しや制動の繰り返しにより発生する．体幹や股関節の回旋を意識して，肩の hyperangulation を避けるフォームを身につけることが重要である．

　後方関節包拘縮と診断された場合，我々は特に PNF hold-relax procedure を利用した肩関節後方構成体に対するセルフストレッチングである modified sleeper's stretch を重視している（図 7）．患側を下にして肩を 90°屈曲し，体で肩甲帯を固定する．健側の手で手関節を保持したうえで，約 5 秒間 isometric に外旋筋を収縮させる．その後，外旋筋をリラックスさせ，肩を内旋方向にストレッチさせる．このストレッチを少なくとも 20～30 回繰り返し行う．このようなストレッチの指導により内旋制限が減少し，さらに肩甲骨周囲筋や体幹筋が強化されると，先述の FIR test の際の安定感が増してくる．

　一方，ゆるい肩についてはストレッチングを強調するとかえって症状を悪化させる可能性もあり，注意を要する．ただし，本来ゆるい肩であっても，長年の野球経験により，後方のみがかたくなっている選手を，特に 30 代以降の選手で見かけることがある．このような選手には後方のみストレッチが必要である．しかしながら，ゆるい肩に最も重要なのは筋力の強化と考えている．腱板

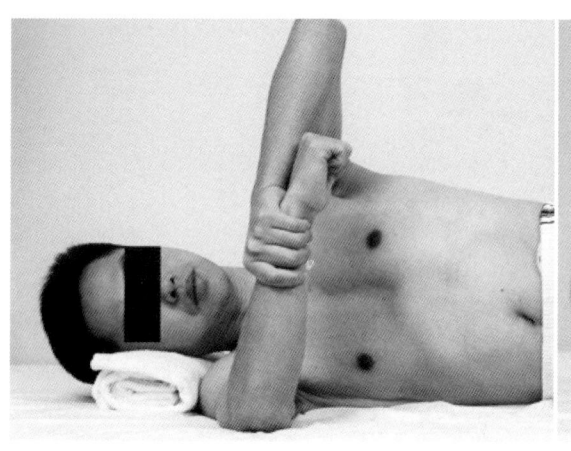

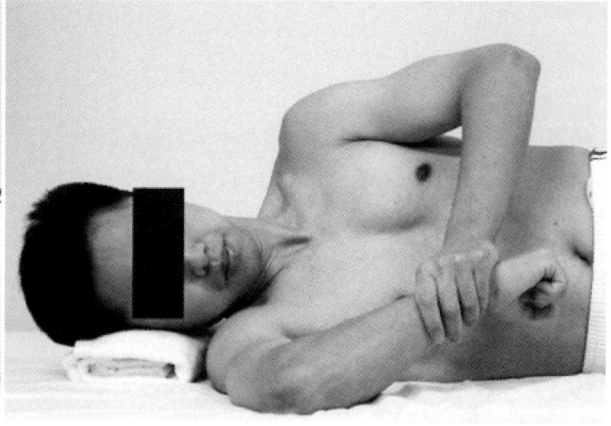

a|b　　　　　　　　　　　　　図 7．Modified sleeper's stretch
　　a：患側を下にして，肩を 90°屈曲し，体で肩甲帯を固定する．健側の手で手関節を保持したうえで，
　　　約 5 秒間 isometric に外旋筋を収縮させる．
　　b：その後，外旋筋をリラックスさせ，肩を内旋方向にストレッチさせる．

周囲筋だけでなく，肩甲骨周囲筋，体幹筋の強化に努める．投球動作時肩は挙上位にあり，その肢位で各筋肉が有効に，強調的に働く必要があり，lower trapezius を中心とした肩甲骨周囲筋訓練（図 8）や，挙上位や外転位で肩甲骨の setting を意識した腱板筋訓練を行うことも重要と考えている．また，100 球近くの投球をするには瞬発的なパワーだけでなく，筋持久力も重要であり，軽い錘を持って何回も繰り返し行えるよう指導する．我々の印象としては，ゆるい肩の選手は投球間隔が開くと，投げ方がわからなくなると訴える選手が多い．そのような選手には投球をしない日であっても，普段から筋力訓練を怠らないように指導している．

手術療法および術後リハビリテーション

最近は，投球障害肩に対して手術はあまり行われなくなったが，十分な保存療法を行っても，投球が再開できない場合，学年や目標とする大会を考慮して手術を行うこともある．我々が最も有効と考えているのは有痛性 Bennett 病変に対する鏡視下切除術であり[13]，偽関節ともいうべき剝離骨片が存在したり，関節面を超えて張り出していてインターナルインピンジを生じるような大きな骨棘については積極的に手術している．後方関節包拘縮が合併している場合，骨棘切除後関節包を修復すると骨棘が再発することがあるため関節包

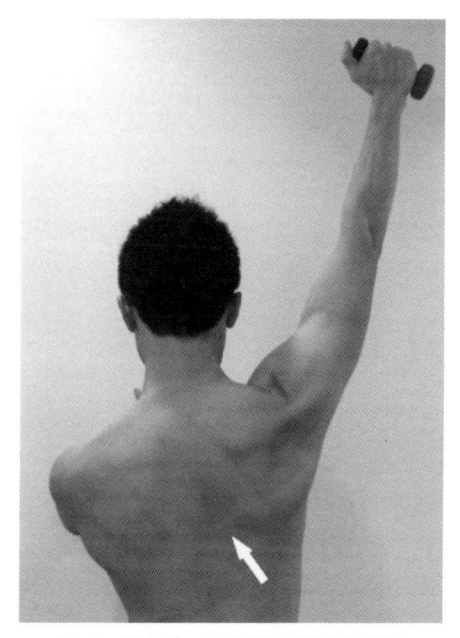

図 8．挙上位での肩甲骨周囲筋訓練
壁に向かって一歩位下がった位置に立ち，軽い錘を持って壁から手を離す際，肩甲骨同士を内側へ引き寄せるように意識させる（矢印あたりの筋肉を意識する）．

は解離したままとしている．Bennett 病変は大半が posterior tightness の一亜型と捉えてもよいのではないかと考えており，術後後方のストレッチを十分に行うように指導することが重要である．

その他の症例についても，ゆるい肩を除けば後方関節包解離はあまり躊躇せず行っている．腱板疎部病変に対しては縫縮術は行わず，個々の構成

体の修復を行う．SLAP病変の修復の際も同様であるが，MGHLの修復，tensioningを最も重視している．棘上筋腱関節包面不全断裂については関節安定性にも関与している可能性があり，重度な損傷の場合には修復を行っているが，術後拘縮を生じることが多いため，可動域制限をきたさないように注意し，早期から可動域訓練を行うようにしている[14]．

手術後のリハビリテーションでは，修復組織の修復を妨げないことが最も重要であるが，可動域制限は投球復帰にとって致命的になる．病変によっては早期に後方のストレッチだけでも開始するなどの工夫が必要である．しかしながら，何よりも重要なことは術前の十分な保存療法を通して，フォームやコンディショニングの指導が徹底されていることであり，術後仮にこれを怠れば，手術を行っても再び同様の病変が発生する可能性を十分に説明し，指導しておくことが必要と考えている．

文献

1) Morgan CD, et al：Type Ⅱ SLAP lesions：three subtypes and their relationships to superior instability and rotator cuff tears. *Arthroscopy*, 14：553-565, 1998.
2) Burkhart SS, et al：The disabled throwing shoulder：spectrum of pathology, PartⅠ：pathoanatomy and biomechanics. *Arthroscopy*, 19：404-420, 2003.
3) Yoneda M, et al：Arthroscopic capsular release for painful throwing shoulder with posterior capsular tightness. *Arthroscopy*, 22：801. e1-801. e5, 2006.
   〈Summary〉後方関節包拘縮を合併した投球障害肩に対する鏡視下関節包解離術の手術成績は良好であった．
4) Castagna A, et al：Minor shoulder instability. *Arthroscopy*, 25：211-215, 2007.
5) Savoie FH, et al：Straight anterior instability：lesions of the middle glenohumeral ligament. *Arthroscopy*, 17：229-235, 2000.
6) Habermeyer P, et al：Anterosuperior impingement of the shoulder as a result of pulley lesions：a prospective arthroscopic study. *J Shoulder Elbow Surg*, 13：5-12, 2004.
7) 中川滋人ほか：投球障害肩にみられる腱板疎部およびその周辺構成体の損傷：関節のかたさやゆるみによる相違．関節鏡，34：120-123, 2009.
8) 中川滋人ほか：投球障害肩にみられる上方関節唇損傷と後方関節包拘縮との関連性．関節鏡，30：67-69, 2005.
9) 中川滋人ほか：投球障害肩にみられる後方関節包拘縮の意義—前方不安定性や病変発生に及ぼす影響—．肩関節，30：349-351, 2006.
10) 中川滋人ほか：投球障害肩にみられる後方関節包拘縮に対する疼痛誘発テスト．肩関節，32：461-464, 2008.
11) Nakagawa S, et al：Greater tuberosity notch：An important indicator of articular-side partial rotator cuff tear in shoulders of throwing athletes. *Am J Sports Med*, 29：762-770, 2001.
    〈Summary〉投球障害肩にみられる腱板断裂は棘上筋腱と棘下筋腱の境界部から発生し，その際大結節部にnotchを伴うことが多い．
12) Nakagawa S, et al：Throwing shoulder injury involving the anterior rotator cuff：concealed tears not as uncommon as previously thought. *Arthroscopy*, 22：1298-1303, 2006.
    〈Summary〉文献11）の報告とは対照的に投球障害肩であっても棘上筋腱前方に断裂を認めることもあり，後方関節包拘縮合併例に多かった．
13) Yoneda M, et al：Arthroscopic removal of symptomatic Bennett lesions in the shoulders of baseball players：Arthroscopc Bennett-plasty. *Am J Sports Med*, 30：728-736, 2002.
14) 中川滋人ほか：鏡視下腱板修復術を施行した腱板不全断裂肩の再鏡視所見：経腱板的修復と完全断裂作成後修復術の比較．肩関節，36：917-920, 2012.

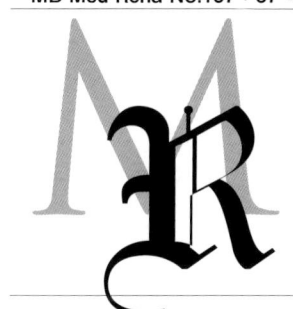

特集／肩関節傷害 診療の真髄

Ⅱ. 投球障害肩 保存療法と手術療法
―Internal impingement を中心に―

瀧内敏朗*

Abstract 筆者は，投球障害の原因は不良な投球フォームにあると考えている．これは従来から言われる通り，加速期に肘が下がって肩が水平伸展・過外旋し，上腕骨軸が肩甲骨面から外れる投球フォームである．その結果，internal impingement 現象が生じ，加速期に前方関節包は伸張され，ボールリリース後に肩の内旋強制が起こる．これらを反復した結果，肩前方の関節包は弛緩し，SLAP 損傷や後上方の腱板関節面損傷が生じる．リリース後の内旋強制が強いフォームの選手では Bennett 病変を生じる．保存療法の目的は，投球時のアームスイングが throwing plane 内で行われるようフォームを修正することである．手術療法の主眼は，弛緩した前方関節包を縫縮し肩前方を安定化することにより throwing plane 内でのアームスイングに導くことにある．筆者の手術成績は，復帰率 100%（完全復帰 83%，不完全復帰 17%）と良好であった．投球障害肩の治療は，保存療法・手術療法ともに，throwing plane 内でのアームスイングに導くことが肝要である．

Key words：投球障害肩(painful throwing shoulder)，関節内インピンジメント(internal impingement)，SLAP 損傷(SLAP lesion)，関節鏡視下手術(arthroscopic surgery)，腱板疎部関節包縫縮(rotator interval capsular plication)

はじめに

投球障害肩の本態は非常に難解である．その原因および治療に関しては一定の見解が得られておらず，諸説が入り乱れて混沌としているのが現状である．筆者は，実際の症例を治療したり，現場で選手の投球フォームを観察・指導したりするうちに，すべての投球障害肩や投球障害肘の主因は不良な投球フォームにある，と考えるに至った．本稿では，現時点で筆者が考えている投球障害の原因と，実際に行っている治療について述べる．

投球障害肩の原因

投球障害の原因は，そのほとんどすべてが単純なオーバーユースではなく，不良な投球フォームにあると考える．これは従来から言われる通り，加速期に肘が下がって肩が開き，上腕骨軸が肩甲骨面から外れる投球フォームである(図1)．理学所見では，肩水平伸展・外転外旋強制(図2-a)で痛みを訴えるが，肩甲骨面上での肩屈曲強制(図2-b)では痛みが消失または減弱する症例がほとんどである(これは内側型の投球障害肘にも共通する)．上腕骨遠位部が後方へ引かれた結果，近位部には前方へ押し出される負荷が加わる．このとき，Jobe の提唱する internal impingement 現象が生じる[1](図1)．その結果，前方関節包は伸張され，相対的に後方関節包はあたかも過緊張に陥ったかのような外旋拡大・内旋減少といった可動域の変化が起こる．いわゆる"top"の位置から加速に入る際，肩は水平伸展・外転外旋強制された位置，肘は外反強制された位置から，上腕を軽度水平屈曲・内旋，肘を伸展しつつリストのスナップを利かせながら加速し，ボールリリース後に肩の内旋強制，肘の伸展強制が起こるのである．

---

* Toshiro TAKIUCHI，〒060-0061 北海道札幌市中央区南1条西6丁目11番地　北辰ビル2F たきうち整形外科スポーツクリニック，理事長・院長

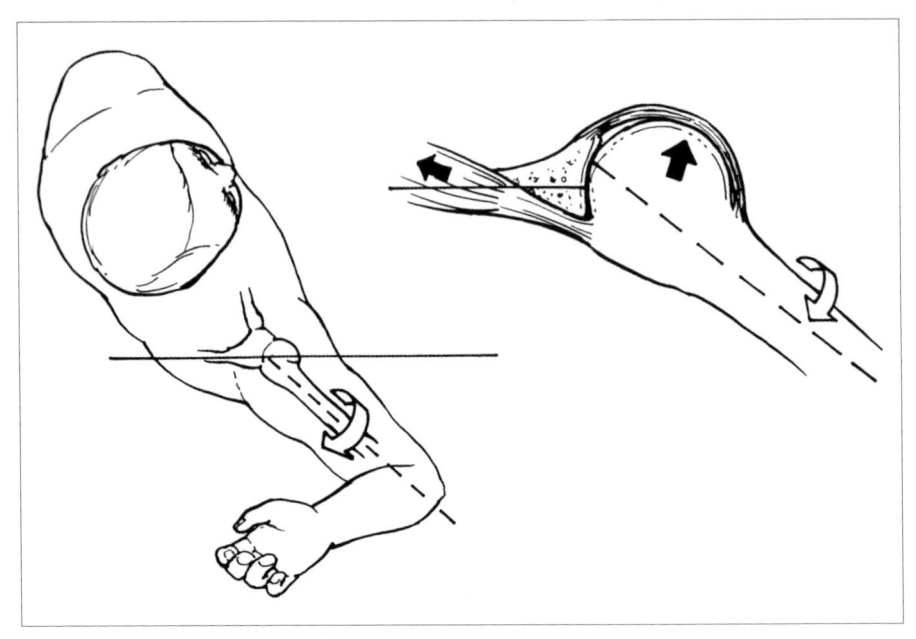

図 1. Internal impingement
(Rockwood CA, Matsen FA Ⅲ：The Shoulder, p. 1216, Saunders, 1998 より引用)

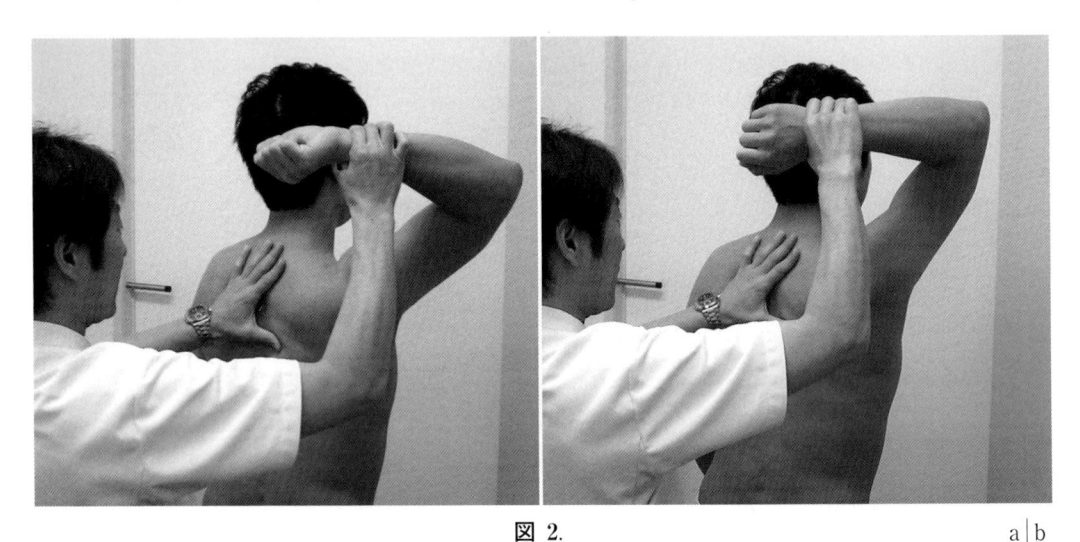

図 2.　　　　　　　　　　　　　　　　　　　　　　　a|b
　a：肩水平伸展・外転外旋強制．"top"の位置で手掌が上を向く状態で前腕を後方に
　　牽引すると痛みが再現される．
　b：肩甲骨面上での肩屈曲強制．"top"の位置で小指が上を向く状態で前腕を後方に
　　牽引すると痛みが消失または減弱する．

1．肩の障害

　これらを反復した結果，肩前方の関節包は弛緩し，後上方の関節唇は peel back[2]され，SLAP 損傷に陥る．肩甲骨関節窩後上方との衝突(impingement)を繰り返すうちに上腕骨頭後上方部に囊胞様の変化を生じ，近接する後上方の腱板関節面も損傷を受ける．リリース後には肩は軽度水平屈曲位にあり，さらに内旋強制が加わるため，後方の腱板には強い伸張力が加わり腱板損傷を助長する．リリース後の内旋強制が特に強い投球フォームの選手では，肩甲骨関節窩後下方にtraction spur(Bennett 病変)を生じる．また，上腕骨頭が求心位を外れて前方に押し出された位置で回旋することで，大結節と烏口肩峰アーチの摩擦が増強し，肩峰下滑液包炎を生じることもしばしばである．

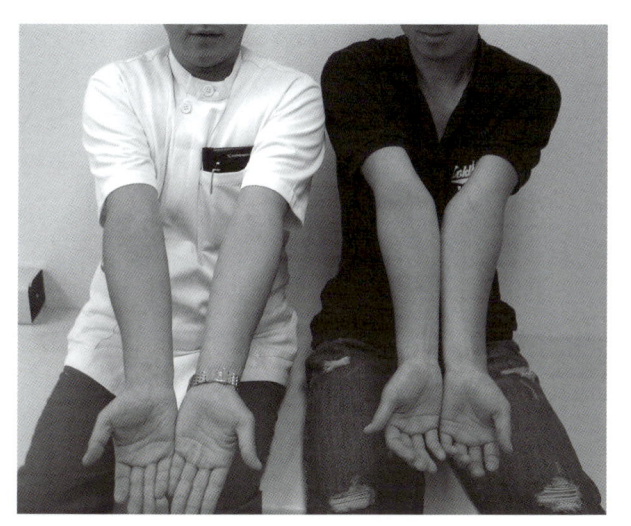

図 3. 肘の生理的外反の個人差

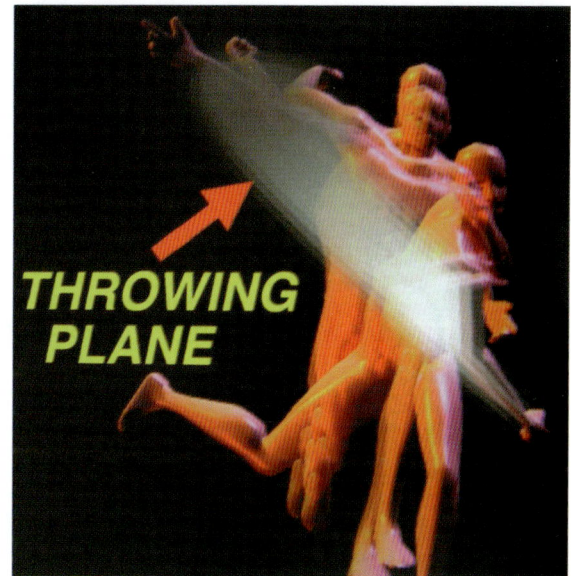

図 4. Throwing plane
(Nobuhara K：The Shoulder, p. 432, World Scientific, 2003 より引用)

2．肘の障害

筆者は，肘の生理的外反が小さい選手は肩の故障を起こしやすく，生理的外反が大きい選手では肘の故障を起こしやすいという印象を持っている（図3）．肘の外反強制の反復により肘内側側副靱帯損傷を生じ，過伸張されることによる尺骨神経不全麻痺を伴うことが多い．年齢によっては上腕骨内側上顆の剝離（リトルリーグ肘）の形態となる．また，外反によって橈骨頭の上腕骨小頭への衝突が反復し，離断性骨軟骨炎を生ずることも多い（同じ素材でできた大小の段ボール箱を重ね，上から圧力を加えれば大きいほうが潰れるのは言うまでもない）．また，リリース後の伸展強制による肘頭インピンジメント（肘頭および肘頭窩の骨棘形成）もしばしばみられる．

3．肩甲部の障害

"top"の位置で上腕を水平伸展・過外旋することにより肩甲骨は後傾を強制され，肩甲骨下部と胸郭が過剰に摩擦した結果，肩甲胸郭滑液包炎を生ずる．

保存療法

投球フォームの修正，の一言に尽きる．本来，投球時のアームスイングは上腕骨軸が肩甲骨面から逸脱せずに，信原の提唱する"throwing plane"[3]

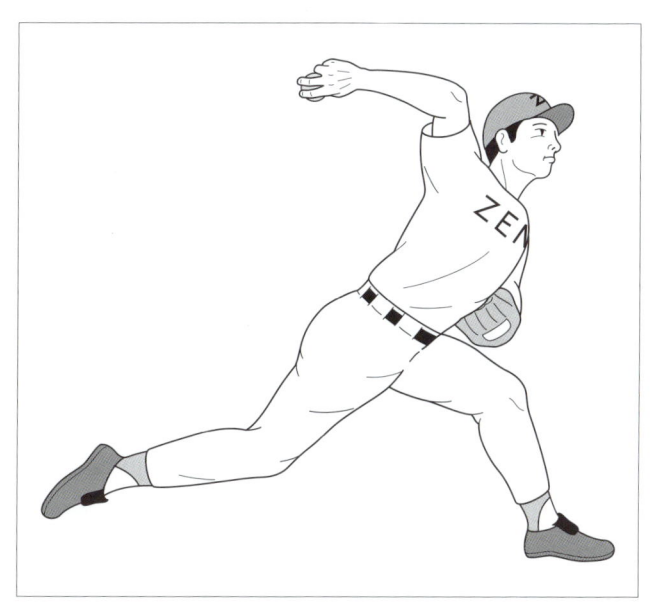

図 5. 良好な投球フォーム
"top"の位置で小指が上を向き，肘が下がらず腕がしなってみえる．

（図4）内で行われるべきである．この場合，投球動作は肩関節の外旋・内旋運動ではなく，肩甲骨面上での屈曲・伸展運動となる．"top"の位置で肘頭が目標に向かい，前腕は回内外中間位となって小指が先行して加速が始まる（図5）．加速中に前腕が回内し，リリースの一瞬に手掌が目標を向く．リリース後は前腕がさらに回内するため，手

表 1. 投球フォームの修正法

- 軸足の向きの修正
- インステップの修正
- ヒップファーストの習得
- "割り"方の修正
- グラブの巻き取り方の修正
- トップスピンの習得
- バックスピンの習得
- 切り返しの指導
- テーピング方法の指導

etc.

掌が裏返しになる．このとき，肘は軽度屈曲位のままで完全には伸展しない．

このフォームでは前後の関節包および腱板の緊張のバランスがとれており，加速期の前方関節包の伸張やリリース後の後方関節包・腱板の伸張は生じない．肘においては，加速期の外反強制，リリース後の伸展強制ともに起こらない．コッキングで内転した肩甲骨は"top"までに楕円形の胸郭側面を滑らかに外転するため肩甲胸郭間の摩擦も生じない．

このように，上腕骨軸が肩甲骨面から逸脱せずに throwing plane 内でアームスイングが行われる，理想的な投球フォームに修正するのが保存療法の本質である．したがって，よく言われているような下肢から肩甲部までのストレッチングや腱板筋力強化などのリハビリテーションだけでは不十分であり，個々の症例に応じた投球フォームの修正が必要となる．実際は表1に示す通り，投球の技術指導に他ならず，治療者が投球技術に精通

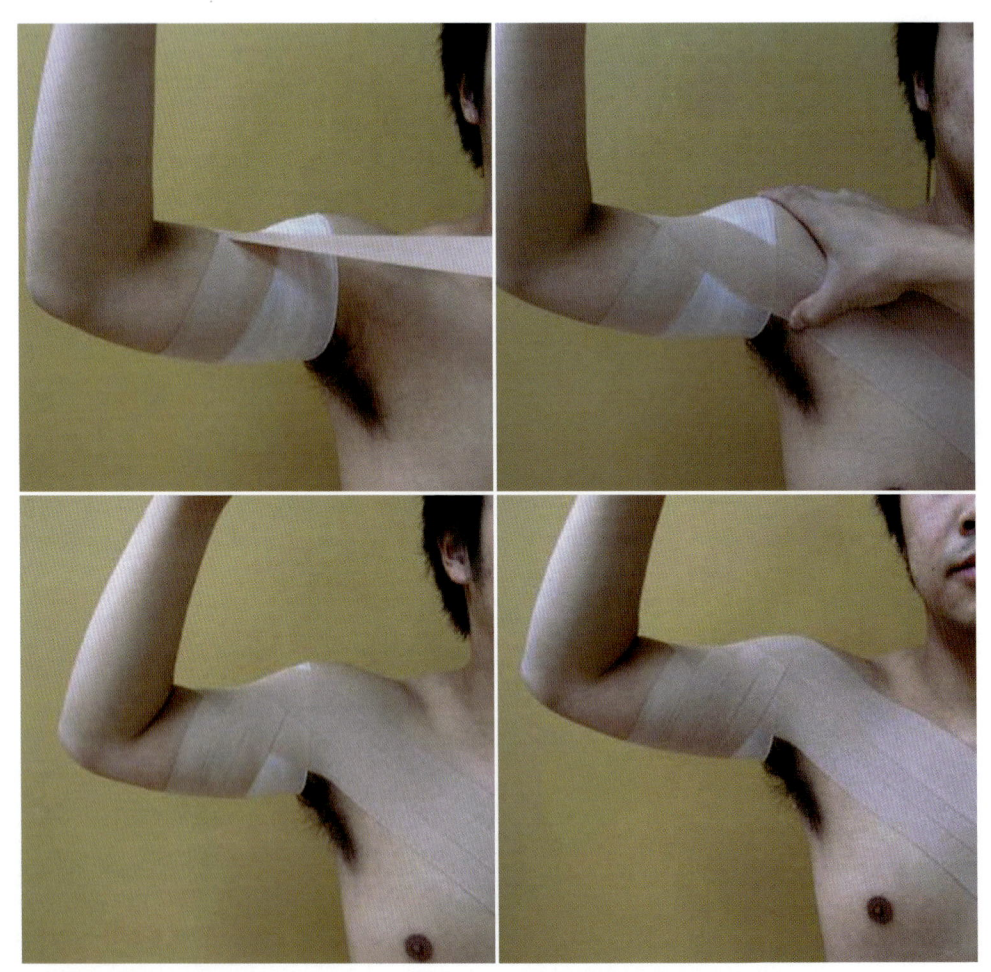

図 6. テーピング
肩前方に緊張を加えるように巻く．

していることが望まれる．それぞれの詳細については野球の技術解説書等[4]に譲るが，非常に簡便かつ有効な治療法の一つとして，筆者が考案したテーピングの方法を紹介する（図6）．図に示すごとく，肩前方に緊張を加えることで肩甲骨面上でのアームスイングを習得させるものであり，当然，肩甲部や肘の障害にも有効である．

手術療法

一定期間の保存療法に反応しないものや，画像上，明らかなSLAP損傷などの器質的変化を認めるものに対しては手術が必要となる．手術の主眼は，弛緩した前方関節包を縫縮することにより肩前方を安定化しthrowing plane内でのアームスイングに導くことであり，加えて随伴するそれぞれの病変の修復を行うものである．その手順を表

表 2．手術の手順

1．EUA
2．関節鏡検査
3．Bennett形成
4．SLAP修復
5．PASTA修復
6．腱板疎部縫縮

2に示す．Bennett形成については不要との意見もあるが，筆者は，リリース後に肩から上腕部への強い放散痛を訴える症例は骨棘による腋窩神経への刺激症状と考え，骨棘の切除を行っている（シャツと一緒で，下垂位では弛んでいる神経も，リリース時には緊張し直線化することで骨棘に接近するのではないだろうか）．

1．手術手技

実際の症例を供覧しつつ，手術手技を紹介する．

17歳，男性．高校野球投手．上方関節唇は剥離し，peel-back現象が再現される（図7）．まずは，スーチャーアンカーを用いてSLAP損傷を修復

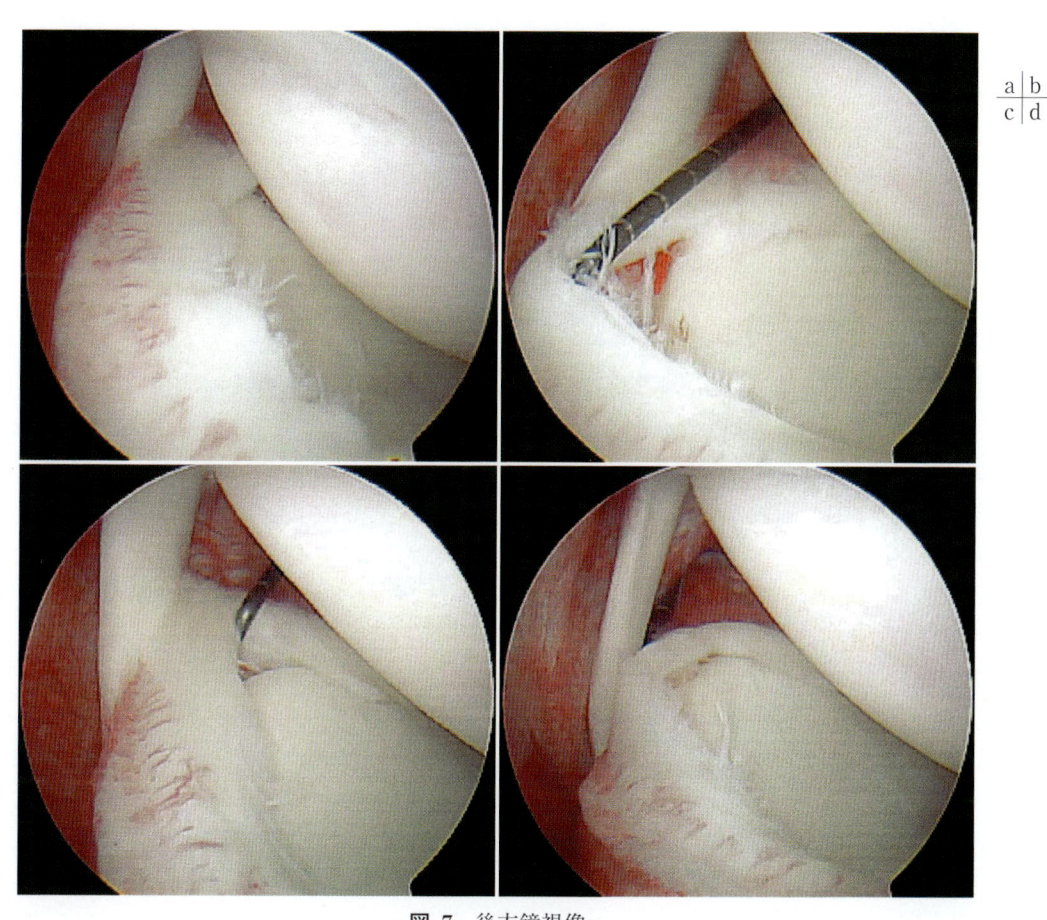

図 7．後方鏡視像
2型SLAP損傷を認める．dではプロービングにてpeel-back現象が再現されている．

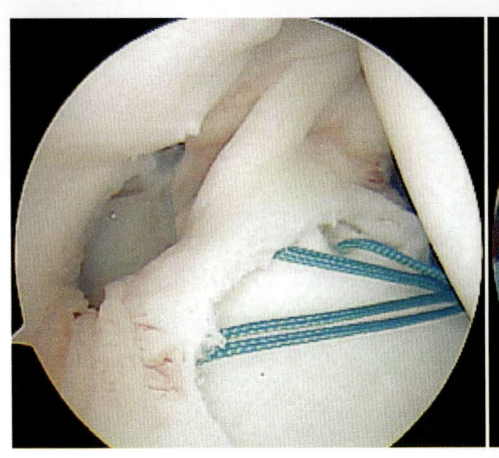

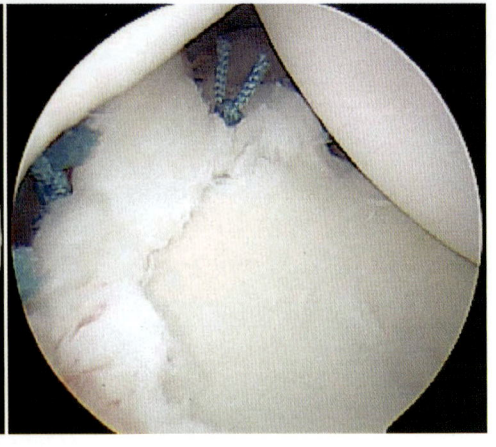

図 8.
スーチャーアンカーを 3 本使用し，マットレス縫合にて関節唇を修復した．

する(図 8)．次に，腱板疎部の関節包を切除し，内側から順次 3 本，上方は上肩甲上腕靱帯の頭側に，下方は中・下肩甲上腕靱帯の尾側に，outside-in の要領で 2 号の非吸収糸を掛け，内側の糸から順に結紮する[5)6)](図 9)．これらに，必要に応じて Bennett 形成や重度の腱板関節面不全断裂に対する PASTA 修復を，表 2 の手順にしたがって加えるものである(詳細は他に譲る)．

2．後療法

術直後に装具(Omo Immobil Sling, Abduction, Otto Bock Healthcare)を装着し，肩軽度外転屈曲位に固定する．1 週後より他動可動域訓練を開始し，装具はスリングとする．3 週で装具を完全に除去する．以後，段階的に可動域訓練および筋力訓練を行い，10 週後よりシャドウピッチング，12 週後よりキャッチボールを開始する．その後は徐々に投球する距離を伸ばし，塁間の 2 倍以上の遠投と塁間のスピードボールの投球が可能となったら，野手では通常の守備練習を，投手ではピッチングを再開する．競技復帰の時期は，野手では術後 6 か月以内，投手では術後 8 か月以内を目標とする．

3．手術成績

1）対 象

筆者が現在のクリニックを開院した 2009 年 4 月から 2011 年 10 月までの間に手術を行った 36 肩のうち，2012 年のシーズン終了までに術後 1 年以上の経過観察が可能であったものは 30 肩であった．進学等によって経過観察が途絶えたものは除外した．

症例の内訳は，男性 29 肩，女性 1 肩，平均年齢は 23.7 歳(16～46 歳)，平均経過観察期間は 16.5 か月(12～39 か月)であった．ポジションは投手 11 肩，捕手 5 肩，内野手 11 肩，外野手 3 肩，競技レベルは社会人硬式野球 1 肩，社会人軟式野球 7 肩，大学野球 4 肩，高校野球 12 肩，草野球 6 肩であった．

手術の内容は，SLAP 修復と腱板疎部関節包縫縮を全肩に，腱板関節面不全断裂部のデブリドマンを 9 肩に，PASTA 修復を 6 肩に，Bennett 形成を 7 肩に，関節唇嚢胞切除を 1 肩に行っていた(重複あり)．

2）結 果

全 30 肩が復帰を果たし，復帰率は 100%であった．復帰の程度は元のポジション・レベルへの完全復帰が 25 肩(83%)，ポジション変更・レベルダウンした不完全復帰が 5 肩(17%)であった．

日本肩関節学会肩のスポーツ能力の評価法(JSS Shoulder Sports Score)は，術前平均 44.0 点(38～65 点)から術後平均 90.9 点(63～100 点)へと改善した($p<0.001$, Wilcoxon signed-ranks test)．

外旋角度の平均は，下垂位では術前の 78.5°(60°～95°)から術後は 67.3°(45°～85°)へと有意に減少した($p<0.001$, paired t test)が，90°外転位では術前の 119.2°(95°～140°)に対して，術後は 117.7°(90°～140°)であり，差を認めなかった($p>0.05$)．

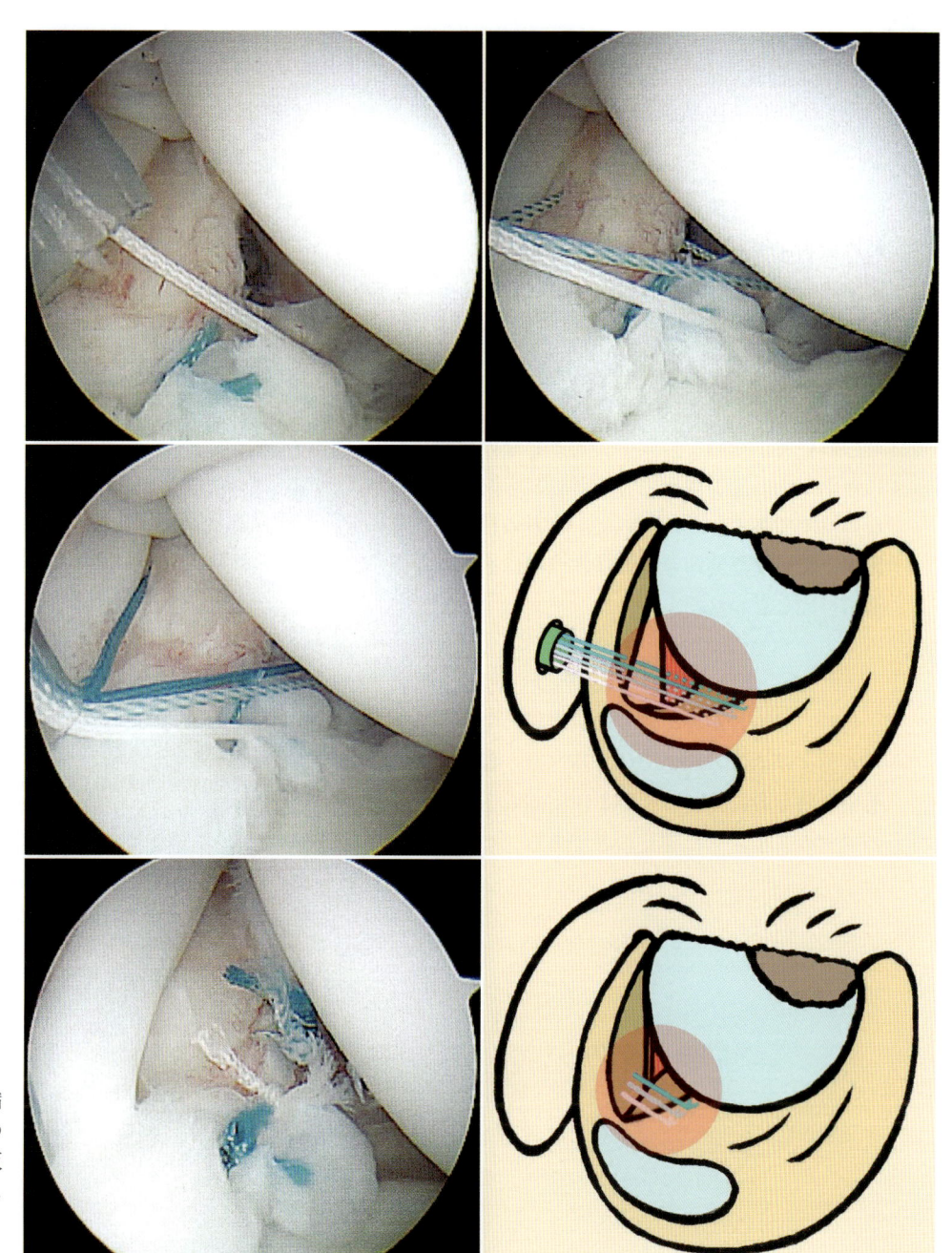

図 9.
腱板疎部関節包縫縮
内側から順次 3 本の
縫合糸を掛け，腱板
疎部関節包を縫縮し
た．

考　察

　前述のごとく，投球障害肩の原因には諸説があり現在まで意見の一致をみない．現時点で最も有力な説のひとつとして Jobe らの internal impingement theory[1] があり，これは前方関節包の伸張による前方不安定性に原因を求めるものである．さらに突き詰めて考えると，投球障害肩には多様な病態が存在するのではなく，すべてが一連のものであり，それぞれが病期をあらわしているように思える．すべての症例に前方安定化を行うという筆者の治療方針もこの論に基づいている．

　また，Nobuhara らが考案した腱板疎部縫縮術[7]の肩安定化における有用性はその後の数々の研究から明らかであり，投球障害肩の治療においても非常に有用と思われ，筆者の手術成績も良好で

あった．

一方で，前方関節包を縫縮することからは術後の外旋制限が懸念される．Itoiらは頭尾側方向の関節包縫縮では内外側方向の関節包縫縮よりも外旋制限が生じにくいことを述べており[8]，筆者の検討でも外転位での明らかな外旋制限を認めなかった．また，筆者の考えでは良好な投球フォームにおいては過剰な外旋を必要としないため，仮にわずかな外旋制限を生じたとしても問題にならないはずである．したがって，筆者の行っている鏡視下腱板疎部関節包縫縮は投球者にも問題なく適用可能と思われた．

まとめ

現時点で筆者が考える投球障害肩の発生メカニズムおよび治療方法について述べた．保存療法・手術療法ともに，その主眼は throwing plane 内でのアームスイングに導くことである．

文 献

1) Jobe FW, et al：Shoulder pain in the overhand or throwing athlete. The relationship of anterior instability and rotator cuff impingement. *Orthop Rev*, 18：963-975, 1989.
2) Burkhart SS, Morgan CD：The peel-back mechanism：its role in producing and extending posterior type II SLAP lesions and its effect on SLAP repair rehabilitation. *Arthroscopy*, 14(6)：637-640, 1998.
3) Nobuhara K：Concept of the throwing plane. The Shoulder, pp. 432-434, World Scientific, 2003.
4) 間瀬泰克(監修)：野球 肩・ひじ・腰の鍛え方・治し方，日本文芸社，2012.
5) 瀧内敏朗ほか：我々の考案した関節鏡視下腱板疎部縫縮法．日整会誌，77：S618, 2003.
6) 瀧内敏朗ほか：投球障害肩に対する鏡視下前方安定化手術．肩関節，28：363-366, 2004.
7) Nobuhara K, et al：Rotator interval lesion. *Clin Orthop*, 223：44-50, 1987.
8) Itoi E, et al：Range of motion after Bankart repair. Vertical compared with horizontal capsulotomy. *Am J Sports Med*, 29：441-445, 2001.

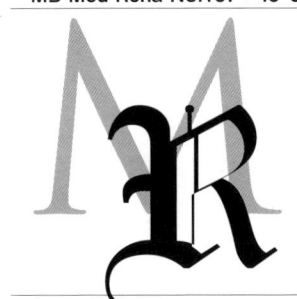

特集／肩関節傷害 診療の真髄

Ⅲ. 腱板断裂
腱板断裂に対する理学療法

千葉慎一*

Abstract 腱板断裂に対する治療方法は保存療法が第一選択とされる場合が多い. 腱板断裂に対する運動療法の目的は, いかに残存機能を高め肩複合体としての機能を回復させ, 無症候性の腱板断裂の状態に改善させるかということである. 急性期は安静肢位や日常生活上の留意点の指導を行い, 炎症反応を早期に抑えることがポイントとなる. 慢性期は残存機能を利用し, 肩甲上腕関節の安定化をはかることを目的とした運動療法を開始する. 可動域の拡大は防御反応を出さないように愛護的に行うのが望ましい. また, 損傷筋以外の腱板機能や, 肩甲胸郭関節機能, 体幹・胸郭機能を改善し肩関節の安定化をはかる. しかし, 保存療法により機能の改善を得るためには, それなりの時間が必要である. 日常生活動作や就労が著しく障害されている場合や疼痛の改善が認められない症例は保存療法に固執せず, 手術療法に切り替えることも必要である.

Key words：腱板断裂(rotator cuff tear), 保存療法(conservative treatment), 運動療法 (kinesitherapy), 残存機能(residual function), 肩甲胸郭関節(scapulothoracic joint)

はじめに

腱板断裂に対する治療方法は保存療法が第一選択とされる場合が多く, その効果は概ね有効であることが諸家により報告されている[1,2]. その一方で保存療法成績の不良因子に関する意見も諸家により報告されており[3,4], 腱板断裂に対して保存治療または手術治療を選択するかについては, 未だ統一した見解はない.

しかし, 福田ら[5]は受診から手術までの期間が観血的治療成績に影響がなかったとしており, 外傷の既往がはっきりしない例は十分な期間, 保存療法を行ってもよいとしている. また, 小川ら[6]は発症から手術までの期間が手術成績に大きな影響を与えないこと, 治療開始後6週以降でも症状が消退する例を経験することから, 保存療法は最低3か月は試みるべきであると報告している. 当院でも腱板断裂に対しては, まず運動療法を中心とした保存療法を選択し, 症状の緩解が得られず日常生活や仕事に支障をきたす症例に対して手術治療を選択している.

本稿では当院で行っている腱板断裂に対する保存療法としての理学療法, 特に運動療法について述べる.

運動療法の目的

腱板断裂患者の症状軽快転としては, 一過性の滑液包炎の消退, 筋スパスムの軽減, 断裂腱板の働きを肩代わりする隣接筋腱の代償作用が円滑に行われるということが考えられている[7]. 腱板断裂に対する運動療法の目的は, いかに残存機能を高め肩複合体としての機能を回復させ, 無症候性の腱板断裂の状態に改善させるか[8]ということである.

運動療法の実際

1. 急性期

この時期は損傷部位(腱板, 肩峰滑液包など)へ

---

* Shinichi CHIBA, 〒227-8518 神奈川県横浜市青葉区藤が丘2-1-1 昭和大学藤が丘リハビリテーション病院リハビリテーション部, 主任

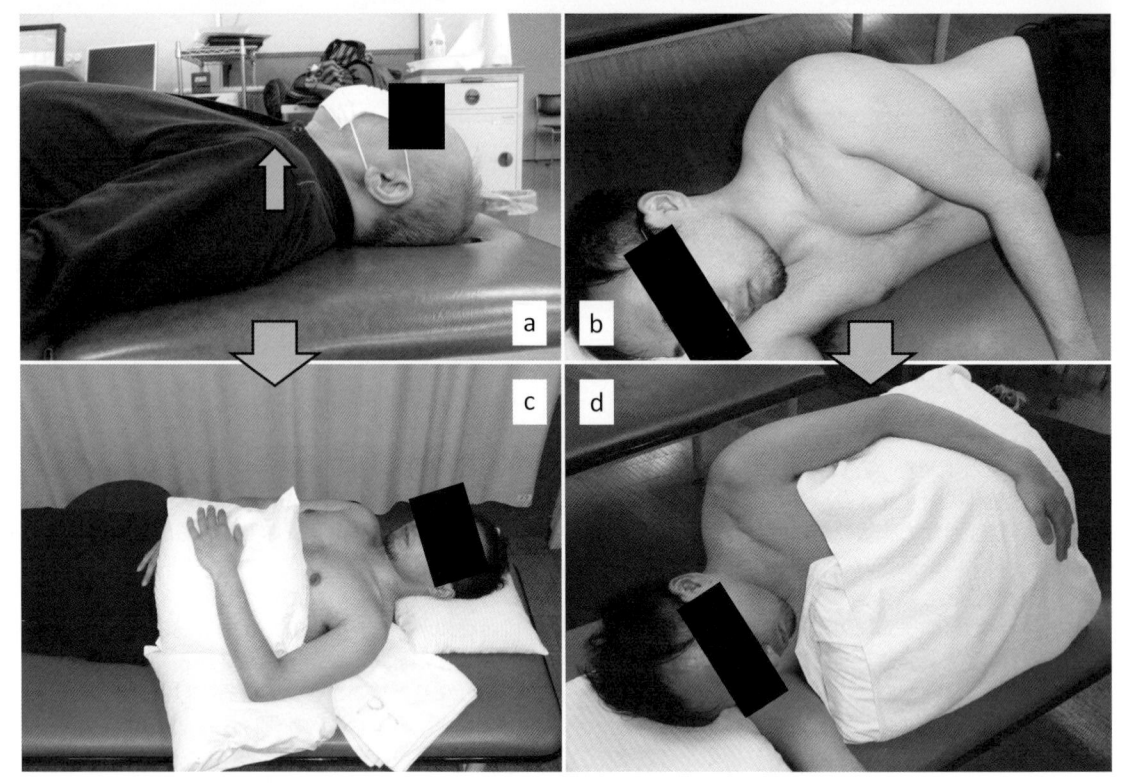

図 1. 臥位の不良姿勢と安静肢位
a：背臥位の不良姿勢．肩甲上腕関節が伸展し，上腕骨頭が上方へ持ち上がっている．
b：側臥位の不良姿勢．肩甲上腕関節が過度に内転している．
c：背臥位での安静肢位
d：側臥位での安静肢位

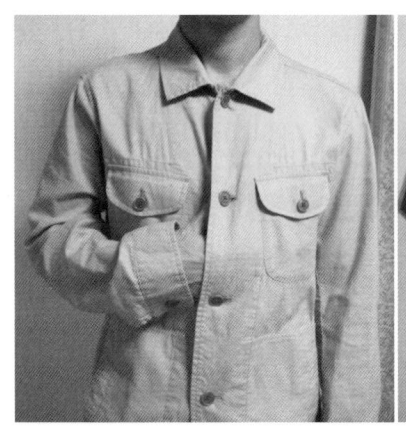

a．懐に手を入れ，上肢を支える．　　b．ベルトに親指を入れ，　　c．クッションで肘置きをつくり上肢を支える．
　　　　　　　　　　　　　　　　　　腕を支える．
図 2. 立位，座位で安静肢位を保つ工夫

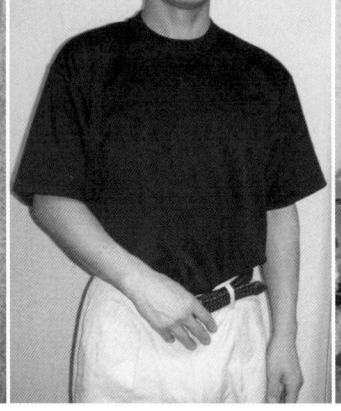

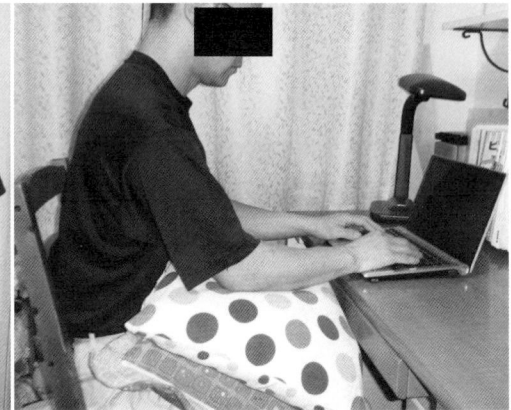

の刺激を防ぎ，炎症反応を早期に抑えることが重要である．したがって，この時期は安静肢位や日常生活上の留意点の指導を行う．

1）安静肢位の確保

腱板断裂患者は就寝時に痛みを訴えることが多く，臥位姿勢を観察すると図1-a，bのような状態であることが多い．腱板や肩峰下滑液包は挙上角度30°未満で緊張が増加するため，このような姿勢は常に腱板や肩峰下滑液包の張力が高まった状態であり，安静時痛や夜間痛の原因になってい

る．就寝時の痛みを改善するためには腱板や肩峰下滑液包，関節包に緊張が加わらない安静肢位を確保することが重要である．肩甲上腕関節は肩甲骨面上約30°挙上位，内外旋中間位で関節包の緊張が均一となる．この肢位は腱板や肩峰下滑液包の緊張も緩和させることが可能な肢位でもある．就寝時はクッション等を使用し，前述したような安静肢位を確保するように指導する（図1-c，d）．また，座位や立位の場合は上肢の自重により腱板や肩峰下滑液包に牽引力が加わり，安静時痛の原因となっている場合が多い．座位や立位ではクッションや三角巾などを使用し腱板や肩峰下滑液包，関節包などに対する牽引力を軽減させる必要がある．諸事情によりクッションや三角巾を使用できない場合，図2のように様々なかたちで上肢の自重を支え，日中の肩関節の安静肢位を保つ工夫が必要である．

2）Codman's stooping exercise（図3）

腱板断裂の治療を進めるうえで，第一に行うことは防御収縮による筋スパズムを改善し，安静時の上腕骨頭の位置を改善することである．Codman's stooping exerciseは身体を前屈し，自重のみを利用して上肢を下垂させる．あくまでもリラクセーションが目的であるため，重りを持ったり，

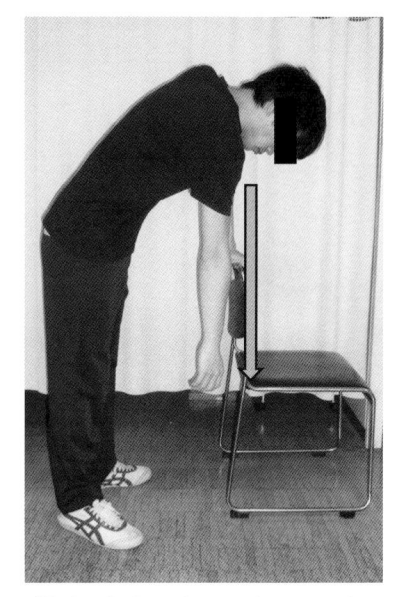

図3．Codman's stooping exercise

意識的に腕を振る必要はない．

2．慢性期

安静時痛が軽減してきた段階で機能障害の改善を目的とした運動療法を開始する．この時期の運動療法は残存機能を利用し，肩甲上腕関節の安定化をはかることを目的とする．

1）可動域の改善

新鮮例の場合は拘縮が認められることは少ないが，陳旧例は疼痛に対する防御反応や代償動作の反復により二次的に拘縮を引き起こしている場合が多い．そのため，可動域の拡大は防御反応を出

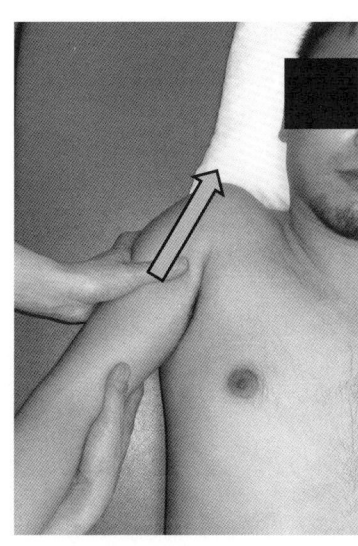

a．はじめに肩甲骨のみを引き出す．　　b．次に肩甲上腕関節と肩甲骨を同時に同方向へ動かす．　　c．最後に肩甲上腕関節のみを動かす．

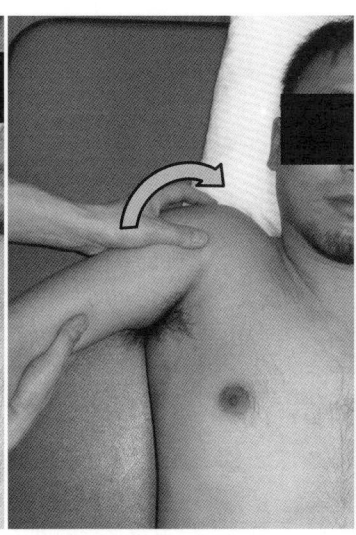

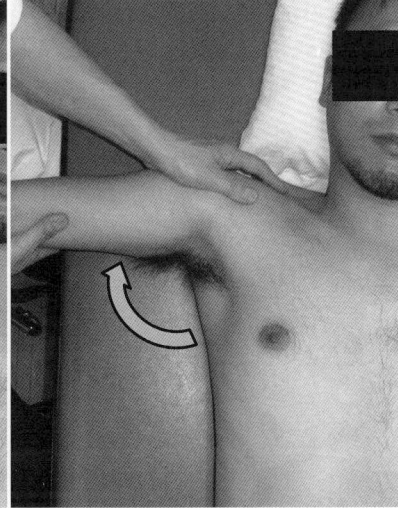

図4．可動域訓練

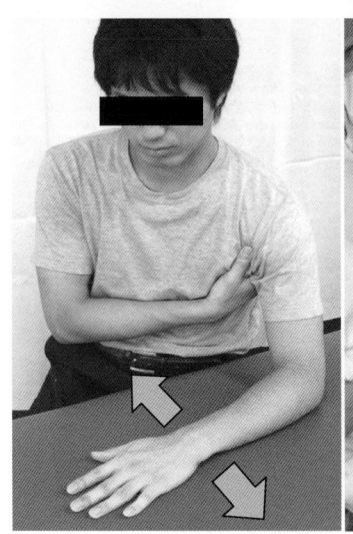

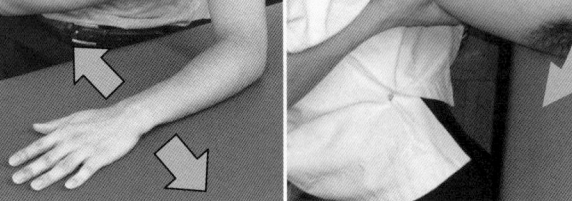

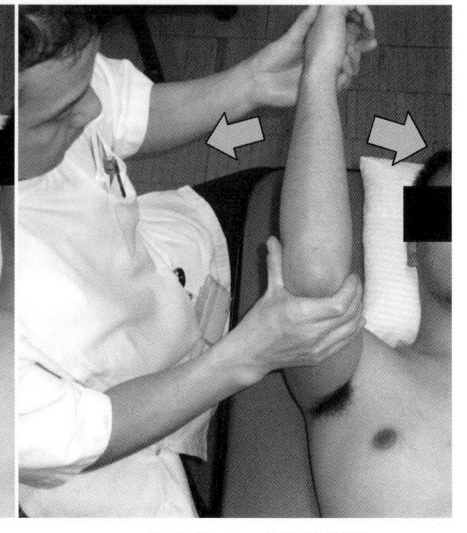

a．机上での内外旋運動　　　　b．外転位での内外旋運動　　　　c．屈曲位での内外旋運動
図 5．腱板機能訓練

さないように愛護的に行うのが望ましい．肩甲帯全体のリラクセーションが得られていない状態で無理に可動域拡大をはかると疼痛を助長してしまう可能性が高くなるため注意が必要である．肩甲上腕関節に先駆け，肩甲骨の動きを十分に引き出しておくと，肩甲上腕関節の緊張は緩和されやすい．可動域の拡大をはかるときは，まず肩甲骨の動きのみを引き出すことから始め，次に肩甲上腕関節と肩甲骨を同時に動かし，最後に肩甲上腕関節のみの動きを引き出してゆくことで，疼痛を抑えながら愛護的に可動域を拡大させることが可能となる（図 4）．

2）腱板機能訓練（残存腱板の機能向上）

腱板を構成する筋は，ある程度の損傷であれば損傷筋以外の筋機能を高めることにより，腱板としての機能を十分に果たすことが可能である．腱板機能訓練は肩甲骨の運動が起こらない程度の負荷，運動範囲で運動軸がぶれない程度の速度で実施する．また，腱板は筋線維走行の違いにより活動しやすい肢位が異なり，内外旋筋力も肢位により異なると報告されている[9]．したがって，腱板に対する訓練はどの肢位でどの方向に筋力が発揮できていないかを事前に評価し，評価結果をもとに肢位を変えて実施する必要がある（図 5）．

3）肩甲胸郭関節の機能改善

肩甲胸郭関節（肩甲骨）は肩関節の第 3 の安定化機能としての役割を有しており[10]，関節窩を運動方向へ向け，上腕骨頭の動きを関節窩が追従することで肩関節の安定化をはかっている．肩甲骨は挙上動作に伴い前額面で上方回旋し，矢状面では後傾，水平面では挙上 0°～90°までは外転し，90°以降は内転するとされている[11]．また，森原らは屈曲と外転では肩甲骨の動きが異なっており，屈曲 0°～90°までは肩甲棘内側端は脊柱から離れ，90°以上では脊柱に接近していたのに対し，外転では肩甲棘内側端は初期から脊柱に接近する方向に移動していたと報告している[12]．したがって，屈曲や外転動作で関節窩を運動方向へ向けるためには，屈曲動作では屈曲角度 90°までは肩甲骨の外転を，90°以上では上方回旋，後傾，内転の動きを引き出すことが重要になる．外転の場合，外転初期から肩甲骨の内転，外転角度 90°以上での挙上，上方回旋の可動性を引き出すことが重要である．屈曲角度 90°付近で肩甲骨の外転を誘導する際は，肩甲骨下角が体側まで移動するように介助しながら肩甲骨の後傾，上方回旋を確実に誘導するのがポイントとなる．また，屈曲最終域では肩甲棘内側端を脊柱に近づけるように誘導するのがポイントとなる．外転運動では外転初期に関節窩が外側を向くように肩甲棘内側端を脊柱に近づけるように誘導するのがポイントとなる（図 6）．

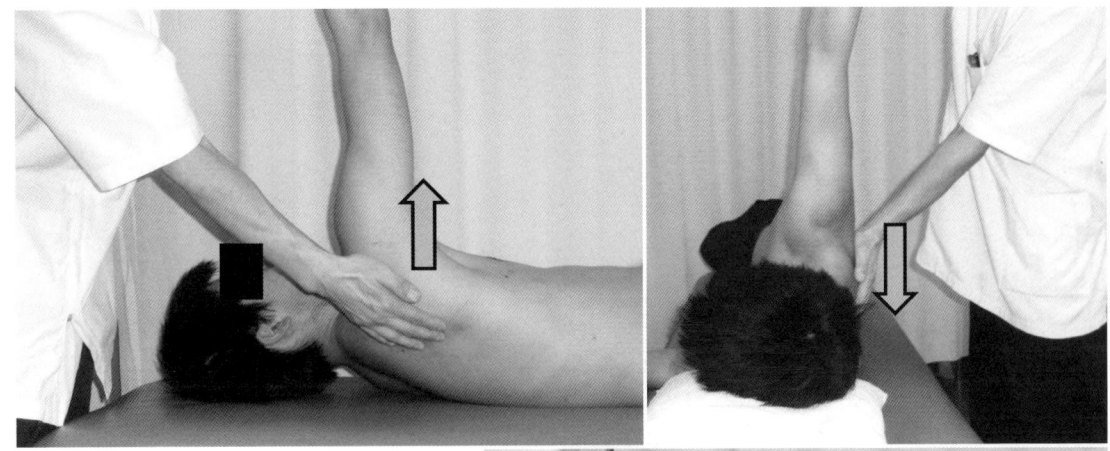

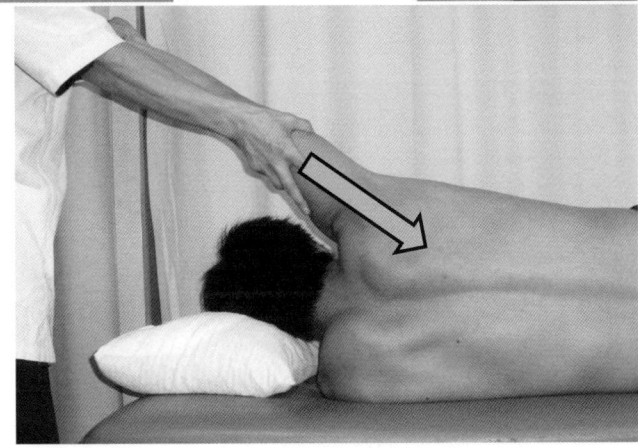

図 6.
肩甲胸郭関節に対する機能訓練
a：屈曲初期における肩甲骨外転の誘導
b：外転初期における肩甲骨内転の誘導
c：屈曲，外転最終域における肩甲骨内転の誘導

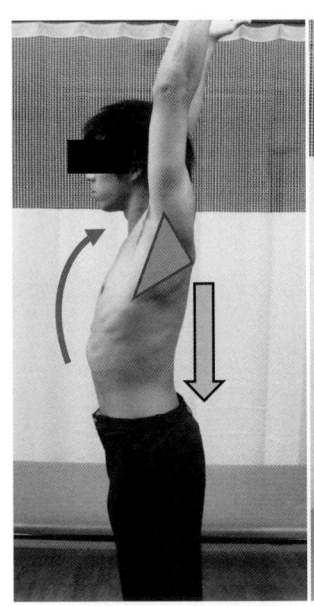

a．両屈曲に伴う胸郭前面の拡張と体幹の伸展　　b．片側外転に伴う挙上側胸郭側面の拡張と体幹の側屈　　c．片側肩甲骨内転に伴う体幹の回旋

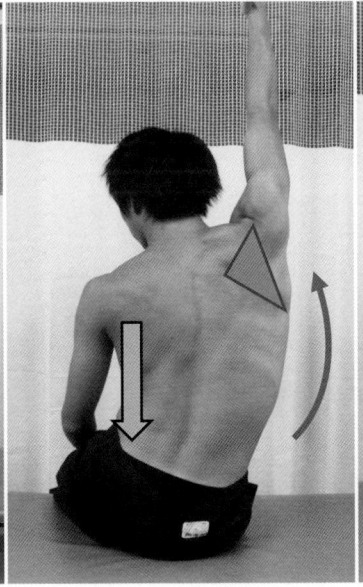

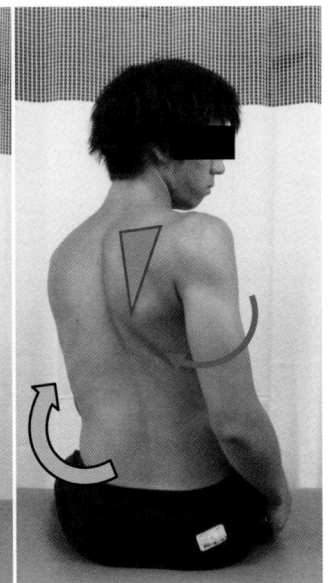

図 7．肩甲骨の動きに伴う体幹・胸郭の運動

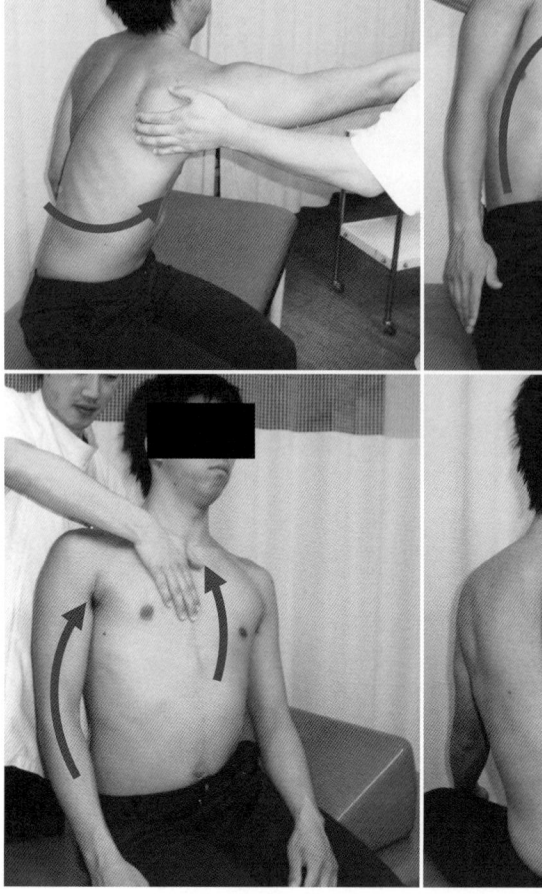

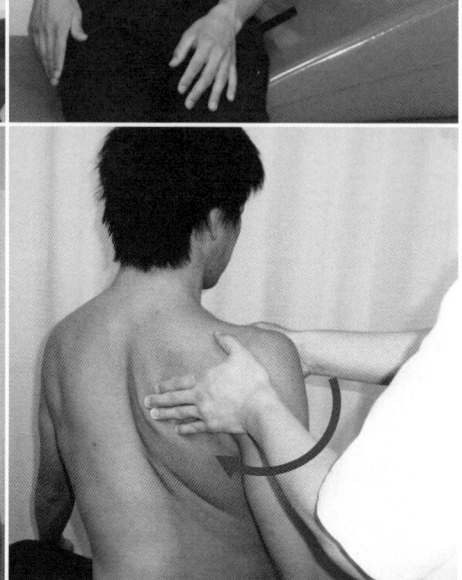

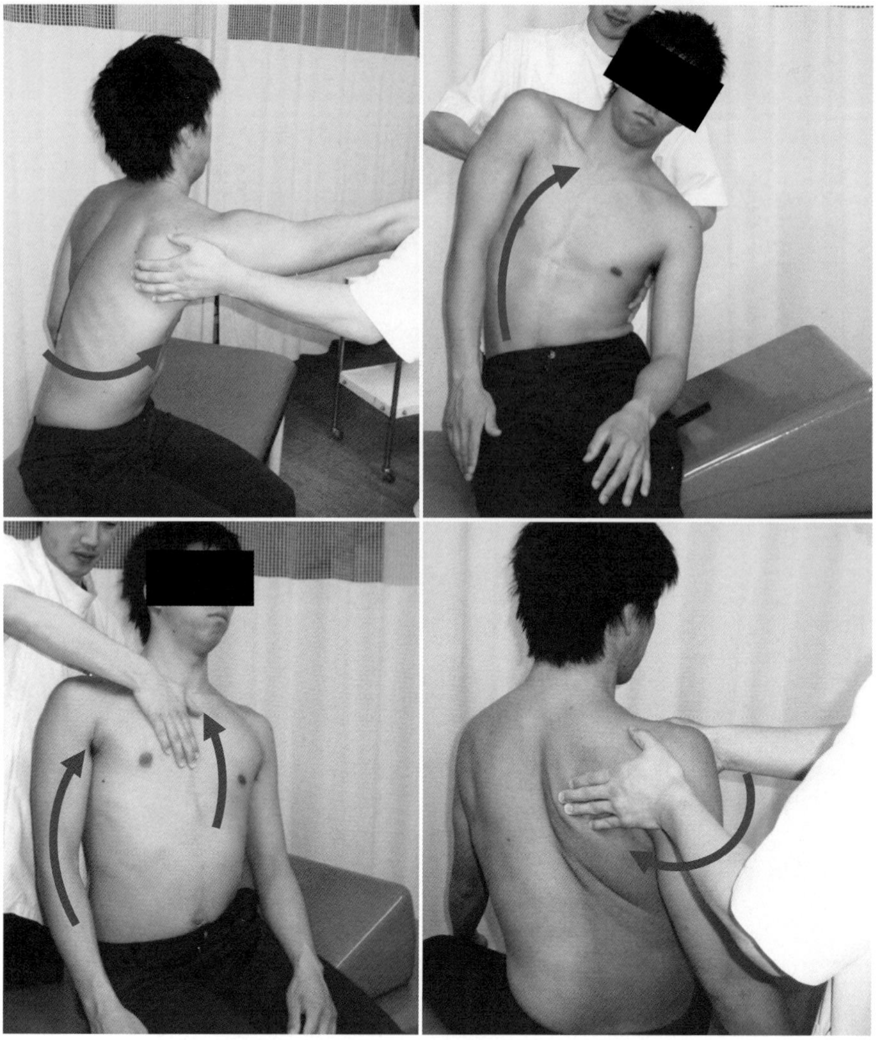

図 8.
体幹・胸郭に対する機能訓練
a：肩甲骨外転に伴う体幹回旋の誘導
b：挙上側胸郭側面の拡張と体幹側屈の誘導
c：挙上側胸郭側面の拡張と体幹伸展の誘導
d：肩甲骨内転に伴う体幹回旋の誘導

4）体幹・胸郭の機能改善

　肩甲胸郭関節は胸郭上に浮遊しており，さらに鎖骨を介して胸郭と連結している．そのため，肩甲胸郭関節の運動は胸郭の形状や，体幹・胸郭の可動性からの影響を受ける．肩関節屈曲の際は体幹の伸展と胸郭前面の拡張，外転では挙上側の胸郭の拡張とそれに伴う体幹の反対側での支持が必要になる（図7）．片側上肢屈曲の改善を考えたとき，屈曲初期に体幹・胸郭の反対側への回旋機能を改善することで，この時期に必要な肩甲骨の外転を誘導しやすくなる．屈曲後期では体幹・胸郭の伸展と，挙上側の胸郭が拡張の機能を改善することで，肩甲骨の上方回旋，後傾，内転を容易にすることが可能となる．一方，片側の外転の場合，外転初期に胸郭前面の拡張性と体幹の伸展機能を改善することにより，肩甲骨は内転しやすくなる．外転後期では屈曲後期の場合と同様に体幹・胸郭の伸展と，挙上側の胸郭拡張性を改善することで肩甲骨の上方回旋と後傾を容易にすることが可能となる（図8）．

　中高齢者に認められる円背姿勢は体幹・胸郭の運動性を妨げ，間接的に肩甲胸郭関節機能を低下させるため，腱板断裂患者に対しては改善すべき重要なポイントとなる．

保存治療の限界

　腱板断裂の保存治療は残存機能を可能な限り高める必要があるため，機能の改善を得るためには，それなりの時間が必要である．しかし，尾崎ら[13]は疼痛に関しては理学療法開始後1か月以内，機

能は3か月以内に効果を出す必要があると報告している．また，永井ら[8]は保存治療を行い，2～3か月の時点で疼痛の改善が認められない者は手術療法を検討すべきとしている．保存治療の期間をいたずらに長くすることは，患者にとって不利益になることもある．日常生活動作や就労が著しく障害されている場合や疼痛の改善が認められない症例は保存療法に固執せず，早急に手術療法に切り替える必要があると考える．

文 献

1) 牧内大輔：腱板不全断裂に対する保存療法の効果．臨整外，45：127-131，2010．
2) 平野真子ほか：腱板断裂保存療法の中長期成績（アンケート調査）．整形外科と災害外科，44：589-592，1995．
3) 橋口 宏ほか：腱板不全断裂の保存治療に影響を及ぼす因子の検討．臨整外，42：231-234，2007．
4) 佐々木和広ほか：腱板断裂に対する保存の有効性の検討．東日本整災会誌，19：57-69，2007．
5) 福田公孝ほか：肩腱板不全断裂の治療成績．肩関節，17：334-338，1993．
6) 小川清久ほか：腱板不全断裂手術例の臨床検討．肩関節，17：351-355，1993．
7) 田畑四郎ほか：腱板断裂放置例の予後調査．肩関節，10：191-194，1986．
8) 永井 英ほか：高齢者の腱板断裂に対する運動療法．臨整外，48：111-117，2013．
9) 藤澤宏幸ほか：肩関節の身体運動学と運動療法．理学療法の歩み，21：14-22，2010．
〈Summary〉肩関節の比較形態学から運動学，疾患別，運動療法など肩関節疾患の治療に必要な知識が広くまとめられている．
10) 山口光國：肩関節 Cuff-Y exercise．山嵜 勉（編），整形外科理学療法の理論と技術，pp.202-251，メジカルビュー社，1997．
11) 信原克哉：肩の仕組み．肩―その機能と臨床，第2版，pp.26-74，医学書院，1995．
12) 森原 徹ほか：リハに必要な五十肩のキネマチックス．臨床リハ，18：685-694，2009．
〈Summary〉屈曲と外転での肩甲骨の動きの違いについての研究が報告されている．
13) 尾崎尚代ほか：腱板断裂に対する理学療法の追跡調査―保存療法症例の理学療法効果と肩関節機能に着目して―．理学療法学，34：445，2007．

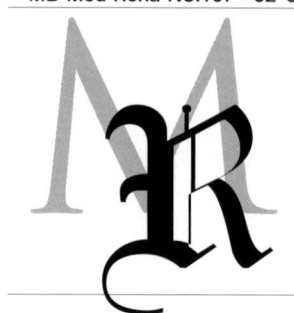

特集／肩関節傷害 診療の真髄

Ⅲ．腱板断裂
鏡視下腱板修復術の術式と後療法
―手術適応と術式―

高橋憲正[*1] 菅谷啓之[*2]

Abstract 肩腱板断裂は無症候性断裂も少なくなく，また症候性であっても保存療法の反応は良好である．一方で，放置され脂肪変性が進行した大断裂では，術後の機能改善が十分に得られないことも多々ある．したがって，適切な症例に対し，適切な時期に手術を選択することが重要である．鏡視下腱板修復術は，ブリッジングスーチャー用のアンカーが導入され，現在では主流となっている．我々は，3本の縫合糸が付いたアンカーを用いて，ブリッジングに内側列のマットレス縫合を加え，初期固定力を高めている．また上腕二頭筋長頭腱の処置については，鏡視下にHourglassテストを行い，陽性な場合は腱固定または切離を行っている．一次修復が困難な症例に対しては，これまで大腿筋膜パッチを行ってきた．しかしながら，今後は70歳以上で偽性麻痺がある陳旧性の腱板広範囲断裂では，リバース型人工肩関節の適応となると考えている．

Key words：鏡視下腱板修復(arthroscopic rotator cuff repair)，スーチャーブリッジ法(suture-bridging technique)，鏡視下パッチ法(arthroscopic patch replacement)，上腕二頭筋長頭腱(long head of the biceps)，パッチブリッジ(patch bridge)，鏡視下二頭筋長頭腱固定(arthroscopic biceps tenodesis)

はじめに

近年の医療機器の進歩により，肩腱板断裂に対する手術において本邦では鏡視下手術が主流となりつつある．鏡視下手術の利点として，三角筋への侵襲が低いばかりでなく関節内および滑液包側の詳細な病態観察が可能であり，断裂腱板の剝離操作も前方から後方に至るまで可能である．また術後の疼痛や可動域の回復においても良好であると考えられている[1]．一方で，腱板断裂により腱板筋群の萎縮ならびに脂肪変性が生じることが報告されており[2]，その変性は術後の臨床成績に影響することが知られている[3]．また大断裂や広範囲断裂に関しては術後も脂肪変性は改善しないという報告もあるため[4,5]，術前にこれらを正確に評価することが必要である．高度な脂肪変性を認める症例では，鏡視下に腱板修復を行っても十分な機能改善が得られず，本疾患の最も大きな問題点であると認識されている．本稿では，鏡視下腱板修復術の適応とその限界を明らかにするとともに，現在我々が考えている腱板断裂に対する治療体系，最近の手術の手技を紹介する．

手術適応

1．腱板修復

腱板断裂の手術の目的は，患者の愁訴を取り除くことである．腱板断裂のなかには無症候性のものや，症候性であっても注射や理学療法を中心とした保存療法に反応する症例も少なくない．したがって手術を決定する際に，十分な機能評価を行ったうえで，断裂形態，患者の年齢，病歴，職業，社会的背景などを考慮する必要がある．日常

[*1] Norimasa TAKAHASHI，〒274-0822 千葉県船橋市飯山満町1-833 船橋整形外科病院肩関節・肘関節センター，副センター長
[*2] Hiroyuki SUGAYA，同，センター長

診療においては，まず炎症性疼痛の有無を判断する．夜間痛や安静時痛を炎症性疼痛とし，これを認める症例では肩峰下滑液包へステロイドの注射を行う．炎症性疼痛の存在下では，正確な機能診断が困難であるため除痛を行ったうえで機能を評価している．可動域やインピンジメント徴候，肩甲帯の柔軟性などを機能改善の指標として，症例個々の病態が機能的障害と解剖学的な異常のどちらが主体であるか見極める[6]．例えば，腱板完全断裂があり保存療法後も挙上が疼痛を伴い100°程度であるが，下垂位の外旋は45°～60°程度で著明な制限がない症例は，解剖学的破綻が主病態であると考えられる．また肉体労働者やスポーツ愛好家では，比較的低年齢層であり活動性が高いため保存療法の効果が維持できないことが多く，早期に手術適応とする場合も少なくない．具体的には，40～50歳代で挙上動作を繰り返す労働の従事者やオーバーヘッドスポーツの愛好家では，初診時より手術を念頭に診療を進める．外傷に起因するような中～大断裂症例では，炎症性疼痛を除去することで著しい機能改善が得られ，インピンジメント症状が消失することもある．しかし，外旋筋力が改善されない症例では脂肪変性が進行する前に手術すべきであると考えている．また，肩甲下筋は前後のフォースカップルを支える前方の主要な筋であり[7]，その断裂は代償機能が働きにくく著しい機能低下をきたし，手術を要する場合が多い．

まとめると，腱板修復の適応と考えている症例は，①不全断裂や小断裂で難治性のインピンジメント症状を呈する症例，②中～大断裂で筋力低下をきたす症例，③肩甲下筋腱完全断裂症例，④腱板断裂に拘縮を合併している症例である．

2．大腿筋膜パッチの適応

前述した腱板断裂に加えて，一次修復不能と予想される陳旧性の広範囲腱板断裂が臨床上問題となる．すべての症例で再建手術が必要でなく，注射療法や理学療法が奏効する症例も多々ある．一方で，比較的若年で活動性が高く挙上障害や筋力低下などの機能障害が愁訴の主体である場合は保存療法では改善が得られにくい．欧米では，このような腱板広範囲断裂に対し，リバース型人工肩関節（以下，RSA）や広背筋などの腱移行術が適応とされている[8][9]．しかしながら，このような非解剖学的な再建手術においても外旋筋力は得られにくいとされており，RSAに腱移行術を加えた術式も報告されている[10]．しかし活動性が高く比較的若年の症例では，人工関節の耐用に問題があり適応とはならない．また本邦ではいまだRSAは認可されておらず，このような症例に対しては個々の施設で様々な工夫をしている．我々は，2002年よりテフロンを用いた鏡視下パッチ法を行っており，2010年から大腿筋膜を用いたパッチブリッジ法を行っている．手術適応は，比較的若年で活動性が高く，疼痛よりは挙上障害や筋力低下などの機能障害が主な愁訴の症例である．術前の三角筋の機能として少なくとも上肢の保持が90°以上で可能であることが条件の一つと考えている．画像所見として術前のMRIで棘上筋・棘下筋の両者あるいはいずれかがGoutallierのstageⅢまたはⅣであり，術中に十分なモビライゼーションを行っても一次修復が困難な症例である[11]．上肢の保持が困難な症例，いわゆる偽性麻痺肩は前述したRSAの適応と考えている．また外旋筋力の低下が著しく，これが愁訴に直結している症例では広背筋などの腱移行術も考慮すべきと考えている．現在考えている年齢と術式選択を図1に示す．

3．上腕二頭筋長頭腱（LHB）病変

上腕二頭筋長頭腱（LHB）病変の鏡視診断において，我々はHourglass testを用いている[12]．肩関節内鏡視下に患肢を肩甲面上で挙上していきLHBの滑走をみる．関節内のLHBの肥大を認める症例では入溝部での滑走障害を認め，関節内で陥頓する（図2）．また我々の研究によると，症候性の腱板断裂症例では結節間溝内のLHBが有意に肥大し，腱鞘の血流の増加を認める[13][14]．つまり関節内のみならず，結節間溝内のLHBも肥大

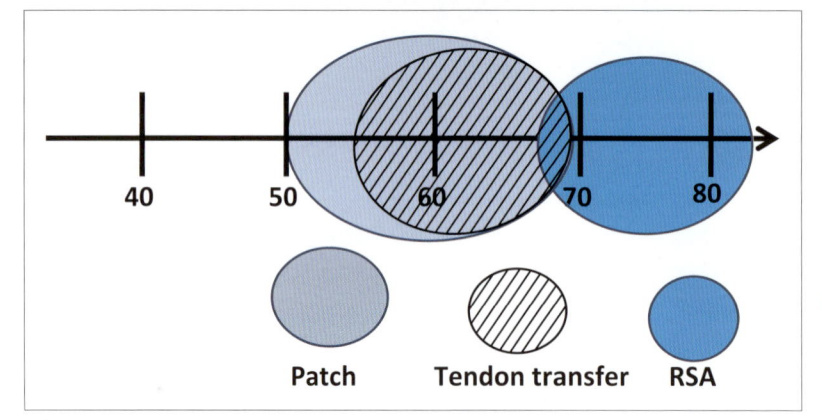

図 1.
一時修復困難な腱板断裂の治療
―年齢との関係―

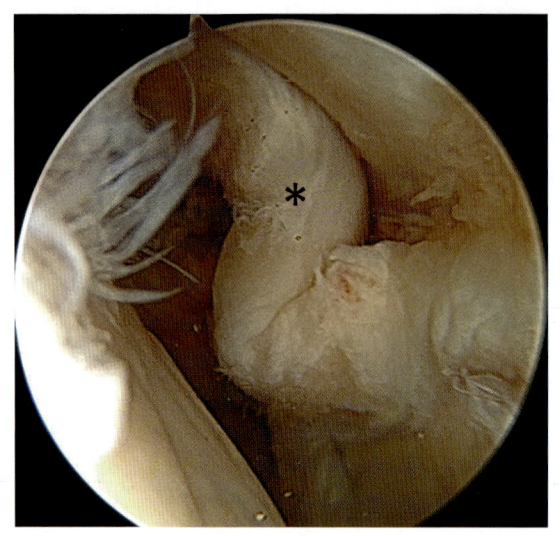

図 2. 左肩後方鏡視
外転挙上により上腕二頭筋長頭腱(＊)が関節内で陥頓する.

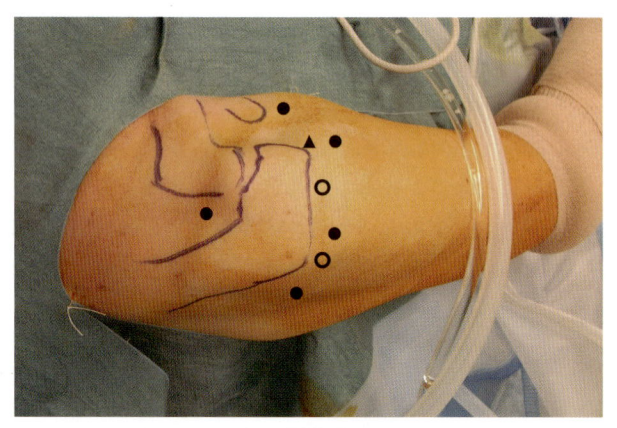

図 3. 鏡視下腱板修復術のポータル
主な鏡視とワーキングポータル(●), アンカー挿入用のポータル(○), 肩甲下筋腱修復時の鏡視用ポータル(▲)

し炎症を生じていると考えられる. したがって, 術前に超音波でLHBを評価し, 術中の所見と合わせて腱固定もしくは切離の判断材料としている. また年齢は, 原則70歳以上では切離を選択し, 70歳未満または肉体労働者では固定術を選択している.

手術の実際

1. ポータル作製～肩峰下除圧

手術は後方ポータルを作製した後, 前方, 前外側, 後外側の順にポータルを作製するが, その際4つのポータルが等間隔となるようにする(図3). 後外側ポータルを主に鏡視に用いて, その他のポータルをワーキングポータルに用いている. 肩甲骨の骨棘は, 年齢とともにその頻度が増加する

ことが報告されており[15], 前方の骨棘は肩峰下インピンジメント症状に関与すると考えられている[16]. したがって, 腱板断裂の手術に際しては一部の例外を除き, 骨棘を切除する目的で肩峰下除圧を行っている[6](図4).

2. LHB固定

LHB固定術を要する症例では, 肩甲下筋腱断裂を伴っていることが多く, その修復に結節間溝を用いるため, LHB固定は大胸筋停止部の直上で行っている. LHBを近位で切離し, 後外側ポータルから鏡視して結節間溝部を展開する. 大胸筋腱停止部の近位に骨孔を作製し, インターフェレンススクリューで固定する. 固定時には腱に過度な緊張がかからないよう切離端が骨孔内に引き込まれるようにする(図5).

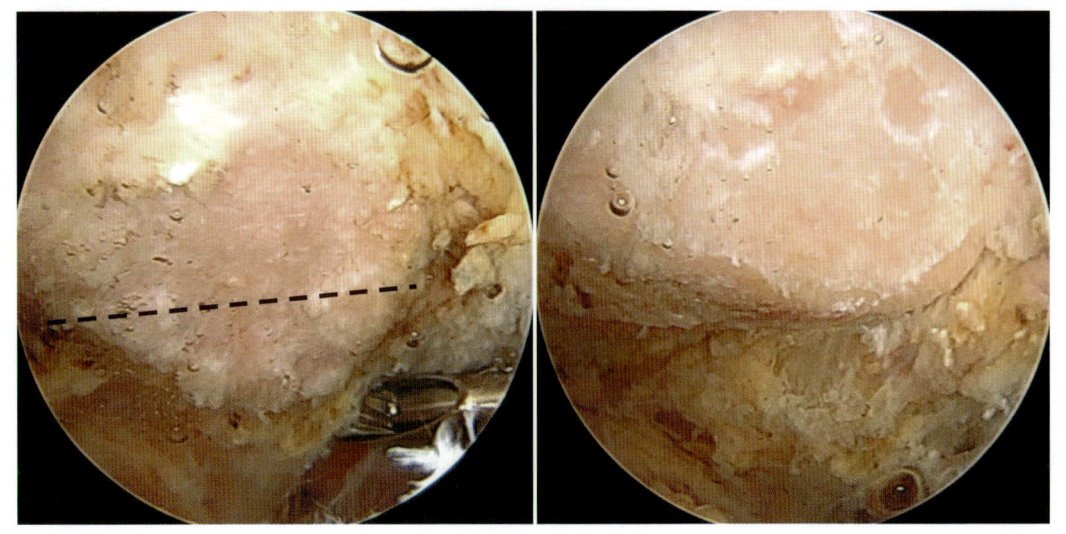

a．骨棘を露出させ(点線)，アブレーダーで切除　　　　　　b．骨棘切除後
図 4．鏡視下肩峰形成術

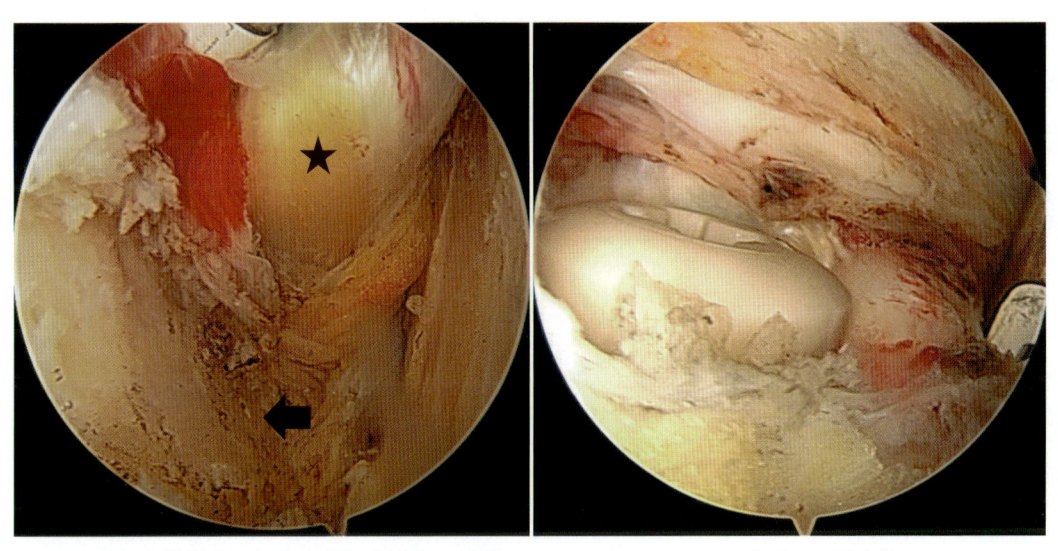

a．LHB を関節内で切離し反転(★)し，結節　　　　　　b．スクリュー固定後
　間溝部最遠位部(←)に固定する．
図 5．鏡視下上腕二頭筋長頭腱(LHB)固定術

3．腱板の剝離

大きく引き込まれた症例で可動性の悪い腱板では，修復の前に剝離を行う．腱板周囲の滑液包や瘢痕組織を切除し，腱板断端をしっかり露出させるとともに烏口上腕靱帯を烏口突起側で切離する．また前方から後方まで腱板関節面と関節包の間をラジオフリークエンシー器機で剝離する．肩甲下筋腱では中関節上腕靱帯を切離する．外傷の既往がある症例では，腱板断端が肩峰へ癒着していることがあり，すべての手技に先んじて剝離を要することがある(図 6)．

4．腱板修復

腱板の修復は，原則としてスーチャーブリッジ法で行っている．術後の肩峰下のクリアランスを良くするために大結節部の骨棘を切除するとともに，修復する腱成分に均一となるように縫合糸を装着する．特に，棘上筋の筋内腱は厚く，しばしば修復後も断端が突出しやすいので同部が平坦になるように考慮する．我々は，縫合糸の数を増やすとともに内側列も縫合するために 3 本の糸がつ

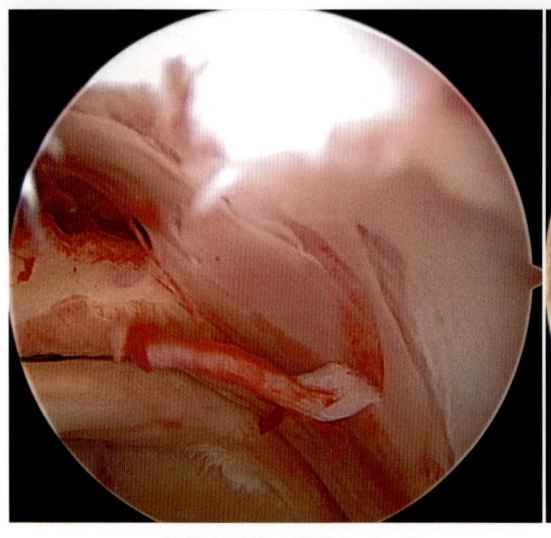

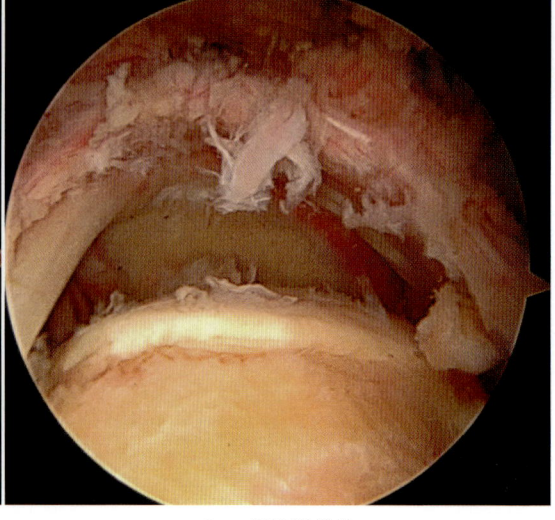

a．腱板が肩峰へ癒着している．　　　　　　　　　　　　　b．癒着剝離後

図 6．外傷後拘縮症例

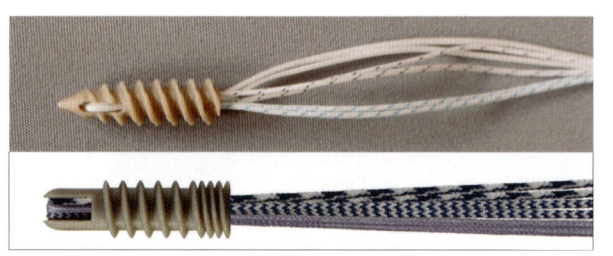

図 7．3本の縫合糸が付いたアンカー

いたアンカーを用いている(図7)．アンカーの数は，断裂が anterior facet にとどまっているものは内側列1個，middle facet に達している断裂は内側列2個，middle から posterior facet に達している症例は3個の内側列アンカーを用いている．縫合糸は原則等間隔で2本ずつ装着し，ブリッジする糸と内側で縫合する糸に分けている(図8, 9)．ブリッジする縫合糸を選ぶ際は，腱板断裂の形態に合わせ，向きや断端の厚さなどを考慮する．

5．大腿筋膜を用いた鏡視下パッチブリッジ法

鏡視下手術はビーチチェアー位で行っているが，術前評価に基づいてパッチを行う症例ではあらかじめ仰臥位で大腿筋膜を採取する(図10)．鏡視上腱板断端は滑膜や滑液包などの脆弱な組織に覆われているため，しっかりとした腱成分を同定することが重要である．前述したように，腱板の十分なモビライゼーションを行った後，パッチのサイズを決定する．パッチは断裂面積よりやや小さめに採型する．高強度糸を5～6本装着した状態で関節内に挿入し，腱板断端へ縫合する．パッチと腱板の縫合は6～10本の糸で縫合される．縫合がすべて終了する前に，内側列のアンカーを挿入し腱板断端またはパッチに縫合糸を装着する．最後に，大結節外側壁にブリッジング用のアンカーを挿入してブリッジを行う(図11)．

腱板修復術後の後療法

原則として，4週間の装具固定を行う．装具固定期も体幹や肩甲帯周囲のスパズム除去を行い，等尺性の腱板訓練を行っている．固定除去後は理学療法士の介助で自他動運動を行っていき，6週以降で腱板筋群の術後早期においては，夜間痛や安静時痛などの炎症性疼痛をコントロールすることが重要である．術後3か月までに挙上120°，下垂位外旋10°，結帯L5の可動域の獲得が必要であり，疼痛はその最大の障害となることが報告されている[17]．我々は，炎症性疼痛のコントロールのために投薬に加えてステロイドの関節内注射を行うこともある．術後3か月間は修復組織の治癒に必要な期間と考えており，無理な挙上訓練などは行っていない．疼痛の消失や可動域の改善に合わせて3か月以降に軽いスポーツや軽作業などを再開する．重労働や競技レベルのスポーツ完全復帰は，個々の機能回復に応じて6か月以降に許可している[18]．

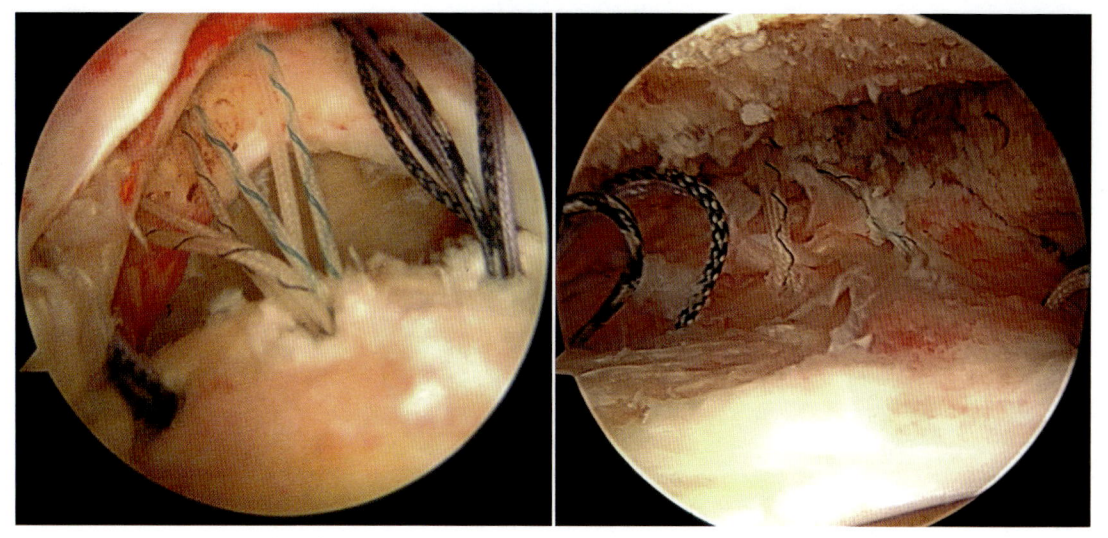

a．腱板関節面　　　　　　　　　　　　　b．腱板滑液包側
図 8．縫合糸の装着

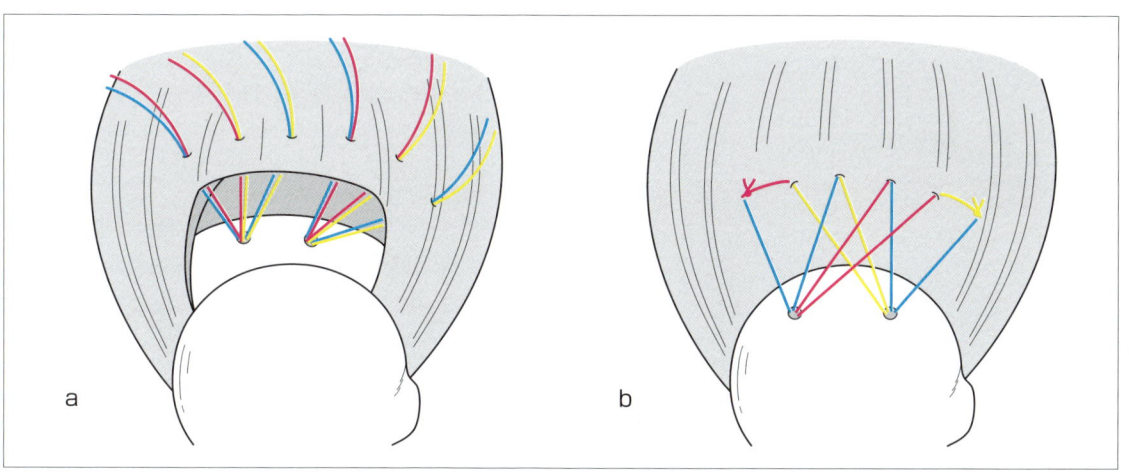

図 9．中断裂に対する修復イメージ
ブリッジする縫合糸は断裂形態により選び，ブリッジ完了後内側列を縫合する．
a：ブリッジング前　　b：ブリッジング後

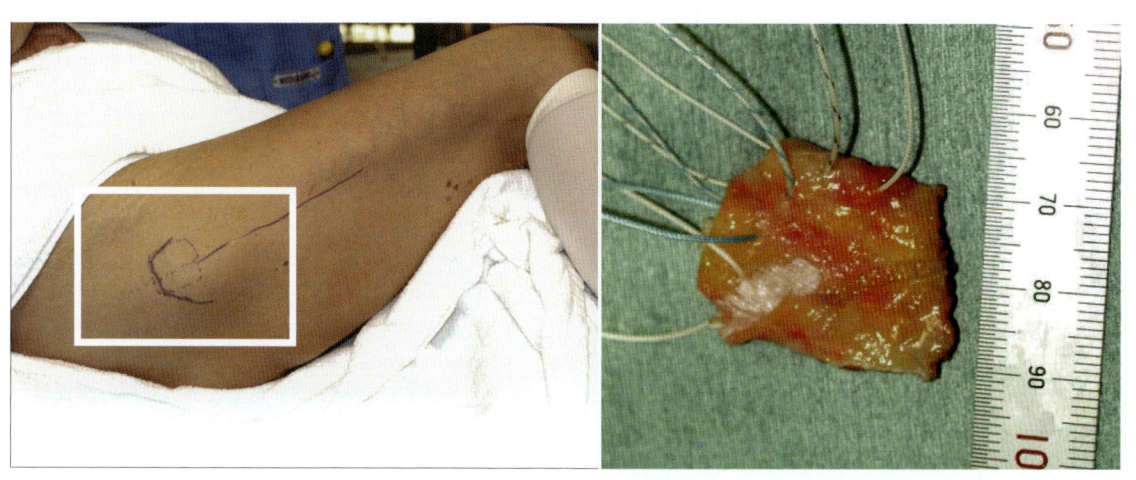

　a．患側股関節を内転し大転子直上で採取する．　　b．パッチを採型し縫合糸を装着しておく．
図 10．大腿筋膜の採取

（文献 11 より引用）

図 11.
大腿筋膜を用いたパッチブリッジのイメージ
シェーマは右肩を上方からみたところである．白点線は元々の断裂サイズを示す．
a：ブリッジング前
b：ブリッジング後
（文献 11 より引用）

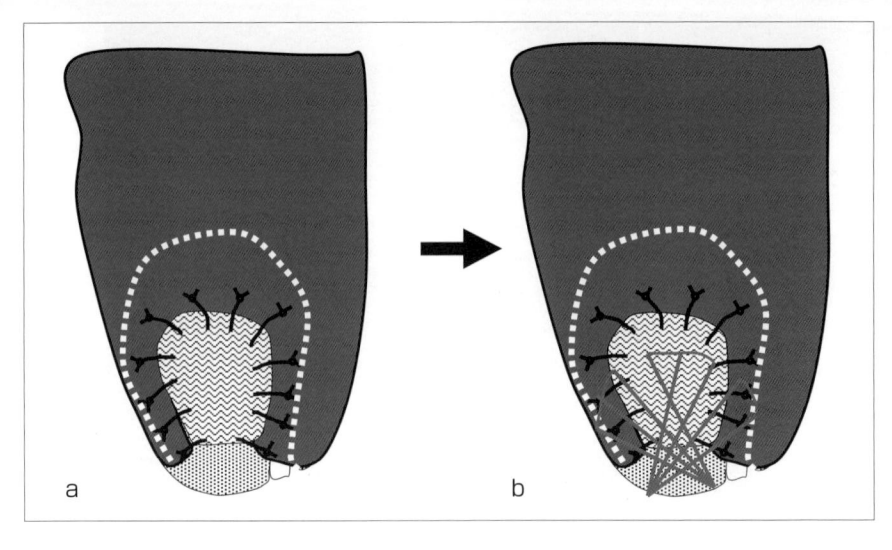

手術成績

我々は 2010 年 9 月よりスーチャーブリッジ法で修復を行ってきた．現行の 3 本付きアンカーを用いる手技が確立した 2011 年 1～12 月までに，スーチャーブリッジ法を原則として鏡視下腱板修復術を 179 例施行した．そのうち全層性の肩甲下筋断裂 48 例，大腿筋膜パッチ 17 例が含まれた．1 年以上経過観察可能であった症例は 136 例（男性 76 例，女性 60 例）であった．手術時平均年齢は 62.3 歳．術後平均経過観察期間は 17.6 か月で，術前の JOA スコアは 69.6 点から術後 92.1 点へ有意に改善した．

参考文献

1) Burns JP, et al：Arthroscopic rotator cuff repair using triple-loaded anchors, suture shuttles, and suture savers. *J AAOS*, 25：432-444, 2007.
2) Goutallier D, et al：Fatty muscle degeneration in cuff ruptures. Pre- and postoperative evaluation by CT scan. *Clin Orthop Relat Res*, 304：78-83, 1994.
  〈Summary〉腱板筋群の脂肪変性を最初に分類し，現在も活用されている有名な分類である．
3) Gradstone JN, et al：Fatty infiltration and atrophy of the rotator cuff do not improve after rotator cuff repair and correlate with poor functional outcome. *Am J Sports Med*, 35：719-728, 2007.
4) Gerber C, et al：The results of repair of massive tears of the rotator cuff. *J Bone Joint Surg Am*, 82：505-515, 2000.
5) Zumstein, MA, et al：The clinical and structural long-term results of open repair of massive tears of the rotator cuff. *J Bone Joint Surg Am*, 90：2423-2431, 2008.
6) 菅谷啓之：肩腱板断裂に対する鏡視下手術　関節鏡視下腱板修復術．整形外科 Surgical Technique, 1：573-588, 2011.
  〈Summary〉現在行っている手術手技が解説されている．縫合の模式図も描かれており理解しやすい．
7) Burkhart SS, Lo IK：Arthroscopic rotator cuff repair. *J AAOS*, 14：333-346, 2006.
8) Boileau P, et al：The Grammont reverse shoulder prosthesis：results in cuff tear arthritis, fracture sequelae, and revision arthroplasty. *J Shoulder Elbow Surg*, 15：527-540, 2006.
  〈Summary〉近日中に本邦で認可されるであろう Reverse 型人工関節の成績をまとめた論文で，手術適応となる疾患や合併症などの報告である．
9) Gerber C, et al：Latissimus dorsi transfer for the treatment of irreparable rotator cuff tears. *J Bone Joint Surg Am*, 88：113-120, 2006.
10) Boileau P, et al：Reversed shoulder arthroplasty with modified L'Episcopo for combined loss of active elevation and external rotation. *J Shoulder Elbow Surg*, 19(2 Suppl)：20-30, 2010.
11) 菅谷啓之：一次修復不能な腱板広範囲断裂に対する鏡視下パッチ法—テフロンから大腿筋膜へ—．*J MIOS*, 63：61-68, 2012.
12) Boileau P, et al：Entrapment of the long head of the biceps tendon the hourglass biceps-a cause of

pain and locking of the shoulder. *J Shoulder Elbow Surg*, 13：249-257, 2004.
〈Summary〉上腕二頭筋腱の鏡視診断法について記載されてあり，我々が用いている Hourglass test を報告した論文である．

13) 今泉　光ほか：腱板断裂に伴う上腕二頭筋長頭腱肥大化の実態．日本整形外科超音波研究会会誌，2013(in press)．

14) 山口桃子ほか：超音波パワードプラ法を用いた上腕二頭筋長頭腱周囲の炎症評価．日本整形外科超音波研究会会誌，2013(in press)．

15) Nicholson GP, et al：The acromion：Morphologic condition and age-related changes. A study of 420 scapulas. *J Shoulder Elbow Surg*, 5：1-11, 1996.

16) Toivonen DA, et al：Acromial structure and tears of the rotator cuff. *J Shoulder Elbow Surg*, 4：376-383, 1995.

17) 戸野塚久紘ほか：鏡視下腱板修復術後3か月における目標可動域の設定　術後2年までの可動域変化からみた検討．肩関節，35：877-881, 2011.

18) Sugaya H, et al：Repair integrity and functional outcome after arthroscopic double-row rotator cuff repair. A prospective outcome study. *J Bone Joint Surg Am*, 89：953-960, 2007.

◇好評書籍のご案内◇

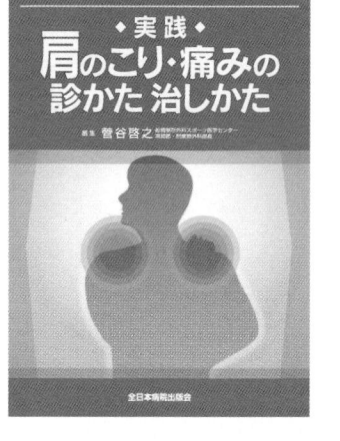

実践 肩のこり・痛みの診かた治しかた

編集/菅谷啓之 船橋整形外科スポーツ医学センター 肩関節・肘関節外科部長

B5判 141頁
ISBN978-4-88117-045-8
定価 3,990円(税込)

<目次>
A 肩こり・痛みを知る
　肩こりと痛みの歴史と分類
　肩甲帯の解剖からみた肩こり・痛み
　頚椎由来の肩こり・痛み
　肩甲部にこりと痛みを生じさせる肩関節・肩甲部の疾患・陳旧性外傷
　心身医学(医療)からみた肩こり・痛み
　理学療法士からみた肩こり・痛みのメカニズム
B 実践 肩こり・痛みを診る治す
　肩こりの文化的背景および原発性肩こりの診察と治療法
　頚椎由来の肩こり・痛みの対処法
　肩関節由来の肩こり・痛みの対処法
　スポーツ選手にみられる肩のこり・痛みの対処法
　肩こり・痛みに対する心身医学的アプローチ
　肩こり・痛みに対する理学療法
　肩こり・痛みに対する運動療法
　肩こり・痛みに対する徒手療法
　肩こり・痛みに対する運動学的アプローチ
C 肩こり・痛みを予防する
　肩こり・痛みの予防のための身体調整法
　肩こり・痛みの予防のための寝具指導

"肩こり・痛み"を様々な角度から捉えた医師必携の一冊!!

好評発売中

多関節運動連鎖からみた変形性関節症の保存療法
―刷新的理学療法―

<編集> 井原秀俊(九州労災病院勤労者骨関節疾患治療研究センターセンター長)
　　　　加藤　浩(九州看護福祉大学看護福祉学部リハビリテーション学科教授)
　　　　木藤伸宏(広島国際大学保健医療学部理学療法学科講師)

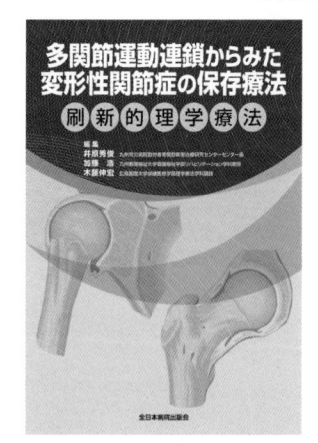

B5判 210頁
ISBN978-4-88117-040-3
定価 5,775円(税込)

<目次>
第1章　保存療法の展望と課題
第2章　多関節運動連鎖からみた骨関節障害の理学療法
第3章　多関節運動連鎖からみた骨関節疾患の筋機能
第4章　多関節運動連鎖からみた骨関節疾患における日常動作の障害
第5章　多関節運動連鎖からみた腰部の保存的治療戦略
　　　　　理学療法士の立場から
　　　　　医師の立場から
第6章　多関節運動連鎖からみた肩甲帯の保存的治療戦略
　　　　　理学療法士の立場から
　　　　　医師の立場から
第7章　多関節運動連鎖からみた変形性股関節症の保存的治療戦略
　　　　　理学療法士の立場から
　　　　　医師の立場から
第8章　多関節運動連鎖からみた変形性膝関節症の保存的治療戦略
　　　　　理学療法士の立場から
　　　　　医師の立場から
第9章　多関節運動連鎖からみた高齢者の胸椎・胸郭の保存的治療戦略
第10章　多関節運動連鎖からみた高齢者の転倒と予防のための保存的治療戦略

大好評につき
3刷出来!!
写真・イラスト
多数使用で
詳しく解説

(株)全日本病院出版会
〒113-0033　東京都文京区本郷 3-16-4-7F　TEL(03)5689-5989　FAX(03)5689-8030

各誌目次がご覧いただけます！
http://www.zenniti.com

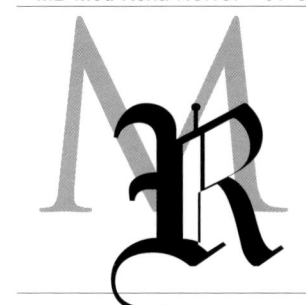

特集／肩関節傷害 診療の真髄

Ⅲ．腱板断裂
直視下腱板修復術の術式と後療法

畑 幸彦*

Abstract 直視下腱板修復術は一時修復不能な広範囲腱板断裂例，重篤な基礎疾患を合併している症例，および要求している ADL のレベルが低い症例（隠居など）を除くすべての患者に適応があると考えている．その術式と後療法については我々が行っている mini-open repair（mini-open deltoid splitting approach）を中心に述べた．広範囲腱板断裂例には三角筋前方線維の外側部分を約 2 cm 肩峰前縁から一時的に切離すると広い視野が確保できるし，肩甲下筋腱断裂を合併した症例には腱板断端を長頭腱にアンカーリングする方法（信原法）[5]を併用することによって修復可能となる．直視下腱板修復術は解剖学的位置関係を容易に理解でき，手術手技が簡単で，手術適応の範囲が広く，術者の技量や断裂の大きさに応じて術式を変更・追加でき，手術時間も短いので，今後も積極的に行われてよい手術方法であると考える．

Key words：腱板断裂（rotator cuff tear），直視下腱板修復術（open surgery for rotator cuff tears），mini-open repair，広範囲腱板断裂（massive rotator cuff tear），肩甲下筋腱断裂（subscapular tendon tear）

はじめに

直視下腱板修復術の目的は，McLaughlin[1]が述べている『解剖学的な修復ではなく，機能的な修復』，すなわち変性および断裂した腱板をバランスよく修復することである．我々は McLaughlin 法を低侵襲なアプローチで行う mini-open repair（mini-open deltoid splitting approach）[2]を 1998 年 3 月以来行っている．この手術方法は普通の open surgery に比べて三角筋前方線維への侵襲が少なく，早期職場復帰や早期スポーツ復帰を実現していることは既に報告した[3]．

今回，その術式と後療法について概説する．

手術適応

手術の適応は，疼痛や筋力低下によって ADL（activities of daily living）や QOL（quality of life）の低下を認める症例である．しかし，① 一次修復不能な広範囲腱板断裂例，② 重篤な基礎疾患を合併している症例，および ③ 要求している ADL のレベルが低い症例（隠居など）には手術の適応はないと考えている．

術　式

1．麻酔，手術体位

手術は全身麻酔下に施行する．患者の体位は，頭を 40°挙上した手術台を背にした beach chair position とする．患側の肩甲骨の内側にロールタオルを挿入して半側臥位としたうえで，関節鏡が術中に手術台の端に接触しないように肩を外側へ十分に寄せておく．

2．手術手技

まず，標準的な posterior portal から関節内と肩峰下滑液包内を関節鏡視する．関節内の異常は高頻度に存在するので[4]，anterior portal からプローブを挿入して関節内病変を注意深く調べる．関節内の異常（滑膜増殖や関節唇損傷など）があれ

---

* Yukihiko HATA，〒 399-8695 長野県北安曇郡池田町大字池田 3207-1　JA 長野厚生連安曇総合病院，院長

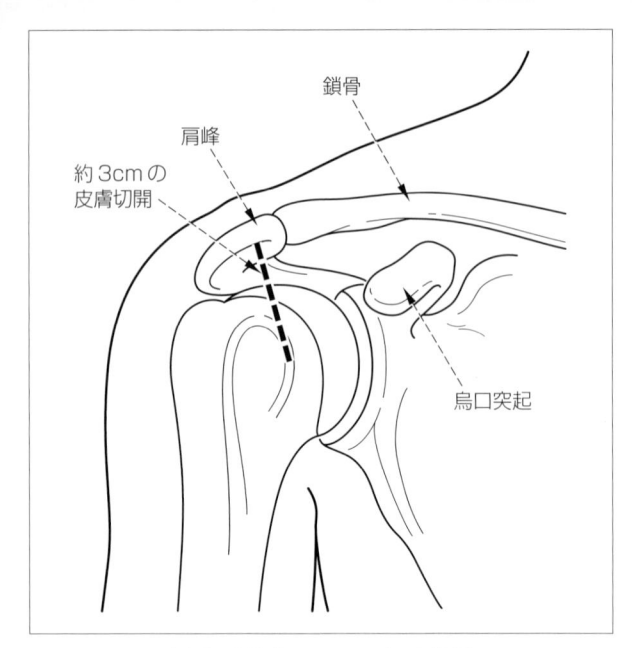

図1. Mini open repair の皮切

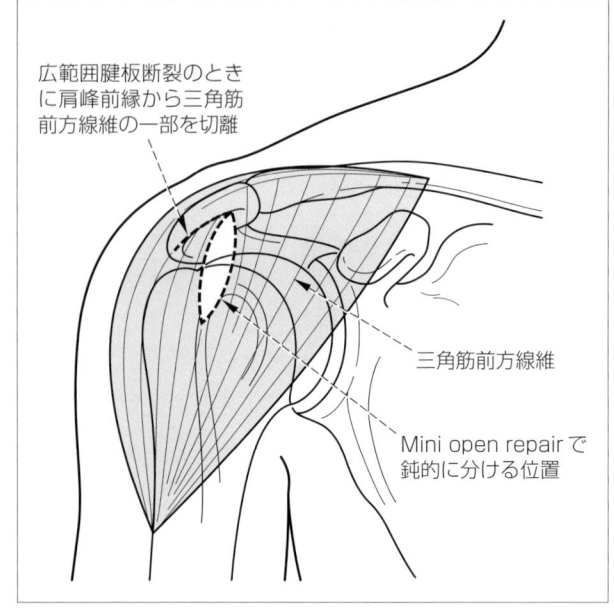

図2. 三角筋前方線維の処置
広範囲腱板断裂以外の断裂は，三角筋前方部を線維方向に筋鈎で鈍的に分けるが，広範囲腱板断裂は三角筋前方線維の外側部分を肩峰前縁から一時的に切離する．

ば，anterior portal から器具を挿入して処置する．

次に，肩峰前縁の中央から腋窩へ向けて約3cmの縦の皮膚切開を加える(図1)．三角筋前方部を線維方向に筋鈎で鈍的に分け(図2)，烏口肩峰靱帯と肩峰下滑液包を直視下に確認する．肩峰下滑液包を縦切開し，烏口肩峰靱帯の切除と肩峰形成術を行う．肩峰形成術は直視下に骨棘だけを平ノミで切除した後，Nasal Rasp(Medicon eG, Tuttlingen, Germany)で肩峰下面が平坦になるまで削っている．Nasal Rasp には押して削れる面と引いて削れる面の2種類があり，手前の肩峰下面(三角筋付着部付近)は筋鈎で三角筋を保護しながら押して削れる面で削り，奥の肩峰下面は引いて削れる面で削っている．

腱板断裂(図3-a)の大きさや腱板の性状を調べた後，腱板断端の変性部分を可及的に切除し，腱板断端に stay suture(2号テフデック)をかける．このとき，メイヨー・ヘガール型持針器を使用すると奥へ引き込まれた腱板に容易に糸をかけることができる．腱板を引き出しながら周囲の癒着を十分に剥離するとほとんどの症例で腱板断端を大結節部まで引き出すことができる．

腱板の修復は McLaughlin 法に準じて修復しているが，必ず肩外転 0°(腕下垂位)で修復している．腱板を後方から引き出しながら適切なバランスで腱板断端がおさまる位置に骨溝を作製し，婦人科用鈍針5号を用いて後方の腱板断端にかけた縫合糸を骨溝から大結節に向けて骨内を通す(図3-b)．後方から腱板断端を引き出してきたときに内側に生じた dog ear は三角形に切除してスリットを作製し(図3-c)，side to side に縫合糸をかけておく．後方の腱板断端にかけた縫合糸を大結節に鋲着してから，スリット部分を側々縫合する(図3-d)．

肩峰下滑液包，三角筋，皮下および皮膚を順次縫合し，閉創する．なお，三角筋前方線維の外側部分を一時的に切離した場合には stay suture した縫合糸を用いて肩峰の三角筋付着部に縫着してから，皮下と皮膚を順次縫合する．

3．手術のコツと注意点

1) 広範囲腱板断裂に対しては，三角筋前方線維の外側部分を2cmほど肩峰前縁から一時的に切離して広い視野を確保したほうが手術操作はしやすい(図2)．

2) 肩甲下筋腱断裂を合併した症例(図4-a)は治療に難渋することが多いが，腱板断端を長頭腱

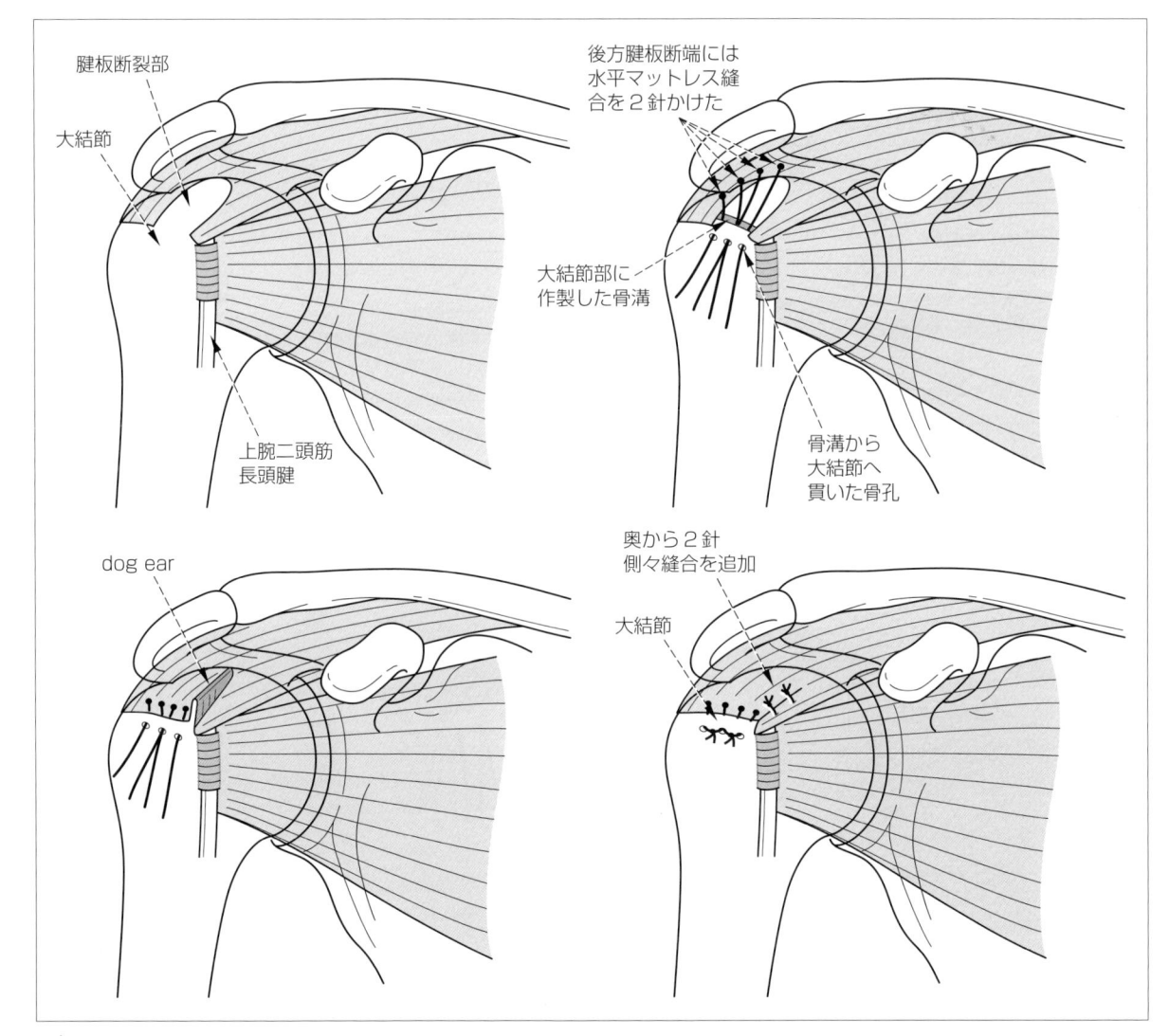

図 3.

a：腱板断裂例
b：後方腱板断端に水平マットレス縫合した 2 針を骨溝から大結節にかけて開けた骨孔に通したところ
c：後方から腱板断端を引き出してきたときに内側に生じた dog ear は三角形に切除してスリットを作製
d：後方腱板断端を骨溝に鋲着した後，内側にできたスリットを奥から 2 針側々縫合したところ

にアンカーリングする方法（信原法）[5]を併用することによって修復可能となる．まず，肩甲下筋の断端を内側から引き出して小結節と上腕二頭筋腱長頭腱内側部に縫着してから（図 4-b），後方の腱板断端を前内側に引き出して長頭腱外側部と大結節に作製した骨溝に縫着すると修復できる（図 4-c）．

3）腱板断端が大結節まで十分に引き出せない症例に対しては，信原ら[6]が広範囲腱板断裂の修復方法として述べたように大結節付着部の約 1 cm 近位に骨溝を作製して腱板を縫着することによって修復できる．この手技は機能回復に全く支障のないことは Liu ら[7]によって報告されている．

後療法

1．術後の肢位，外固定や牽引の有無

術直後は，仰臥位でゼロポジション方向へ 1～1.5 kg の牽引を行っている．ただし，肩関節拘縮

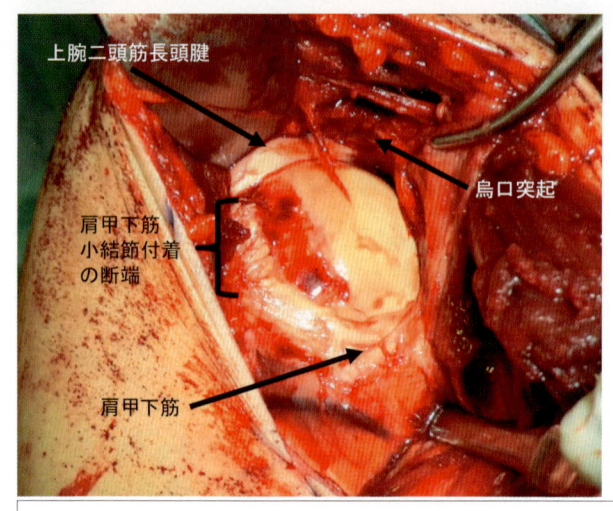

図 4.
a：肩甲下筋腱断裂例
b：肩甲下筋の断端を内側から引き出して長頭腱内側部と小結節に側々縫着したところ
c：後方腱板断端を前内側方向に引き出して長頭腱外側部と大結節に作製した骨溝に縫着したところ

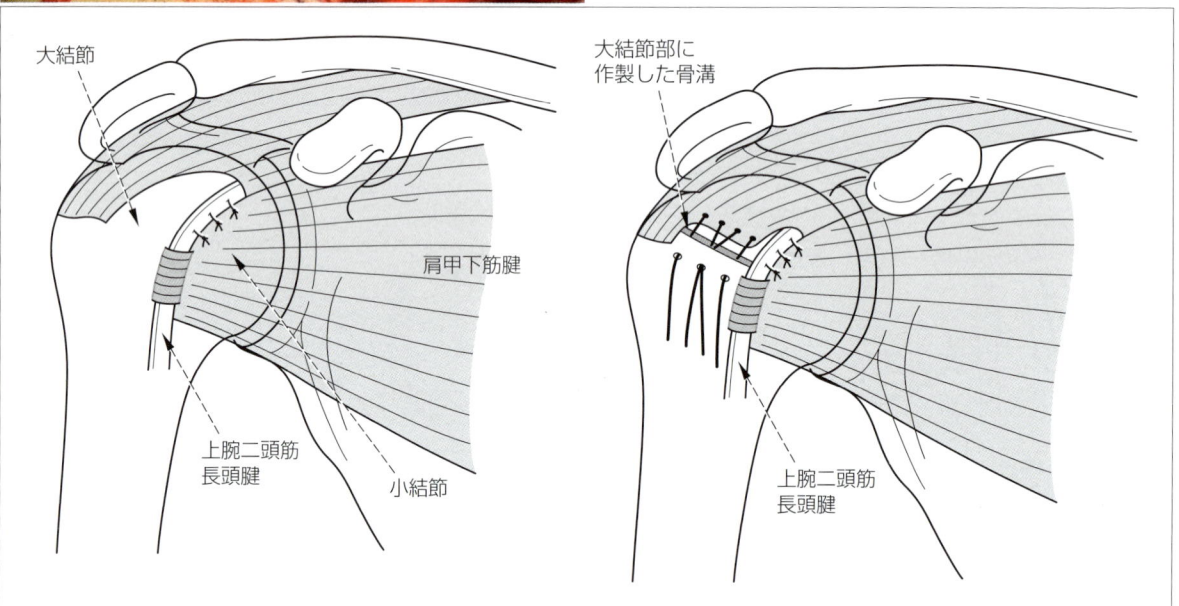

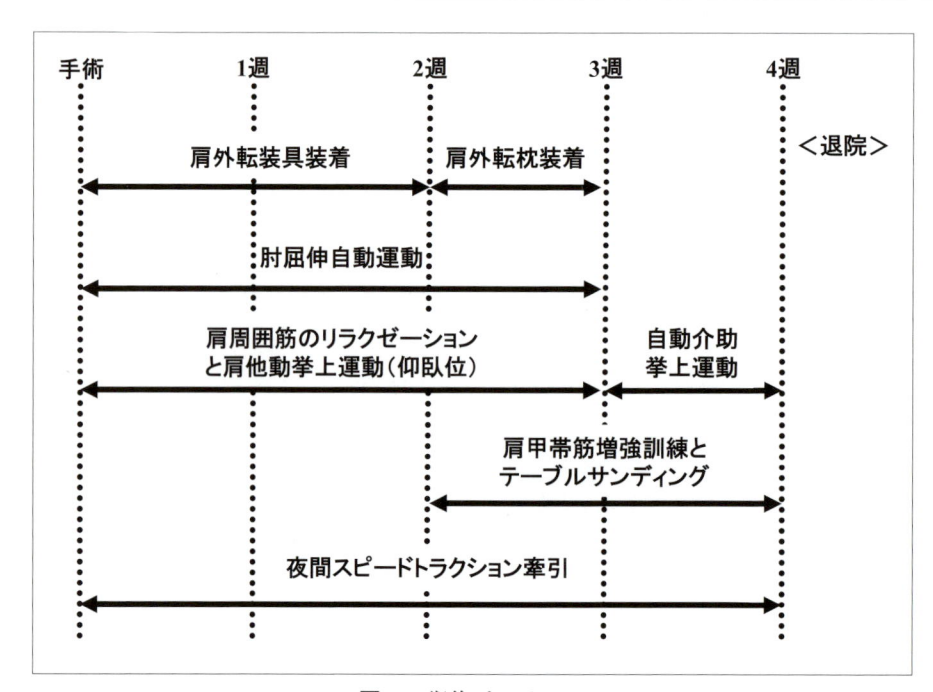

図 5. 術後プログラム

を合併している症例では，牽引方向を約100°挙上位としている．

術翌日には肩外転装具（エアーバッグス®）を装着して歩行を許可している．

2．術後後療法（図5）

術後療法は，術翌日から肩外転装具を装着のうえで，肘関節の自動屈伸運動，肩周囲筋のリラクゼーションおよび肩関節の他動的挙上運動を開始する．術後2週で肩外転枕に変更して，肩甲帯筋強化訓練とテーブルサンディング[8]を行いながら，外転枕を徐々に小さなものに変えていく．術後3週で完全下垂位として自動介助運動を開始する．ただし，術後4週間は夜間のみ zero position 牽引を行っている．術後6週から自動運動を積極的に行わせるとともに cuff-Y exercise[9] も開始する．術後3か月から outer muscle の筋力増強訓練を開始し，軽作業を許可している．術後6か月から肉体労働やスポーツをすべて許可している．

3．術後の注意点

術後に最も注意する症状は患肢のしびれおよび感覚障害で，肩外転装具装着後に出現することが多い[10]．このような症状が出現したら，肩外転装具の外転角度を直ちに90°以下に下げることが重要である[11]．

鏡視下と比較してどのような長所があるのか

(1) 直視下手術は解剖学的位置関係を容易に理解でき，手術手技が簡単で，手術適応の範囲が広く，術者の技量や断裂の大きさに応じて術式を変更・追加できるので，安全で手術時間が短いのが特徴である．Large tear 以下の断裂の手術時間は研修医が1～1.5時間，研修修了者が1時間以内であり，出血量は100 mℓを超えることはまずない．

(2) 特に肩峰形成術や腱板周囲の癒着剥離が容易で手技が簡単なので，それらの操作に時間がかからない．

(3) さらに腱板の性状（断裂の形態や変性・萎縮の程度）の確認や腱板全体のバランスの調節がしやすいので，大きな腱板断裂症例において後方腱板断端を前方に引き出す操作も鏡視下手術に比べて明らかに容易である．

(4) また出血の影響を受けにくいので，鏡視下手術のように出血によって術野が見えなくなって手術の進行が妨げられることはない．

(5) 直視下手術は鏡視下手術より術者の技量の差が出にくく，術後成績は良好で再断裂率は低かった[12]．

(6) 術後10年以上の長期成績は直視下手術についてしか報告されていないが，長期的にも安定した良好な成績であることが示されている[13)14]．

おわりに

直視下腱板修復術は解剖学的位置関係を容易に理解でき，手術手技が簡単で，手術適応の範囲が広く，術者の技量や断裂の大きさに応じて術式を変更・追加でき，手術時間も短いので，今後も積極的に行われてよい手術方法であると考える．

参考文献

1) McLaughlin HL：Repair of major cuff ruptures. *Surg Clin North America*, 43：1535-1540, 1963.
2) Hata Y, et al：A less invasive surgery for rotator cuff rear. mini-open repair. *J Shoulder Elbow Surg*, 10：11-16, 2001.
3) Hata Y, et al：Atrophy of the Deltoid Muscle Following Rotator Cuff Surgery. *J Bone Joint Surg*, 86-A：1414-1419, 2004.
4) Gary M, et al：The incidence of glenohumeral joint abnormalities associated with full-thickness, reparable rotator cuff tears. *Arthroscopy*, 13：450-455, 1997.
5) 畑 幸彦ほか：肩甲下筋腱断裂を含む腱板断裂例に対する長頭腱パッチ法（信原法）の併用．肩関節，28：297-300，2004.
6) Nobuhara K, et al：Surgical procedure and results of repair of massive tears of the rotator cuff. *Clin Orthop*, 304：54-59, 1994.
7) Liu J, et al：Biomechanical effect of medial

advancement of the supraspinatus tendon. *J Bone Joint Surg*, 80-A：853-859, 1998.
8) 西川仁史：腱板断裂に対する術前・術後の理学療法．理学療法, 19：691-697, 2002.
9) 西中直也ほか：Cuff-Y exercise の理論と実践．臨床スポーツ医学, 22：1371-1377, 2005.
10) 小林博一ほか：肩腱板断裂術後に発症した反射性交感神経性ジストロフィー様症状の検討．肩関節, 28：549-552, 2004.
〈Summary〉腱板断裂手術例 163 肩のうち, RDS 様症状が発症した 22 肩（13.4％）の特徴と予後についての報告．
11) 畑　幸彦：肩関節周囲疾患に対する装具療法．PO アカデミージャーナル, 8：101-104, 2000.
12) 石垣範雄ほか：腱板断裂に対する mini-open repair の治療成績．中部整災誌, 55：779-780, 2012.
〈Summary〉Mini-open repair を施行例 444 肩の臨床成績と画像所見の術後 2 年までの経時的変化．
13) 畑　幸彦ほか：腱板断裂例に対する Mini open repair 法の術後長期成績．肩関節, 35：817-819, 2011.
〈Summary〉mini-open repair 施行後 10 年以上経過した 41 肩の臨床成績と画像所見（MRI）．
14) 畑　幸彦ほか：腱板断裂例に対する Mini open repair 法の長期手術成績．整・災外, 54：787-791, 2011.

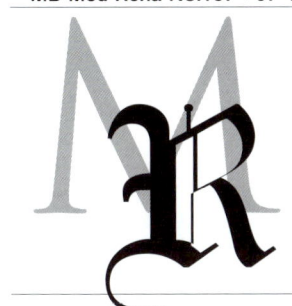

特集／肩関節傷害 診療の真髄

Ⅲ．腱板断裂
肩関節腱板広範囲断裂に対する上方関節包再建術

三幡輝久*

Abstract 腱板広範囲断裂の多くは陳旧性断裂を伴っており，棘上筋や棘下筋の高度な萎縮や変性を認める場合には修復が困難なことも少なくない．我々が考案した鏡視下上方関節包再建術（arthroscopic superior capsule reconstruction；ASCR）は，断裂した棘上筋腱や棘下筋腱を修復することなく，腱板断裂による症状の改善や機能回復が期待できる新しい手術法である．臨床成績においても，大きな合併症もなく，概ね良好な結果が得られている．

Key words：上方関節包再建術（superior capsule reconstruction），腱板（rotator cuff），広範囲断裂（massive tear）

はじめに

腱板広範囲断裂の多くは陳旧性断裂を伴っており，棘上筋や棘下筋の高度な萎縮や変性を認める場合には修復が困難なことも少なくない[1~5]．そのような腱板広範囲断裂に対して，鏡視下上方関節包再建術（arthroscopic superior capsule reconstruction；ASCR）という新しい手術法を考案し（図1），生体力学的研究を行った後に[6]，2007年より臨床応用を開始した．当初から大きな合併症もなく，概ね良好な治療成績を得ているが[7,8]，手術方法の簡便化と手術成績の向上を目的として手術方法を少しずつ改良してきた[7~14]．本稿では，現在我々が行っている上方関節包再建術の適応と禁忌，手術手技と後療法のポイントを述べる．

手術適応と禁忌

修復不能な腱板広範囲断裂だけでなく，修復可能であっても変性が強い症例（Goutallier stage 3 または stage 4）に対しては上方関節包再建術の適応になりうる．また変形性肩関節症や関節リウマ

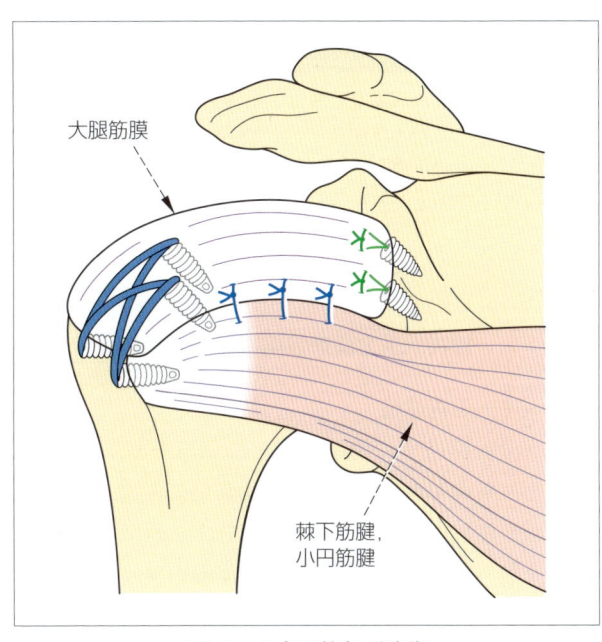

図 1．上方関節包再建術
大腿筋膜を，内側は肩甲骨関節上結節，外側は大結節に縫着する．

チなどにより，上腕骨頭や肩甲骨関節窩に強い変形を認める場合には，人工肩関節置換術を行ったうえで上方関節包再建術を行っている．神経麻痺などにより三角筋の筋力低下が著しい症例や，感染例に対しては，禁忌と考える．

---

* Teruhisa MIHATA，〒 569-8686 大阪府高槻市大学町 2-7 大阪医科大学整形外科学教室，助教

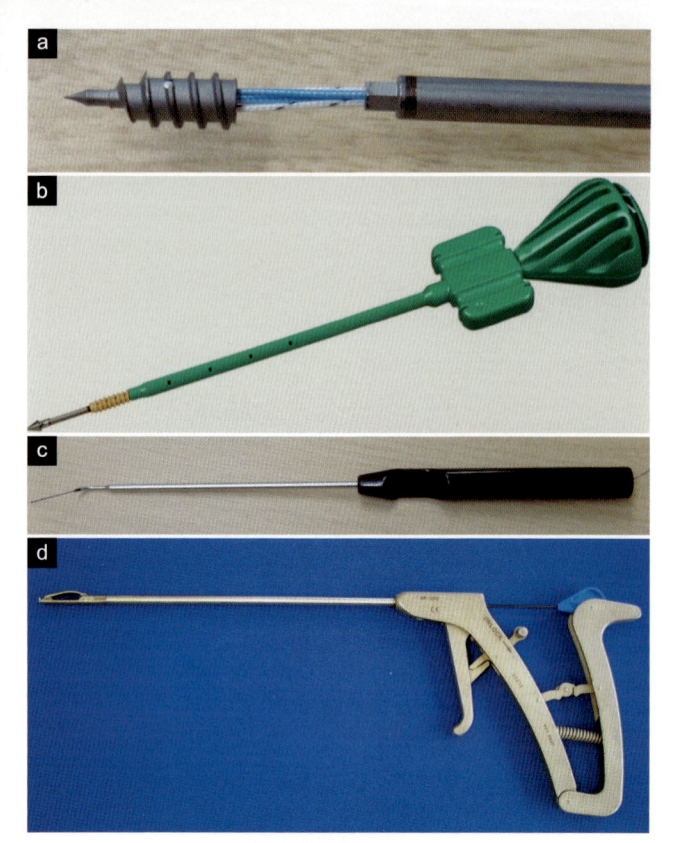

図 2. 使用手術器具
a：直径 4.5 mm Corkscrew® FT Suture Anchor（Arthrex）
b：直径 4.75 mm SwiveLock（Arthrex）
c：SutureLasso™（Arthrex）
d：Scorpion™ Suture Passer（Arthrex）

鏡視下上方関節包再建術の手術手技

1．手術体位

全身麻酔下に側臥位としてドレーピングを行う．肩関節から手指まで消毒したのちに，アームホルダー（STAR スリーブ，Arthrex）で上肢全体を包み込み，アームホルダー先端のフックを肩用牽引器（3-Point Shoulder Distraction System, Arthrex）に接続する．プーリーを介して 3〜4 kg の重錘により上肢を牽引する．肩用牽引器は，約 45° 外転位（肩甲骨面上）となるように設定する．この手術法では術中に大腿筋膜を採取するため，あらかじめ患側の大腿近位外側の消毒も行いドレーピングしておく．

2．ポータルの作製

後方，側方，前方の 3 つのポータルを作製する．後方ポータルより関節鏡を挿入し，側方と前方のポータルを利用して手術操作を行う．アンカー等の挿入時には，適切な設置角度となるようにそれぞれのアンカーに対して約 3 mm の皮膚切開を追加する．

3．手術機材と機器

基本的な手術機材や機器は，鏡視下腱板修復術と変わらない．関節鏡は 30°斜視鏡を用いる．シェーバーと高周波凝固蒸散装置は不可欠である．

大腿筋膜を肩甲骨関節窩に縫着するために，2 本の直径 4.5 mm Corkscrew® FT Suture Anchor（Arthrex）を使用する（図 2-a）．大結節への縫着には 4 本の直径 4.75 mm SwiveLock と 2 本の Fibertape を用意する必要がある（図 2-b）．大腿筋膜と残存腱板との側々縫合には No.2 Fiberwire®（Arthrex）を用いる．No.2 Fiberwire®（Arthrex）を大腿筋膜や腱板にかける場合には，SutureLasso™（Arthrex）や Scorpion™ Suture Passer（Arthrex）が有用である（図 2-c, d）．特に筆者は SutureLasso™ の独自の使い方を考案することで万能な器具として使用している．

4．肩甲上腕関節内鏡視と関節内病変の処置

後方ポータルより腱板断裂部とその合併病変を観察する．上腕二頭筋長頭腱脱臼を認める場合には，鏡視下腱固定術を行う．関節唇に fraying（type I SLAP）を認める場合にはデブリードマンを行う．肩甲下筋腱断裂に対しては鏡視下修復術を行う．術後機能回復には肩甲下筋腱の修復が重要と考える．

5．肩峰下滑液包内鏡視と肩峰下除圧術

肩峰下滑液包内鏡視も後方ポータルから行い，前方ポータル，あるいは側方ポータルからシェーバーや高周波凝固蒸散装置を挿入して，滑液包と炎症性滑膜を可及的に除去する．肩峰前外側部から肩鎖関節部にかけて張り出している骨棘を切除し，烏口肩峰靱帯を肩峰付着部から切離する．後方滑液包を切除すると十分な視野が確保できる．

従来のパッチ移植術の再断裂には，術後の肩峰下インピンジメントが関与するという報告もあり[15]〜[17]．上方関節包再建術を行う際にも術後再断裂を防ぐ目的で肩峰下除圧術を十分に行うように

している．術前に上腕骨頭が上方へ大きく変位しているような症例は，術後にもある程度の骨頭上方化が残ることがあるため，肩峰下面を2～3 mm の厚さで切除する．骨棘はすべて切除する．棘下筋腱や小円筋腱の変性が強い場合には，それらの部分修復を無理に行う必要はない．筆者は，部分修復した棘下筋腱が再断裂することにより機能回復が悪かった症例を経験しており，過度な緊張が加わった状態で部分修復を試みるよりも大きな筋膜を移植するほうが望ましいと考える．

6．大腿筋膜の採取

目盛りつきのプローベを用いて腱板および上方関節包の欠損範囲を計測し，その2倍か3倍のサイズの大腿筋膜を患側大腿より採取する．採取した大腿筋膜を二重折りあるいは三重折りとして約6～10 mm の厚さとする．大腿筋膜を縫い合わせることによりサイズが小さくなることを考慮し，少し大きめのサイズの大腿筋膜を採取するべきと考える．移植する大腿筋膜は可能な限り厚く，大きいものが望ましいと思われるが，手術手技が繁雑になるために高度な関節鏡技術を要する．そのため，場合によってはミニオープンとして大結節側の縫着を行うことも，一つのオプションと考えられる．

7．大腿筋膜の移植

肩甲骨の関節上結節に付着している軟部組織を可及的に除去し，骨組織を露呈する．その後，2本の直径4.5 mm Corkscrew® FT Suture Anchor (Arthrex)を肩甲骨の関節上結節(右肩の場合は10時から11時と11時から12時，左肩の場合には12時から1時と1時から2時)に設置する．1.5～2.0 cm まで拡大した外側ポータルから，関節上結節に設置した Corkscrew の No.2 Fiberwire(Arthrex)を関節外に引き出し，その Fiberwire を関節外で大腿筋膜にマットレスでかける．その Fiberwire をノットプッシャーを使って縫合しながら，大腿筋膜を関節内に押し込むと大腿筋膜が肩甲骨関節上結節に縫着される．

肩甲骨の関節上結節にスーチャーアンカーを設置する際，あまり内側から刺入する必要はない．むしろ内側からの刺入を意識しすぎると，刺入が困難であったり，アンカーが適正な方向に入らなかったりすることもある．関節唇のすぐ内側で関節窩のエッジからアンカーを刺入すると，適正な方向にアンカーが設置される．アンカーの刺入が不十分な場合には，アンカーのアイレットが骨頭軟骨を損傷する危険性があり，筆者は少し深めにアンカーを刺入するようにしている．

関節外で Fiberwire を通した大腿筋膜を関節内に押し込む際，10 ml の注射器をカニューラとして使用すると軟部組織がからまることが少ない．あらかじめ注射器に縦方向にスリットを入れておくと，大きな大腿筋膜に対しても使用可能である．

続いて，大結節に遺残する軟部組織を可及的に除去し，骨組織を露呈する．大結節内側縁に沿って Fibertape(Arthrex)を装着した直径4.75 mm SwiveLock(Arthrex)を設置する．Suture Lasso(Arthrex)を用いて Fibertape を大腿筋膜にマットレスで通し，その Fibertape を大結節外側に直径4.75 mm SwiveLock(Arthrex)で固定することで，スーチャーブリッジが完成する(図1)．

最後に，大腿筋膜と棘下筋腱の間，あるいは大腿筋膜と小円筋腱の間に2～3本の Fiberwire を用いて側々縫合を行う．当初は前方の大腿筋膜と肩甲下筋腱の間にも側々縫合を加えていたが，術後に強い拘縮を認める症例を経験し，最近では前方の側々縫合を行わないことが多い．

8．後療法

外転装具(Block Shoulder Abduction Sling，永野義肢)(図3)を4週間装着し，可能であれば術直後から等尺性筋力訓練を行う．5週目から外転保持用の三角ブロックを外して sling のみとし，振り子運動を開始する．6週目から sling を外し，仰臥位での他動運動，自動挙上運動を開始する．2か月後からは座位での自動挙上運動，筋力訓練を開始する．術後1年以上経過してから自動挙上が可能となる症例もあり，長期間のリハビリテーションを忍耐強く継続する必要がある．

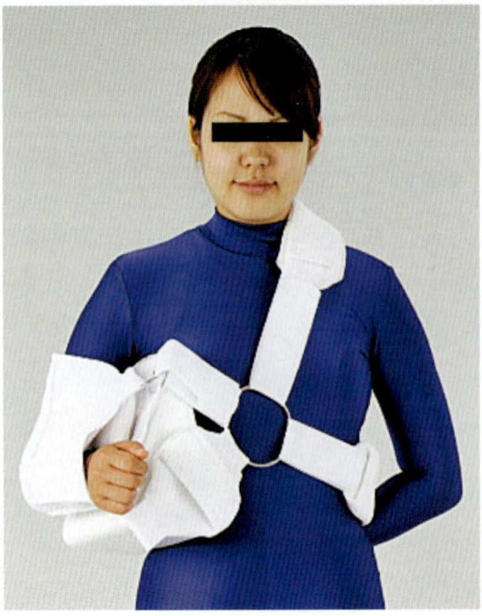

図 3. Block Shoulder Abduction Sling(永野義肢)

鏡視下上方関節包再建術の治療成績[7]

1．対象と方法

2007〜2009 年までの間に鏡視下上方関節包再建術を行った 24 肩のうち，術前自動挙上が 90°未満であった 13 肩を対象とした．術前後における JOA スコアと肩関節自動可動域を調査した．

2．結　果

術前 JOA スコアは平均 39 点(26.5〜54.5 点)であったが，鏡視下上方関節包再建術を行うことにより 91.6 点(72.5〜100 点)まで改善した．肩関節自動可動域(挙上/外旋/内旋)は術前平均 42°/20°/L4 から術後平均 140°/38°/L1 まで回復した．

おわりに

現在，筆者の行っている鏡視下上方関節包再建術の手術手技と手術成績を述べた．今後は，本術式の適応と限界について調査していく必要があると考える．

文　献

1) Mihata T, et al：Functional and structural outcomes of single-row versus double-row versus combined double-row and suture-bridge repair for rotator cuff tears. *Am J Sports Med*, 39(10)：2091-2098, 2011.
2) 三幡輝久ほか：腱板大断裂・広範囲断裂に対するコンプレッション重層固定法による関節鏡視下腱板修復術の治療成績：単層固定法と重層固定法との比較．関節鏡，34(2)：208-214, 2009.
3) 三幡輝久ほか：コンプレッション重層固定法による関節鏡視下腱板修復術の治療成績：単層固定法および重層固定法と比較して．肩関節，33(2)：423-426, 2009.
4) Sugaya H, et al：Repair integrity and functional outcome after arthroscopic double-row rotator cuff repair. A prospective outcome study. *J Bone Joint Surg Am*, 89：953-960, 2007.
5) Huijsmans PE, et al：Arthroscopic rotator cuff repair with double-row fixation. *J Bone Joint Surg Am*, 89：1248-1257, 2007.
6) Mihata T, et al.：Superior capsule reconstruction to restore superior stability in irreparable rotator cuff tears：A biomechanical cadaver study. *Am J Sports Med*, 40(10)：2248-2255, 2012.
7) Mihata T, et al：Clinical results of arthroscopic superior capsule reconstruction for irreparable rotator cuff tears. *Arthroscopy*, 29(3)：459-470, 2013.
8) 三幡輝久ほか：腱板断裂一次修復不能例に対する上方関節包再建術．肩関節，34(2)：451-453, 2010.
9) 三幡輝久：一次修復不能な腱板断裂に対する上方関節包再建術．*MB Orthop*, 24(3)：69-75, 2011.
10) 三幡輝久：腱板広範囲断裂に対する新しい手術法—上方関節包再建術—．*J MIOS*, 63：43-49, 2012.
11) 三幡輝久：鏡視下上方関節包再建術　コツとピットフォール．関節外科，31(12)：1448-1452, 2012.
12) 三幡輝久：肩関節腱板広範囲断裂に対する上方関節包再建術．整・災外，55(12)：1505-1509, 2012.
13) 三幡輝久：腱板断裂の治療　手術療法　上方関節包再建術．*MB Orthop*, 25(11)：53-58, 2012.
14) 三幡輝久：腱板断裂における手術の工夫．整形外科 Surgical Technique, 2(1)：88-91, 2012.
15) Moore DR, et al：Allograft reconstruction for massive, irreparable rotator cuff tears. *Am J Sports Med*, 34：392-396, 2006.
16) Sclamberg SG, et al：Six-month magnetic resonance imaging follow-up of large and massive rotator cuff repairs reinforced with porcine small intestinal submucosa. *J Shoulder Elbow Surg*, 13：538-541, 2004.
17) Soler JA, et al：Early complications from the use of porcine dermal collagen implants(Permacol) as bridging constructs in the repair of massive rotator cuff tears. A report of 4 cases. *Acta Orthop Belg*, 73：432-436, 2007.

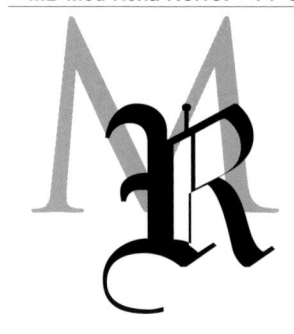

特集／肩関節傷害 診療の真髄

III. 腱板断裂
一次修復不能な広範囲腱板断裂に対する筋腱移行術を用いた腱板再建術の適応と手術のコツとピットフォール

末永直樹[*1]　大泉尚美[*2]　吉岡千佳[*3]

Abstract　広範囲腱板断裂の新鮮例は縫合可能であるが，陳旧化した症例では治療が非常に困難で，関節変形がなくても海外ではreverse typeの人工肩関節置換術を用いた再建術が近年盛んに行われている．しかしながら高率の術中・術後合併症の発生また回旋可動域が改善しにくいことなどが問題視されている．筆者らは，解剖学的な再建方法として2001年より新しい戦略で治療を行ってきた．本稿では，一次修復不能な広範囲腱板断裂に対する広背筋・大円筋腱，肩甲下筋腱，大胸筋移行術，また小径人工骨頭を用いた再建術の適応と手術のコツとピットフォールおよび後療法について報告した．

Key words：一次修復不能な腱板断裂(irreparable rotator cuff tear)，腱板断裂関節症(rotator cuff deficient arthropathy)，広背筋移行術(latissimus dorsi transfer)，肩甲下筋腱移行術(subscapuralis transfer)，大胸筋移行術(pectoralis major transfer)

はじめに

腱板断裂の多くは烏口上腕靱帯を切離したり，腱板上面と関節内を剥離して腱板のモビライゼーションを行い，上腕骨頭軟骨部に骨溝を作製することでその修復が可能である[1]．しかし，陳旧性の広範囲腱板断裂や軟骨変性を伴う症例においては腱板の一次修復が不可能であったり，手術後に疼痛が残ったりすることも多い．近年，欧米では特殊な構造を持つreverse shoulder arthroplastyが積極的に行われているものの，回旋の改善が悪い，高頻度の合併症が生じるなどの問題を抱えており，一次修復不能な広範囲腱板断裂や腱板断裂関節症(rotator cuff deficient arthropathy)の治療は肩関節外科における難問題のひとつとなっている．

筆者らは一次修復不能な広範囲腱板断裂例に対し，陳旧化した断裂腱板筋を機能再建する目的で，拘縮して全く引き出せない棘上筋腱断裂では肩甲下筋腱部分移行術(Cofield 変法)[2]，棘上筋・棘下筋または小円筋を含む修復不能な広範囲腱板断裂(後上方断裂)に対しては広背筋・大円筋移行術(Gerber 変法)[3~5]を，修復不能な棘上筋および肩甲下筋腱断裂(前上方断裂)に対しては大胸筋移行術[6,7]を行ってきた．さらに軟骨変性を伴い関節症を伴う症例も少なくなく，そのような症例では小さなサイズの人工骨頭置換術を併用し筋腱移行術を追加して腱板を再建してきた[8,9]．

本稿では，一次修復不能な腱板広範囲断裂に対する筋腱移行術として広背筋・大円筋移行術，肩甲下筋腱部分移行術，および大胸筋移行術，さらに人工骨頭置換術併用の適応と手術の詳細について記載する．

手術適応

手術の適応は，術前臨床所見，画像所見，術中所見から総合的に判断している．高齢者で疼痛が

[*1] Naoki SUENAGA，〒003-0823 北海道札幌市白石区菊水元町3条西3丁目　北新病院上肢人工関節・内視鏡センター，センター長
[*2] Naomi OIZUMI，同センター，副センター長
[*3] Chika YOSHIOKA，同センター

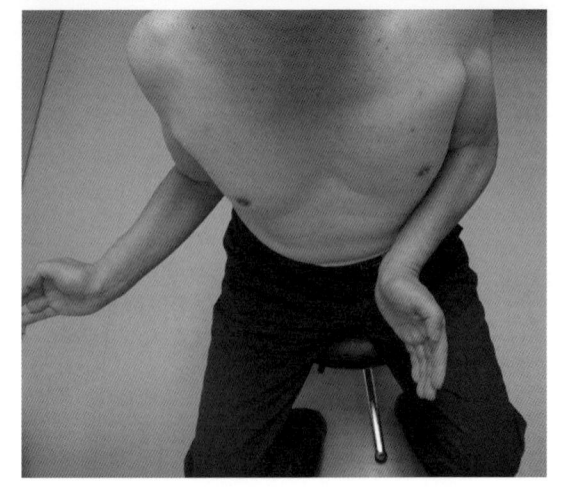

図 1. External rotation lag sign
他動外旋は可能なものの自動外旋が不能

軽度で結髪動作が可能な症例や上腕骨頭が上方化し，変形性肩関節症をきたし手術が困難な症例では保存療法（腱板機能訓練，可動域訓練，温熱療法，鎮痛抗炎症剤の投与，およびヒアルロン酸の注射など）を行う．しかし，明らかな外傷例で縫合可能であったり，夜間痛が強く，睡眠薬を常時使用していたり，挙上可動域の改善を強く希望する場合に手術適応としている．

筋腱移行術の適応は術前臨床所見と合わせ，手術時に判断している．腱板のモビライゼーション（烏口上腕靱帯を切離し，腱板上面と関節内を剝離する）を行った後，上腕骨頭頂部より外側の軟骨部に回旋中間位，外転30°で縫合不能な症例に対し筋腱移行術を適応としている．

下垂位での他動外旋を保持できず-30°くらいしか自動外旋ができない（external rotation lag sign 陽性，図1）症例で，小円筋筋力が非常に弱い（外転位での外旋筋力）かMRI矢状面像において小円筋の肥大がないもので肩甲下筋腱の保たれている場合に，外旋筋再建として広背筋・大円筋移行術を選択している．

小円筋・棘下筋および肩甲下筋がしっかりしている場合は肩甲下筋腱の上方約2/3を付着部から骨膜下に剝離し，後上方へ移行する肩甲下筋腱部分移行術を行っている．

大胸筋移行術は肩甲下筋が断裂し修復不能な症例か，肩甲下筋の下方のみが残存し，さらに棘上筋も断裂し修復不能で外旋筋力の残存している症例に適応としている．

小径の人工骨頭置換術を併用するか否かについては，肩甲上腕関節の著明な変性を認める場合はもちろんのこと，腱板の一次修復不能で上腕骨頭が上方化し，大結節が丸みを帯びて大腿骨頭のようになり（femoralization, 図2），さらに肩峰のerosionを認め，上腕骨頭の上外側が象牙化（eburnation）を生じている症例を適応としている．

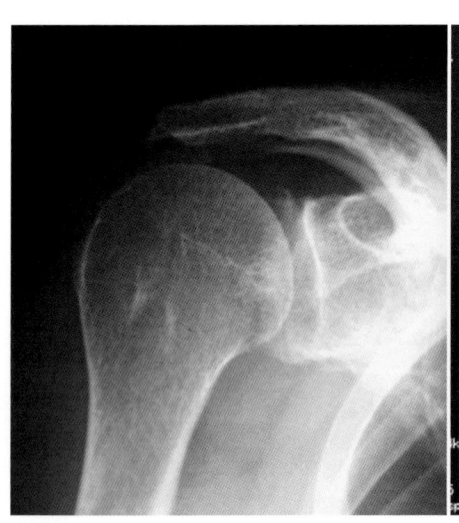

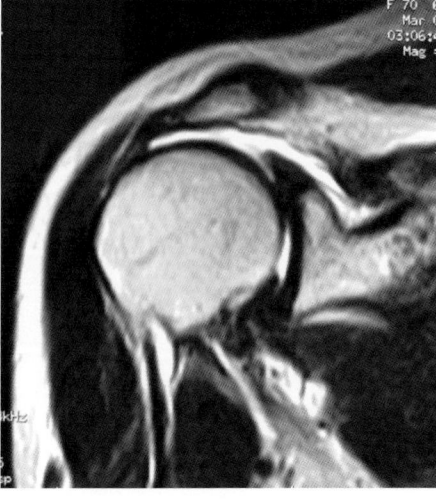

図 2.
Femoralization
上腕骨頭の大結節が丸みを帯びて大腿骨頭のようになる．

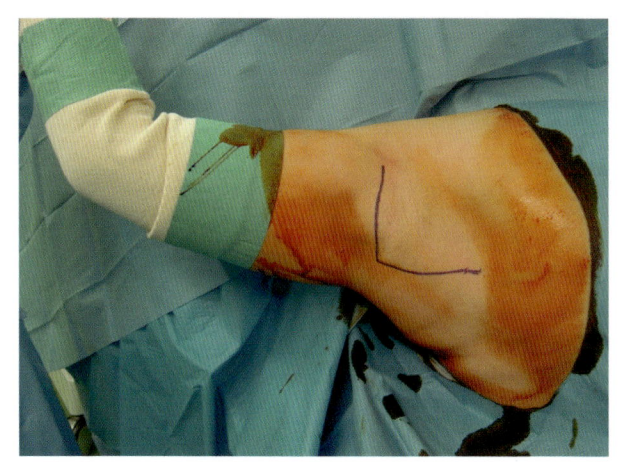

図 3. 広背筋移行術の皮切：前方アプローチ

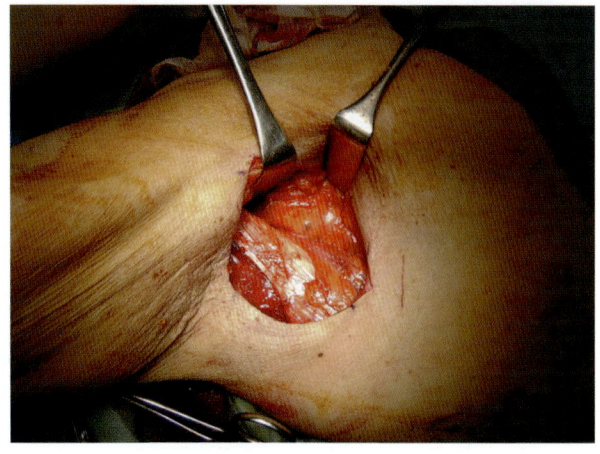

図 4. 広背筋の筋膜を見つける.

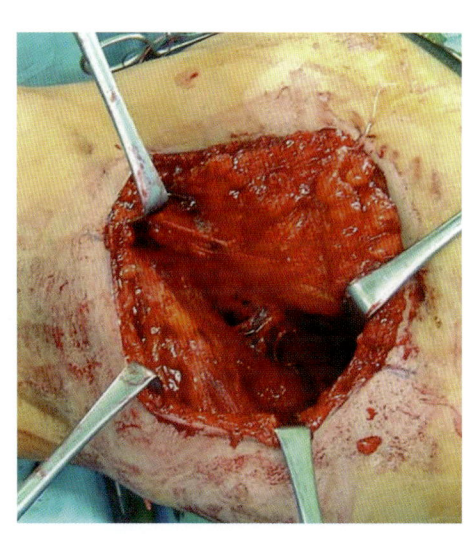

図 5. 胸背動静脈の確認

手術の概要と術式

1. 広背筋・大円筋移行術

広背筋移行術は外転，外旋機能の再建を目的とし，1988 年 Gerber らが腱板断裂例に対する再建術として初めて報告[3]した方法で，肩甲下筋腱が正常に残存している場合は的確な手術により良好な成績が期待できる．移行腱の上腕骨への縫合部位により主に挙上動作の再建に働く手技と外旋動作に働く手技がある．広背筋移行術には 1 皮切法，2 皮切法があり，側臥位からの後外側アプローチとビーチチェアー位で行い，神経・血管柄を確認しながら行う前方アプローチがある．本項では筆者らが行っている 2 皮切による前方アプローチからの広背筋移行術[4)5)]を紹介する．

仰臥位にて手術側上肢が手術台の外側にくるように，なるべく患側の肩を外側に寄せ肩甲骨内側の背側に硬めの薄い枕または折り重ねた覆布を挿入し，肩甲骨を固定するとともに上半身を起こしたビーチチェアー位とする．手術台がビーチチェアー位を取れない場合，大腿部の後面に大きめの枕を入れ頭側を上げるとよい．この際，両腓骨神経および健側の尺骨神経が圧迫されないよう，また頸部が後屈しすぎて神経麻痺が生じないよう気をつける．また，頭部が手術中上肢を牽引すると手術台より落ちる危険性があるのでもうひとつの手台を頭部に置くか，胸部をバンドなどで健側に引っ張り固定しておく．さらに下肢の静脈血栓が生じないよう弾性包帯を巻いておく．

皮切は肩関節外転位にて腋窩にジグザグ切開で皮下を剥離して広背筋腱前面を確認する(図 3, 4)．腕神経叢を同定したのち胸背動静脈(図 5)，神経を確認し上肢外転位で強く内旋しながら広背筋と大円筋を骨膜も含めて剥離反転する．広背筋・大円筋付着部は腱というより筋膜に近く，非常に薄く弱いので，骨も含め剥離することが望ましい．剥離した上腕骨付着部の腱断端の両側にベースボールグラブの皮を縫合するように交叉させながら 2 号糸をかける．その際にあらかじめ違う種類か異なる色の糸を用意しておくと移行後に内・外側がわかりやすい．剥離した停止部が非常に薄い場合には大腿筋膜を包み込むように移植して補強および延長する．大円筋腱は以前は筋肉部

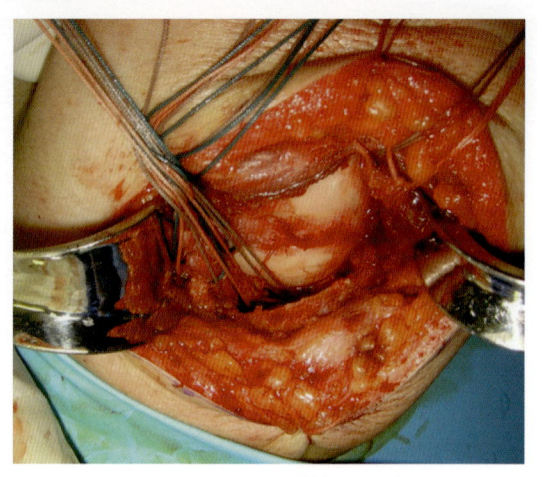

図 6. 短縮した棘上・棘下筋腱にあらかじめ糸をかけているところ

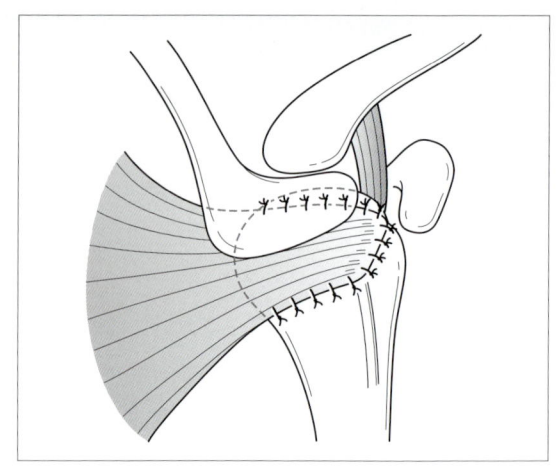

図 8. 移行後の縫合方法(Gerber 法)

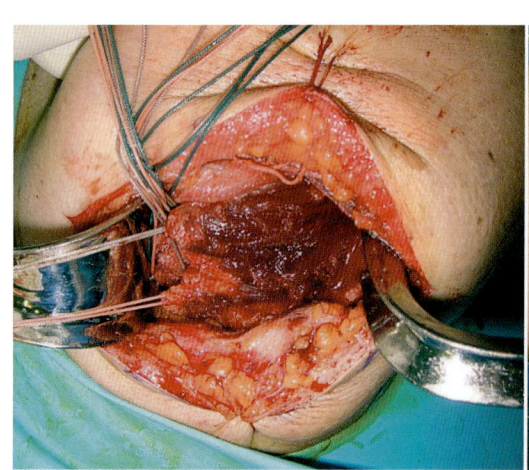

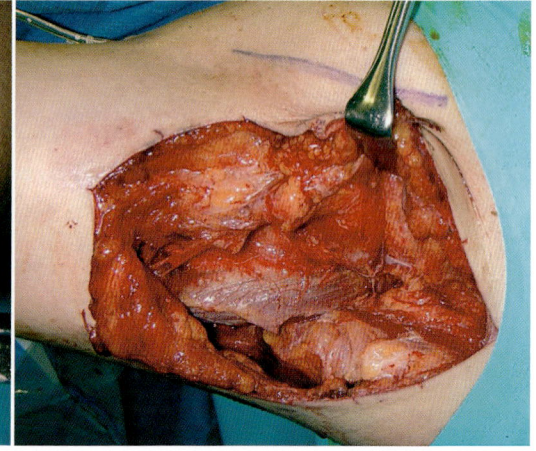

図 7. 広背筋・大円筋を通したところ

で切離していたが，最近は肩甲骨外側および下角から剝離しエクスカーションを獲得し両方の筋収縮を利用するようにしている．注意点としては，広背筋・大円筋移行術では皮下を剝離する際に十分に止血を行わなければ背部への皮下出血が持続しやすい．また，十分に背部の起始部に向かって剝離することが7～10 cm のエクスカーションを獲得するため重要である．

上腕三頭筋後方を通って肩峰下腔へ腱を移行し残存する棘下筋腱，棘上筋腱および肩甲下筋腱や大結節部と縫合する．上腕骨に対し広背筋・大円筋付着部を縫着する際には，移行腱の前方を肩甲下筋から大結節前方へ，内側は棘上筋，棘下筋の断端へ，外側部を大結節後方へと膜状にしっかりと縫合し，移行した腱が紐状に細くなり上腕骨後方に骨欠損が生じないようにすることが重要である(図6～8).

広背筋移行術は外転，外旋機能の再建に非常に有用な手術手技であるものの，神経血管系が近在し，重篤な合併症をきたさないように手術を行うことと，腱縫合部の修復を確実に得るよう手術後のリハビリテーション(以下，リハ)を丁寧に進めることが非常に重要である．

2. 肩甲下筋腱部分移行術(図9)

棘上筋が短縮してモビライゼーション後も一次修復不能で肩甲下筋腱が残存している場合に適応となる．肩甲下筋腱の小結節付着部は台形状になっており，これを骨膜下に上方2/3程度を小結節から剝離し線維方向に約3～4 cm L字状に切離すると，多くの場合，大結節の superior facet 後

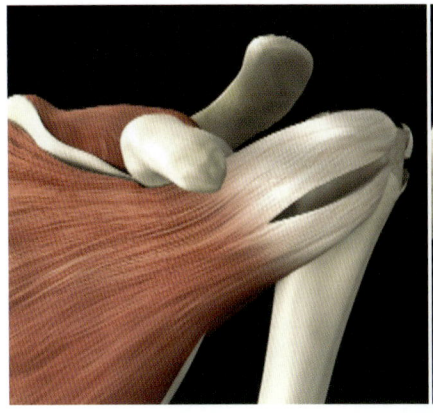

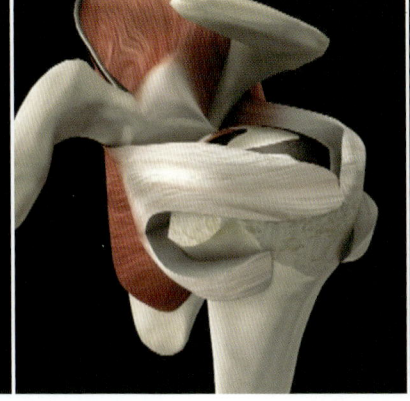

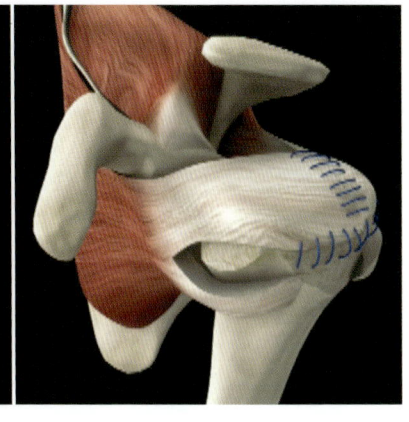

図 9. 肩甲下筋腱移行術
肩甲下筋腱の小結節付着部を骨膜下に上方 2/3 程度を小結節から剝離し，線維方向に約 3～4 cm L 字状に切離して middle facet まで移行する．

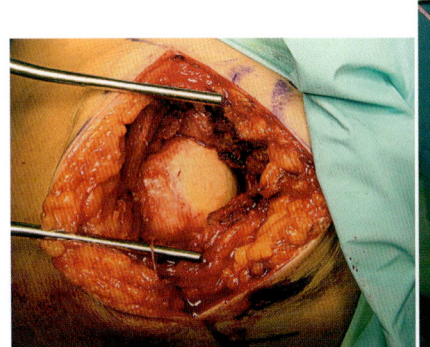

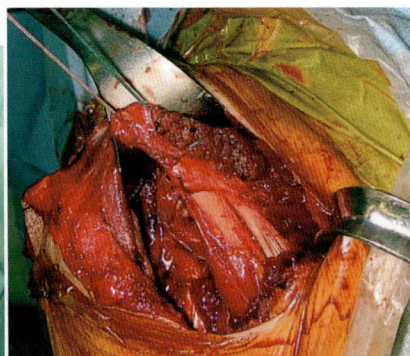

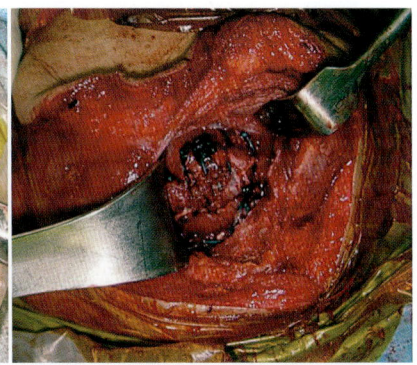

図 10.
大胸筋移行術
大胸筋胸骨枝の約 3 cm 上方の筋膜成分を L 字状に切離し，烏口突起に付着する conjoined tendon の内外側を剝離し，その背側を通す．

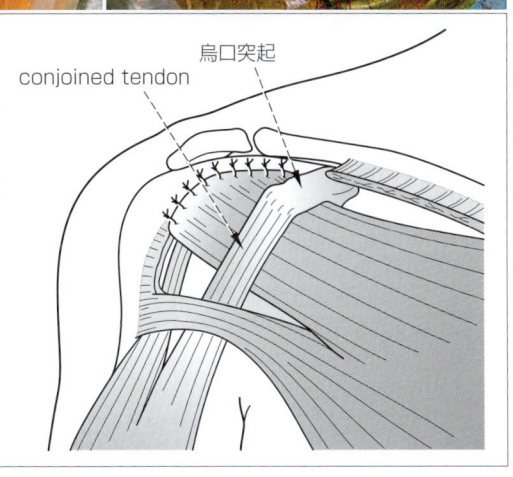

方から middle facet までエクスカーションが得られ移行可能である．

3．大胸筋移行術（図10）

大胸筋はエクスカーションが非常によく大結節の小円筋付着部まで移行可能なことが多く，前上方断裂の再建として非常に有用である．しかしながら，筋成分が多く上腕骨頭上方化を抑制する効果は少ない．アプローチは三角筋大胸筋間アプローチから停止部を展開し，大胸筋胸骨枝の約 3 cm 上方の筋膜成分を L 字状に切離し移行する．大胸筋胸骨枝を使う理由は，停止部が鎖骨枝に比較しより筋膜成分が多く，また移行筋の走行がより肩甲下筋に類似しているからである．烏口突起に付着する conjoined tendon の内外側を剝離し，

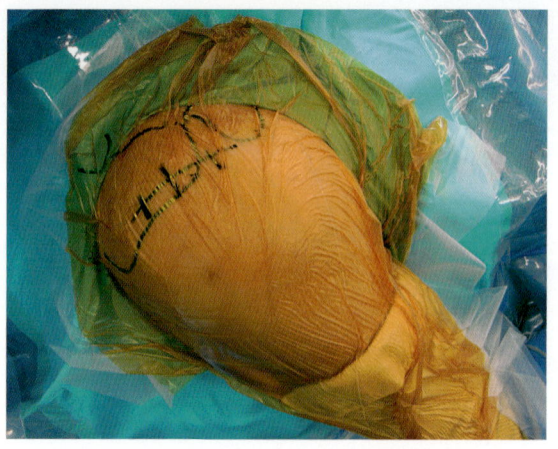

図 11. 小径骨頭を用いた人工骨頭置換術の皮切

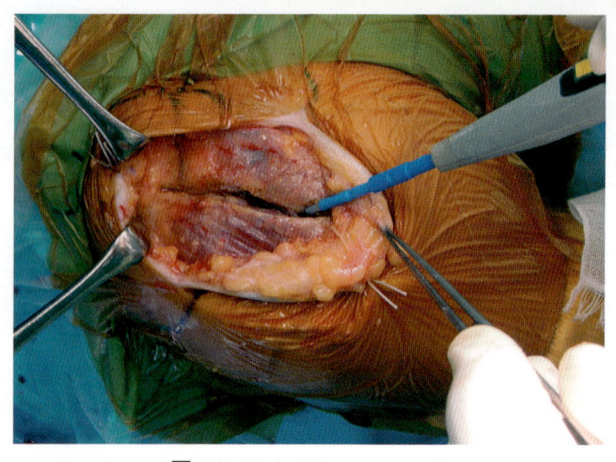

図 12. Deltoid on approach

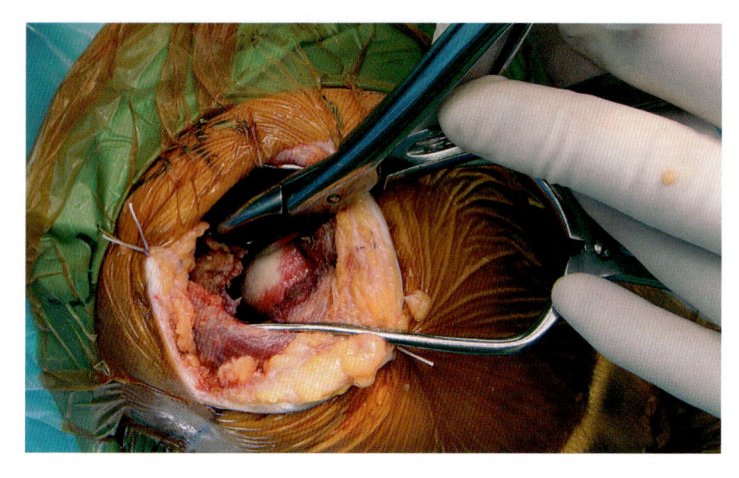

図 13.
烏口肩峰アーチの連続性を残しながら外側を 5 mm 程度切除する．

その背側を通すことが重要である（subcoracoid transfer）．この際，筋皮神経を必ず確認し，損傷しないように注意する．

4．小径人工骨頭置換術

小径（小さなサイズ）の上腕骨頭を使うことのメリットは以下の 4 点である．第 1 に，小さな骨頭にすることにより関節容量が少なくなり，残存する肩甲下筋腱および小円筋腱を引き上げたり修復不能な棘上・棘下筋が修復できるようになることである．次に，小さな骨頭で高さと厚みが減少することにより骨頭中心が下降し，内側移動する．そのため，上腕骨頭を引き下げられるとともに三角筋のレバーアームが増大することである．また，肩関節の安定性を保つ関節包を切開しなくとも他動可動域改善が得られること，さらに肩甲関節窩との間に骨頭サイズのミスマッチが生じ他動可動域は良好に保たれ，筋力が回復した際には良好な可動域が期待できることである．

アプローチには前方，上方，後上方の 3 つがあり症例により使い分けている．前方アプローチは前上方腱板欠損例に用いている．このような症例では棘下筋腱は残存し，しばしば大胸筋移行術が必要になるためである．上方アプローチは saber-cut 法と経肩峰進入法，側方縦皮切などがある．筆者らは三角筋と癒着しないよう肩峰横径の中心で直上を通り，皮線に沿う直線状の横皮切が創瘢痕になる可能性が少なく，好んで使用している．肩峰横径の中心で直上を通り，皮線に沿う直線状の 3〜5 cm の皮切とする．肩峰前外側縁より約 3 cm 遠位の三角筋前部線維と中部線維の間に，手術中それ以上筋を split して腋窩神経麻痺をきたさないよう stay suture を行った後，三角筋前部・中部線維を肩峰より骨膜下に剥離する．三角筋前部線維を骨膜下に剥離し，肩峰前縁から切離する際

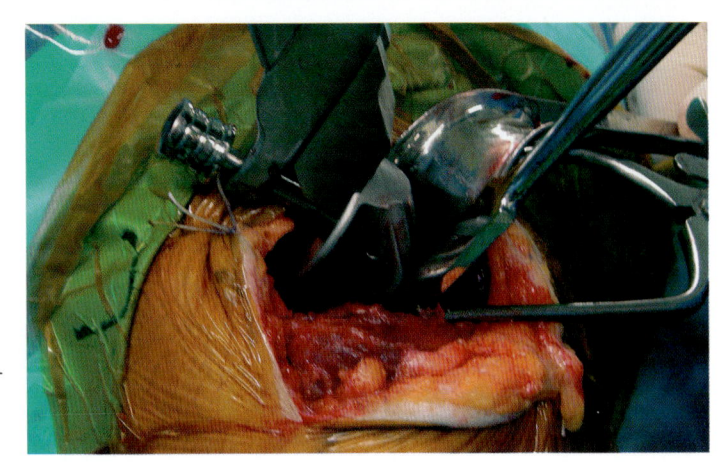

図 14.
後捻 40°でステムトライアルのカラーをガイドに上腕骨頭の骨切りをする.

には烏口肩峰靱帯直上の烏口肩峰動脈の損傷に気をつける.

後上方アプローチは肩甲関節窩の後方が erosion し骨切り術を併用する場合に用いている. その際は側臥位で行っている.

本項では, 一般的に用いている上方アプローチを中心に記載する.

1) 三角筋および烏口肩峰アーチの温存

皮切は図 11 のように肩峰上を通る皮線に沿う横皮切を用いている. 肩峰前外側縁より約 3 cm 遠位の三角筋前部線維と中部線維の間に, 手術中それ以上筋を split して腋窩神経麻痺をきたさないよう stay suture を行った後, 三角筋前部線維を肩峰より骨膜下に剝離する (図 12). その際, 烏口肩峰靱帯と肩峰の連続性を必ず温存する. 肩峰外側は骨棘があったり, 硬いと三角筋の修復が困難になりやすく, また人工骨頭のステムを挿入しやすくするためにも, 肩峰外側を 5〜6 mm 切除している (図 13).

2) 上腕骨頭の骨切り

専用骨切りガイドは未だないため, トライアルステムのカラーをガイドに骨切りする. 髄腔リーマーを良好なアライメントで挿入するため, まず上腕二頭筋長頭腱の後方で解剖頚と大結節の境界にリューエルで骨溝を作製する. その際, 前後方向にやや広めに作製する. 多くの場合, 上腕二頭筋長頭腱が欠損していたり, 大結節が femoralization になっていて刺入位置がわかりづらいので, その場合, 骨頭の前方と後方を触知し, その中央で大結節端より 1.5 cm 程度内側を目安とする. 至適な太さまでリーミング後, そのサイズより 1 段階下のサイズのトライアルを可能な深さまで挿入する. その際の後捻角度は通常より大きく 35°〜40°としている. その理由は挙上時に若干後捻位となることで骨頭の肩甲上腕関節窩への取り込みが良好になることを期待しているためである.

トライアルステムのカラーの角度に沿って骨切りを行うが, ステムも入っており, また皮膚にも余裕がないため, 細めのオステオトームで面を作るように骨頭を切除する (図 14). その際, 頚部の骨切り角度を間違えると深く切りすぎて下方関節包を切離したり, 浅く切りすぎて骨頭下方が残りすぎたりすることがあるので注意する. また上腕骨が外側に十分に引き出せずトライアルステムが挿入できない場合は, 肩甲下筋腱を骨膜下に上方を剝離するとよい.

3) 残存腱板の処置

人工骨頭を挿入してしまうと残存腱板の処置が困難になるので, 挿入前に縫合の準備を行う. 烏口上腕靱帯を切離し, 腱板上面と関節内を剝離して腱板のモビライゼーションを行う. 後方から前方にかけ 7〜8 mm 間隔で腱板断端に 2 号エチボンド糸を Mason-Allen 法を用いてかけておく. 1/2 以上の上腕二頭筋長頭腱部分断裂を伴う場合は, 上腕二頭筋長頭腱溝に腱固定術を行い関節内部分を切除する. 関節内部分が肥厚してパッチ移植として使用可能な場合には最後まで残しておく.

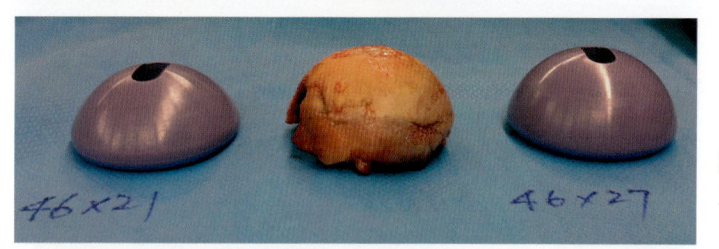

図 15.
上腕骨頭の大きさをチェックする.

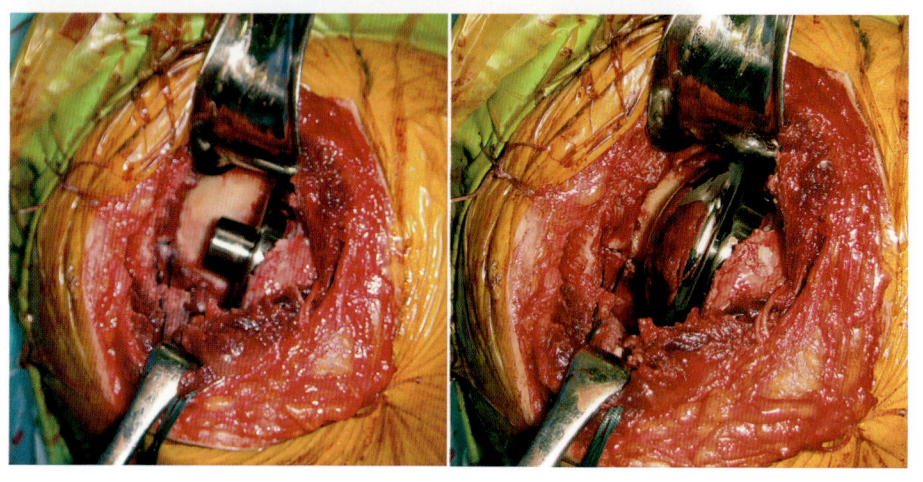

図 16.
上腕ステムを挿入後, 骨頭を勘合する.

4）トライアルの設置および骨頭の選択

前述した髄腔径より1サイズ小さなトライアルを設置する．摘出した上腕骨頭の大きさをチェックする（図15）．まず元の骨頭と同じ直径で厚みの1番薄いトライアル骨頭を挿入し，腱板が縫合可能な場合は可能な範囲で厚いものを選択する．縫合不能な場合，4mm 程度骨頭径をダウンサイズした金属製トライアル骨頭を挿入する．あまり小さくしすぎるとグレノイドとのミスマッチが大きくなり骨頭の安定化が得られないので注意する．X線イメージコントロールでステムの太さ，骨頭の高さ，不十分な骨切りがないかについてチェックする．骨切りが不十分であれば追加する．特に大結節部，骨頭前方および骨頭下部に取り残しが多いので注意する．また上肢を牽引しても上腕骨頭上部が肩甲関節窩の半分程度まで十分に下がらない場合は，頚部骨切りを追加している．しかし，追加の骨切りはせいぜい5～7mm 程度とし，切りすぎて牽引にて骨頭が下方亜脱臼しないように注意することが重要である．

5）インプラントの挿入と上腕骨の形成

ジェット洗浄機を用いて関節内，髄腔などをよく洗浄したのち後捻角度を 35°～40° としてインプラントを挿入する（図16）．多くの場合，ノンセメントで十分であり，骨質の不良な症例では摘出した上腕骨頭からの海綿骨と硬めで大きいサイズの顆粒の人工骨を頚部内側に impaction bone grafting し，上腕骨が内反しないように注意しながら挿入する．モーステーパーのところに水分が付着しないようにしながら選択した骨頭をはめる．

6）腱板の修復（パッチ，肩甲下筋腱移行，広背筋もしくは大胸筋移行術の追加）

腱板の修復方法は非常に重要である．可及的に健常な残存筋を利用する．というのも，陳旧性断裂で筋萎縮が強く，脂肪変性の生じている棘上・棘下筋は仮に縫合したとしても有用な筋力は期待しづらいため，小円筋または肩甲下筋を，腱板を覆うために引き上げながら縫合する．この際，上腕骨頭は小さく，低くなっているので通常骨頭半分くらい下に上縁がある小円筋は有用である．さらに肩甲下筋が残っていれば骨頭が低くなった分上方 2/3 程度を後方へ移行することで小円筋上縁と縫合可能な場合が多い（図17）．

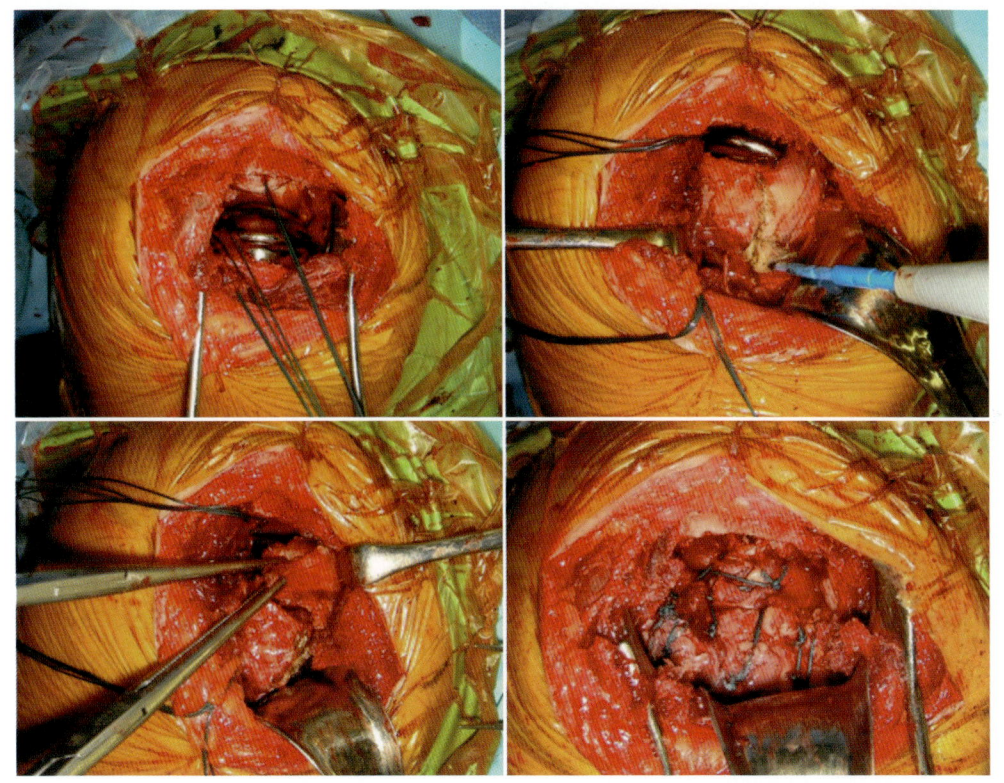

図 17. 腱板は一次縫合できないため，肩甲下筋部分移行術を追加し再建している.

　前述の方法で腱板が修復不能な場合には前上方欠損には使用可能な上腕二頭筋長頭腱があればパッチとして使用する．使用可能な上腕二頭筋長頭腱がなかったり，欠損が大きい場合には大胸筋の胸骨枝を共同腱の背側を通して移行している．大胸筋胸骨枝を使う理由は停止部が鎖骨枝に比較し，より筋膜成分が多く，また移行筋の走行がより肩甲下筋に類似しているからである．烏口突起に付着する conjoined tendon の内外側を剝離し，その背側を通す．この際，筋皮神経がすぐ近くを走行しているので損傷しないように注意する．

7）三角筋の修復

　骨膜下に剝離した三角筋中部線維を肩峰を挟み込むようにエチボンド2号糸で修復する．三角筋前部線維は2号吸収糸で中部線維に側々縫合する．

後療法[10]（図18）

　腱板広範囲断裂手術後リハを行っていくうえで重要なことは，再断裂をきたさないこと，健常筋筋力を落とさないこと，肩関節周囲筋の協調性を保つこと，または回復することにより上腕骨頭のグレノイドへの取り込みを良好にすることである．

　早期の可動域訓練で他動可動域を獲得することよりも再建した腱板の修復を確実にして，腱板の機能における支点としての肩甲上腕関節を獲得することが重要である．したがって，早期に可動域訓練を行うよりも2～6週は固定し，縫合した筋腱に負荷をかけずに健常な残存筋，特に外旋筋の萎縮を防ぎ，協調性を高めることを念頭に置きながらリハをすすめていくことが重要である．

　リハプログラムの具体的内容は，縫合部に負担がかからないよう外転枕を8週間使用している．装具装着時の注意事項としては，術後2～4週は痛みのためか上腕骨頭が下がる症例があるので，X線をこまめに撮りチェックしながら，下方に亜脱臼している症例では肩にかけたバンドを窮屈ではあるものの骨頭が上がってくるまで整復位を保つようきつく締めておくことが重要である．また肘が後方に引かれると肩関節伸展位となり前上方の腱板の修復不全が起こり，挙上時の上腕骨頭の

	術翌日 (/)	術後1週 (/)	術後2週 (/)	術後4週 (/)	術後6週 (/)	術後8週 (/)	術後10週 (/)	術後12週 (/)
						装具除去		
手指の握り運動(1日100回)	■	■	■	■	■	■	■	■
肩すくめ運動(1日30回)	■	■	■	■	■	■		
肘の屈伸運動(1日30回)	■	■	■	■	■	■	■	■
仰臥位での自動運動		要確認						
目標可動域 屈曲 外旋(外転位)			120° 30°	150° 50°	165° 70°			170° 90°
臥位での棒体操(1日30回)		要確認	■	■	■	■	■	■
装具内での自動外旋運動		要確認	■	■	■			
ぶら下がり運動(1日15回)			要確認	■	■	■	■	■
抵抗運動—外転、外旋以外 (各30回ずつ)			要確認	■	■	■	■	■
臥位でのD2エクササイズ(1日50回)						■	■	■
抗重力位での自動運動(1日50回)							■	■
抵抗運動—外転、外旋(各30回ずつ)							要確認	■
デスクワーク、軽作業復帰	術後3か月							
重労働、スポーツ復帰	術後9か月							

図 18. 後療法

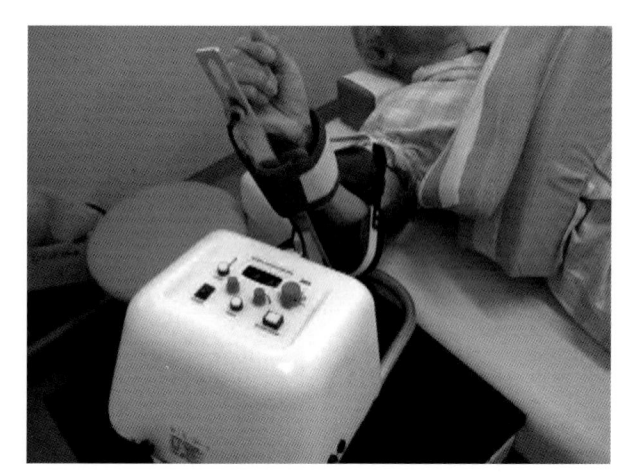

図 19. ショルダーモビライザー
(エム・イー・システム, 東京)

取り込みが悪くなり挙上できなくなるので，常に肩関節屈曲位を保つよう注意する．

移行腱がしっかりしていて十分に縫合できた場合，術後2週から他動可動域訓練を始める．ショルダーモビライザー(エム・イー・システム, 図19)を用いて，肩関節90°外転位にて内・外旋運動を始める．その際，内旋運動は後方腱板再建時に再断裂の危険を伴い，外旋運動は前方腱板再建時に負荷がかかることを考え，症例により運動角度を制限しながら行っていくことが重要である．人工骨頭置換術例以外ではモビライゼーション，ぶらさがり運動，挙上・内旋・外旋の他動運動，4週より水中での自動運動を開始，10週で地上での自動運動を開始，12週より外転抵抗運動を行っている．人工骨頭置換術例では緩くなりすぎることが危険なので牽引およびモビライゼーションはかけずに行う．縫合が心配な場合は最大6週を目途に完全に肩の伸展・屈曲・外転・内旋運動は制限している．

患部外運動は術翌日より拘縮・浮腫予防のために開始する．最初は肩すくめ，肩甲骨寄せ，肘関節の他動関節可動域訓練，手指運動などを行う．肩甲骨の運動を行う際は，脱臼や再断裂をきたさないように，肩関節伸展動作を伴わないよう注意が必要となる．

肩外旋筋力は手術後の機能回復に非常に重要である．術後早期より痛みが落ち着いた2〜3日後

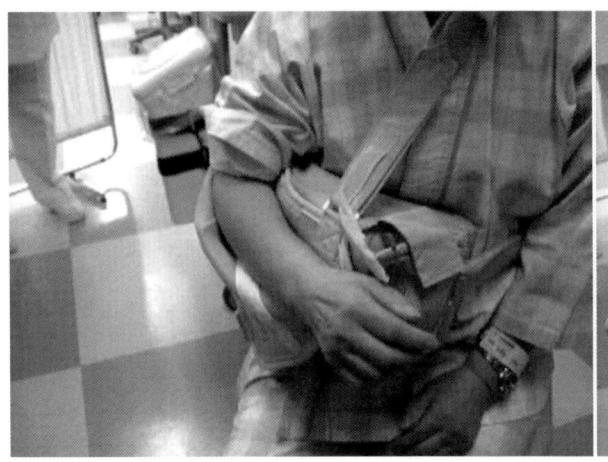

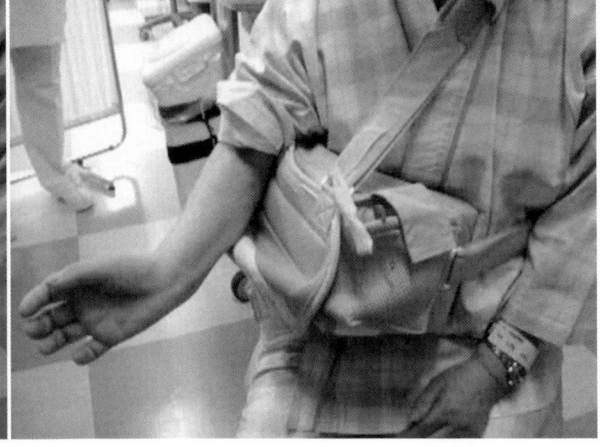

図 20. 自動外旋運動

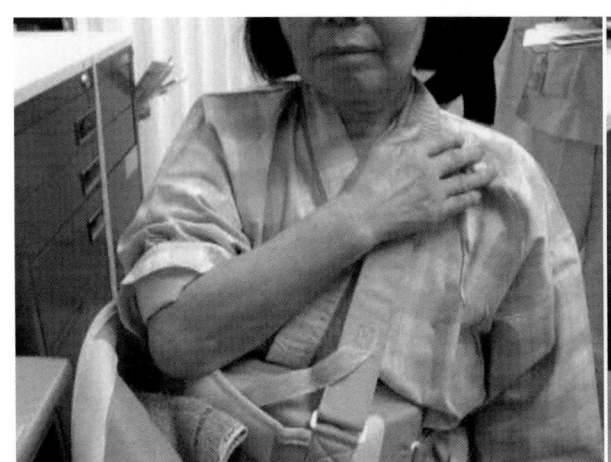

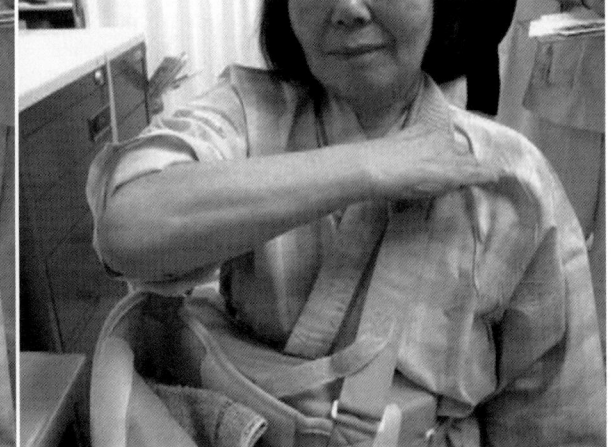

図 21. SEHA exercise

からできる範囲で自動外旋運動を行わせている（図20）．この際，外転しないよう肘を外転枕につけた状態で外旋するというより，外旋方向に枕から少し浮かす程度から始めている．この運動は当院でのEMGの検討で棘下筋，小円筋に対して最大筋力の10%以下の低負荷であることが判明している．

また最近は，2～3週経過してからSEHA exercise（shoulder elevation at horizontal adduction exercise, 図21）を行っている．健側胸または肩に手を付けた状態で肘を挙上する動作で，上腕骨頭の取り込みを良好にする効果がある．早期よりこの動作が可能な症例では術後の挙上も可能であることが多い．

下垂位で外旋筋の収縮がなかなか得られない症例には腱板の縫着具合を確認しながら，背臥位で90°外転位での外旋や座位での90°以上の屈曲位での外旋訓練を追加する．10週経過後よりまず仰臥位でPNFパターンを利用し外転位での外旋の際に前腕の回外，内旋の際に前腕回内などを協調的に学習させ骨頭の求心力を高めてゆく（図22）．

烏口肩峰アーチへの骨頭の取り込みが悪い（上肢挙上時の上腕骨頭の求心性不良や骨頭の上方転位）症例には肩甲関節窩上での骨頭の安定性を意識できる臥位で挙上し，小さな円を描くような運動を行う．仰臥位でできるようになったら立位でも行う．まず健側の股関節に手掌部を付けた状態から肘を引かないように健側肩に手を持っていき，次に肘を目から口の高さまで肩屈曲し，その後肘の伸展を行いながら挙上位へと持っていく（図23）．

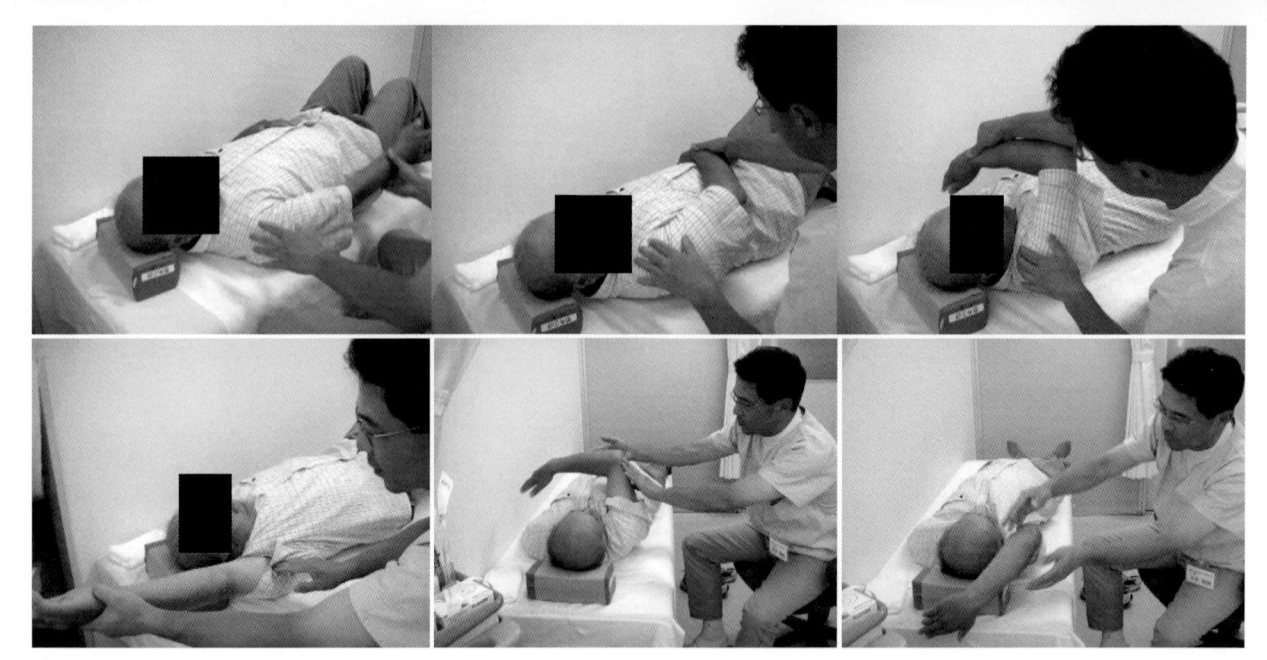

図 22. D2 excersise
まず，仰臥位でアシストしながら内転・内旋・前腕回内位から外転・外旋・前腕回外位へ持っていく．次に，自動で行うようにするが，多くの場合，肘が外側に倒れてくるので矯正しながら運動を覚えてもらう．

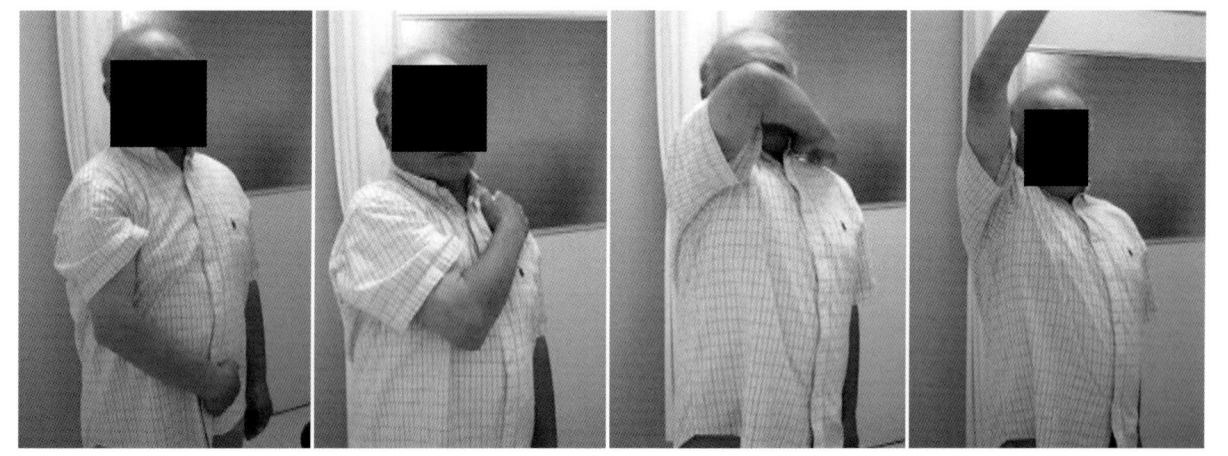

図 23. 健側の股関節に手掌部を付けた状態から肘を引かないように健側肩に手を持っていき，次に肘を目から口の高さまで肩屈曲し，その後肘の伸展を行いながら挙上位へと持っていく．

まとめ

一次修復不能な広範囲腱板断裂例に対する肩甲下筋腱部分移行術，広背筋・大円筋移行術および軟骨変性や関節症を伴う症例に対する小さなサイズの人工骨頭置換術を併用した筋腱移行術による腱板再建術の詳細と術後のリハの進め方についてそのコツを記載した．

文献

1) Nobuhara K, et al.：Surgical procedure and results of repair of massive tears of the rotator cuff. *Clin Orthop*, 304：54-59, 1994.
2) Cofield RH：Subscapular muscle transposition for repair of chronic rotator cuff tears. *Surgery, Gynecology & Obstetrics*, 154：667-672, 1982.
 〈Summary〉広範囲腱板断裂に肩甲下筋を移行した初めての論文．
3) Gerber C：Latissimus dorsi transfer for the treatment of irreparable tears of the rotator cuff.

Clin Orthop Relat Res, 275：152-160, 1992.
　　〈Summary〉広範囲腱板断裂に広背筋を移行した初めての論文.
4) 末永直樹：腱板断裂の治療；手術療法④ 筋腱移行術―広背筋・大円筋―. *MB Orthop*, 25(11)：48-52, 2012.
5) 大泉尚美ほか：広背筋移行術. 高岸憲二(編), 肩関節外科の要点と盲点, pp.338-340, 文光堂, 2008.
6) Wirth MA, Rockwood CA：Operative treatment of irreparable rupture of the subscapularis. *J Bone Joint Surg*, 79-A：722-731, 1997.
7) Resch H, et al：Transfer of the Pectoralis major muscle for the treatment of irrepairable rupture of the Subscapularis tendon. *J Bone Joint Surg*, 82-A：372-382, 2000.
8) 山根慎太郎ほか. 修復不能な腱板断裂を伴う肩関節症に対する人工骨頭置換術と筋腱移行術の成績. 肩関節, 32：465-468, 2008.
　　〈Summary〉広範囲腱板断裂後関節症に対して小径骨頭を使用した人工骨頭置換術と筋腱移行術を併用した初めての論文.
9) 末永直樹ほか：RCDA (Rotator Cuff Deficient arthropathy)に対する小径骨頭を用いた腱板再建術. *J MIOS*, 63：69-78, 2012.
10) 末永直樹ほか：腱板断裂手術後のリハビリテーション. 整形外科運動療法実践マニュアル, pp.24-32, 全日本病院出版会, 2002.

MB Orthopaedics 誌 25 周年記念書籍

おかげさまで大好評！！

B5判・2色刷 272頁　定価 8,400 円(税込)

達人が教える 外傷骨折治療

執筆者には論文中に【コツ】、【落とし穴・注意すべき点】、【ワンポイントアドバイス】といった見出しの内容を盛り込んでいただきました．達人目線に近づける秘技が満載の書です！

項　目

A. 骨折治療総論
1. 骨折治療とバイオメカニクス………………渡部　欣忍
2. 開放骨折の評価と初期治療…………………吉田　健治
3. 骨折の急性期合併症とその対策
   1) 全身的合併症：肺血栓塞栓症、脂肪塞栓症候群
   　　　　　　　　　　　　　　　　　　　　新藤　正輝
   2) 局所の合併症：神経血管損傷、コンパートメント症候群
   　　　　　　　　　　　　　　　　平野　貴章，別府　諸兄
4. 高齢者の脆弱性骨折治療における問題点………中野　哲雄

B. 部位別治療の実際
1. 鎖骨骨折……………………………内野　正隆，糸満　盛憲
2. 上腕骨骨折
   1) 上腕骨骨折（近位部、骨幹部、遠位部）……長野　博志
   2) 肘関節周囲の小児上腕骨骨折………………金　郁喆
   3) 高齢者の上腕骨近位部骨折
      ① 保存療法………………………………石黒　隆
      ② 手術療法………………………………井上　尚美
3. 前腕骨骨折
   1) 前腕骨骨折・脱臼……………………………中村　俊康
   2) 高齢者の橈骨遠位骨折
      ① 保存療法………………………………高畑　智嗣
      ② 手術療法………高井　盛光，長田　伝重，玉井　和哉
4. 手根骨・中手骨の骨折…………………………長田　伝重
5. 高齢者の脊椎椎体骨折
   1) 保存療法………………………………………浦山　茂樹
   2) 手術療法………………………………………豊根　知明
6. 骨盤輪骨折………………………………………白濱　正博
7. 寛骨臼骨折………………………………………澤口　毅
8. 高齢者の大腿骨近位部骨折
   1) 大腿骨頸部骨折………………………………南澤　育雄
   2) 大腿骨転子部骨折……………………………市村　和徳
9. 大腿骨骨幹部骨折
   1) 大腿骨転子下・骨幹部骨折…………………生田　拓也
   2) 人工股関節ステム周囲骨折………馬場　智規，一青　勝雄
10. 顆部・顆上部骨折………………………大塚　誠，田中　正
11. 人工膝関節周囲骨折……………………………佐藤　徹
12. 膝蓋骨骨折……………………………………森川　圭造
13. 脛骨プラトー骨折……………………………南里　泰弘
14. 脛骨骨幹部骨折
    1) 保存療法……………………………………日下部虎夫
    2) 手術療法……………………………………土田　芳彦
15. 足関節部骨折（果部、脛骨天蓋骨折）………長谷川　惇
16. 踵骨・距骨骨折…………………………瀬戸信一朗，椎木　栄一
17. 足部の脱臼・骨折……………………………白仁田　厚

編集
糸満盛憲（九州労災病院院長）
戸山芳昭（慶應義塾大学教授）

http://www.zenniti.com
（刊行後は，各項目のキーポイントを閲覧できます．）

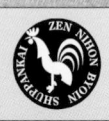

（株）全日本病院出版会

〒113-0033　東京都文京区本郷 3-16-4　電話(03)5689-5989　FAX(03)5689-8030

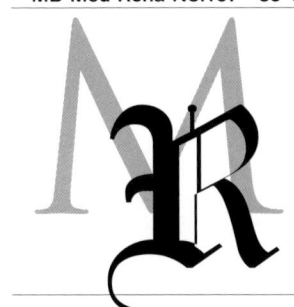

特集／肩関節傷害 診療の真髄

Ⅳ. 五十肩（凍結肩）
保存療法
―サイレント・マニピュレーションを中心に―

皆川洋至*

Abstract 五十肩（凍結肩）は非常に強い痛み，可動域制限をきたし，数か月から数年にわたって患者を苦しめる．外来サイレント・マニピュレーションでは，術後1週で術前疼痛の約4割，術後1か月で約3割まで痛みを軽減できる．漫然と行われてきた従来の保存治療に比べれば，その除痛効果は極めて高い．また入院授動術（手術を含む）に比べ，全身麻酔に伴うリスク，患者の入院による時間の制約，金銭負担を大幅に軽減した臨床的意義は非常に大きい．

Key words：凍結肩（frozen shoulder），超音波画像（ultrasonography），保存治療（conservative treatment），授動術（manipulation）

はじめに

一般に，画像診断の第一選択は「まず，レントゲン」，すなわち単純X線写真である．その理由は，最も歴史が古く，最も広く一般に普及し，骨を中心に病態を考える整形外科学の基本になっているからである．整形外科では，骨折，脱臼，腱・靱帯断裂など画像所見をそのまま病名として使っている場合が多い．病態を説明できる画像所見が得られないときは，特徴的な主訴，現病歴，臨床所見などが病名として用いられる．"五十肩"もそのひとつであり，広義には中高年に生じた肩痛全般，狭義には凍結肩を意味する．昔から五十肩は「薬せずして癒ゆるもの」（俚諺集覧：江戸時代），すなわち保存治療は必ずしも必要ない，自然に良くなるものと理解されてきた．しかし，五十肩（凍結肩）は非常に強い痛み，可動域制限をきたし，数か月から数年にわたって患者を苦しめる．本稿では，凍結肩に対する新しい治療"サイレント・マニピュレーション"を中心に解説していく．

凍結肩の概念

中高年の肩に痛みと関節可動域制限を引き起こし，たとえ数か月から数年にわたって日常生活へ影響を及ぼしても，自然軽快していくものを凍結肩と呼ぶ．腱板断裂，石灰性腱炎，変形性関節症は凍結肩から除外されるが，全く同様の臨床像を示すことがある．凍結肩は，疼痛が主体で徐々に可動域制限が進行する疼痛性痙縮期（freezing phase），可動域制限が著しく進行した拘縮期（frozen phase），症状が徐々に軽快していく回復期（thawing phase）の3つの病期に分かれる[1,2]．

凍結肩診療に関する問題

1. 診 断

凍結肩の概念からすれば，自然軽快という最終過程を経てはじめて凍結肩ということになる．すなわち，発症から経過途中で正確な診断をすることは，厳密には不可能ということを意味する．実際には，他動挙上角度の制限から凍結肩（であろう）と判断するが，明確な基準値がなく，診断という点では曖昧な要素を多分に含む．似たような意味で使われる肩関節拘縮は，可動域制限という1

---

* Hiroshi MINAGAWA，〒010-0003 秋田県秋田市東通6-7-6 城東整形外科，診療部長

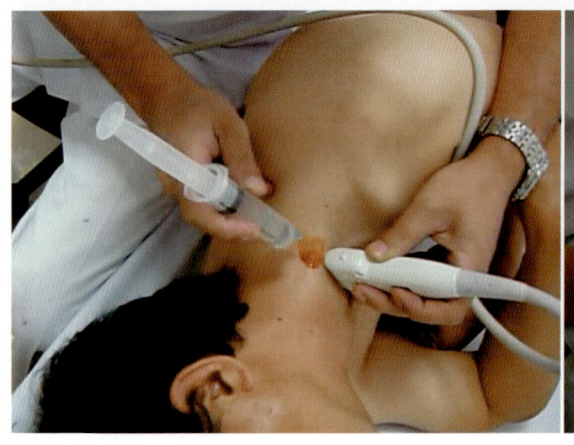

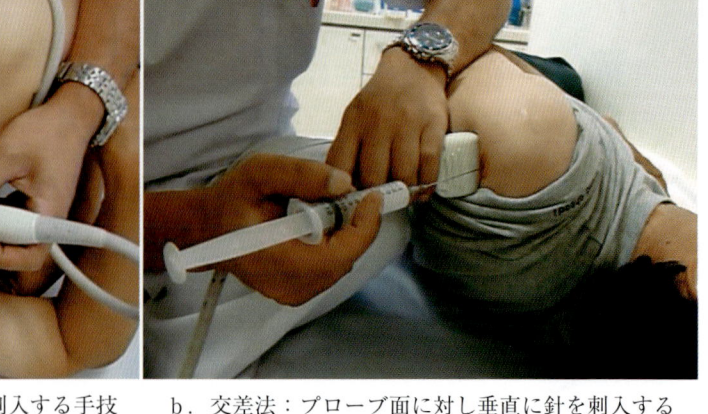

a．平行法：プローブ面と平行に針を刺入する手技　　b．交差法：プローブ面に対し垂直に針を刺入する手技

図 1. 超音波ガイド下注射

つの病状を表わす言葉であり，病態を表現する病名としては必ずしも適切ではない．

2．治療

一般に自然経過が良いと理解され，投薬，理学療法，物理療法といった保存治療が漫然と行われている[3]．しかし，治療に時間がかかるほど，患者が苦しむ期間は長くなる．凍結肩は，痛みが強いからこそ，いかに早く痛みから解放するかが問題の疾患である．治療1年後の成績など評価しても臨床的意味はなく，本来なら痛みの強さと治療期間の積分値で治療法の優劣を評価すべきと考える．治療成績に時間の要素を加えれば，自然経過も，従来の保存治療も決して良い成績とは言えない．

サイレント・マニピュレーション

超音波検査の普及によって，肩関節支配のC5，C6神経根を局所麻酔薬で簡単にブロックできるようになった[4]．このことが，外来での安全・確実な授動術（マニピュレーション）を可能にした．以前から全麻下授動術は行われてきたが，従来の手技では大きな関節包の断裂音が生じる．サイレント・マニピュレーションは，意識下であることに配慮し，関節包の断裂音を極力小さくするよう工夫した新しい手技である[5]．

1．適応

超音波ガイド下C5，C6ブロック後の外来授動術は，2010年5月から開始し，2012年12月まで延べ558例に達している．挙上角度120°以下の症例すべてを対象とし，最高齢は男性が87歳，女性が84歳で，外傷や術後の症例，骨粗鬆症やCRPS合併例，抗凝固剤の内服例などに対しても積極的にサイレント・マニピュレーションを行った．

2．手技の実際

1）超音波ガイド下注射

超音波ガイド下に目的部位へ針先を進め，ゆっくりと針先を引き抜きながら内筒を押し，注入抵抗がないこと，画像で薬液が目的部位へ広がっていることをリアルタイムに確認して行う手技である[6]．一般に行われる盲目的注射は，針先の位置が必ずしも正確でなく，しばしば薬液が目的外へ拡散しており，超音波ガイド下に比べると精度が劣る．超音波ガイド下注射には，基本的に平行法と交差法2つの手技がある（図1）．平行法が刺入した針全体を画面上確認できるのに対し，交差法では針の1断面しか確認できない特徴がある．針刺入に関しては，平行法のほうが正確・安全であるが，目標物の深さや刺入経路の障害物によっては交差法を選択する．実際には交差法を用いることのほうが多い．サイレント・マニピュレーションでは，C5，C6神経根ブロックに対しては平行法，最後の関節腔内注射に対しては交差法を用いる．

2）超音波ガイド下C5，C6ブロック

外来授動術を行う前に，まず超音波ガイド下C5，C6神経根ブロックを行う必要がある（図2）．

(1) 1％メピバカイン20 ml入りのシリンジに23 G短針をつけたものを準備する

図 2.
超音波ガイド下 C5, C6 ブロック
 a：針刺入部の消毒
 b：針刺入
 c：薬液注入

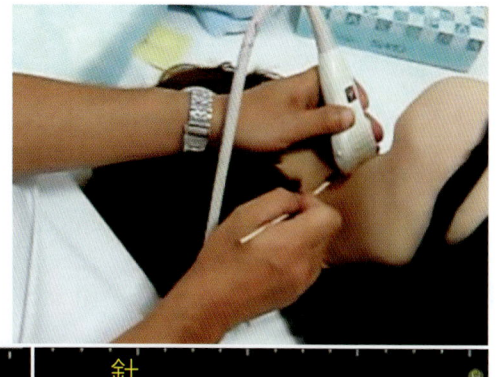

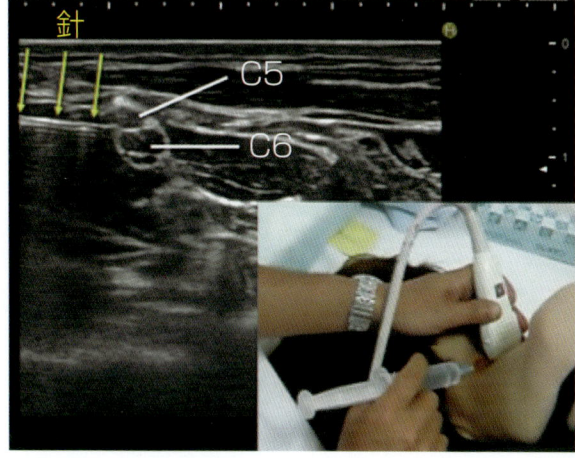

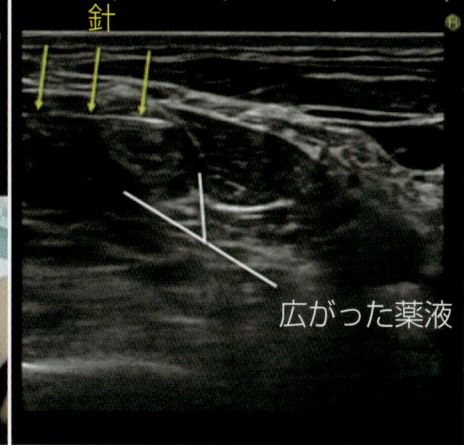

(2) 患者の肢位は患側上のやや斜め側臥位
(3) 左手プローブで C5, C6 神経根の短軸像を描出
(4) 23 G 短針が届く画面端へ C5, C6 の位置を移動
(5) 針刺入部をイソジン綿棒で消毒
(6) C5, C6 神経根周囲を狙い，右手で針を刺入
(7) C5, C6 神経根周囲が十分薬液に取り囲まれるよう，針先を移動しながら薬液を注入していく

3）サイレント・マニピュレーション

一枚の紙を強い力で引っ張ると大きな音を立てて破れるが，少し紙に切れ目を入れると簡単に引き裂くことができる．これがサイレント・マニピュレーションの理論である（図 3）．

(1) 1％メピバカイン 10 ml + トリアムシノロン 40 mg 入りのシリンジに 22 G カテラン針をつけたものを準備
(2) 患肢がベッド外に出る位置で患者を仰臥位とする
(3) 最初に，肩甲骨面上 90° 外転位とし，ゆっくり外旋を強制
(4) 次に，ゆっくり最大挙上
(5) 外旋位を保持したまま，ゆっくり内転
(6) 続いて，水平内転
(7) 最大水平内転位と 90° 屈曲位で最大内旋
(8) 最後に，最大伸展から内旋
(9) 授動術後，交差法で関節腔内へ準備した薬液を約 10 ml 注入

3．手技上のコツと留意点
1）超音波ガイド下注射

・上手な平行法は，目線と針の刺入方向を一致させることがコツ

・画面上に針全体が描出されているとは限らない（スライス厚）

・描出された針の位置だけに頼らず，針を小刻みに動かしながら周囲軟部組織の動きから針先位置を確認し，針先が深く入りすぎないようにすることが大切

・気泡は薬液注入中の画像描出を妨げる（アーチファクト）

・シリンジ内に混入した気泡は，注射前に十分除去しておく

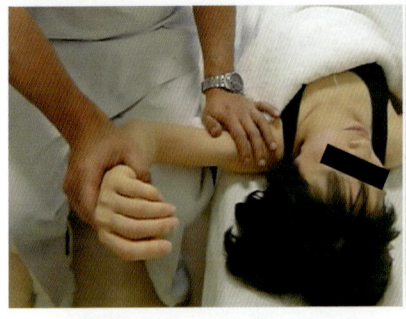

a．外転・外旋（下方関節包の切離）　b．最大挙上（前下方関節包の切離）　c．外旋・内転（前方関節包の切離）

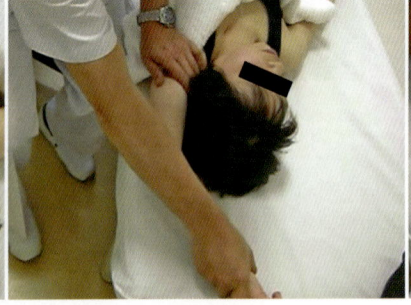

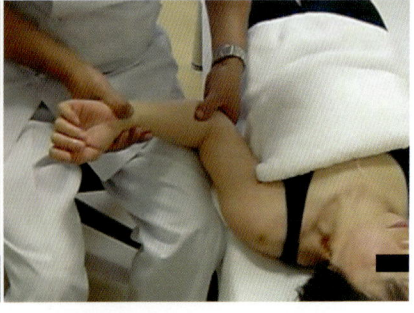

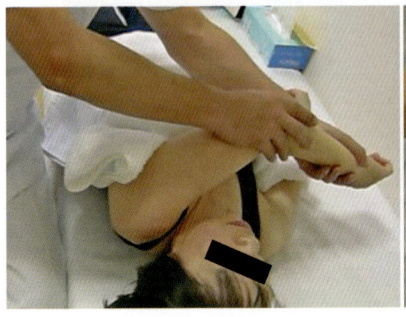

d．水平内転（後方関節包の切離）　e．屈曲・内旋（後下方関節包の切離）　f．伸展・内旋（上方関節包の切離）

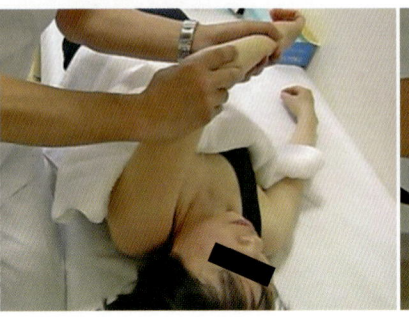

図 3．サイレント・マニピュレーション

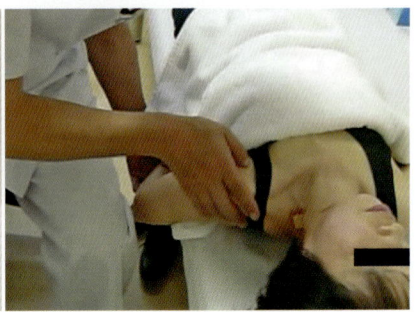

2）超音波ガイド下 C5，C6 ブロック

- 無理のない姿勢で注射できる患者，検者，装置のポジショニングが重要
- 画面上で刺入経路に動脈がないことを必ず確認（動脈損傷の可能性）
- 静脈は針を刺してもあまり問題にならない
- 注入抵抗がある状態では無理に内筒を押さない（神経損傷の可能性）
- 注入量は薬液の広がりを見ながら決定（痩せた人で 10 ml 前後，太った人で 15 ml 前後）
- 麻酔が効くまで 15 分ほどかかる
- 麻酔後は C4 から分枝する横隔神経麻痺が必発
- 安静肢位は，肋間筋が動きやすい前かがみの座位
- 同じ日に両側同時は行わない
- 片肺など重度の呼吸器障害を持つ患者には要注意
- 麻酔効果が現われると，指は動くが，肩の自動挙上，肘の自動屈曲ができなくなる
- 上肢の位置感覚消失に驚く患者が最も多い
- 患者が不安にならないよう，あらかじめ麻酔状態を説明しておくことが大切

3）サイレント・マニピュレーション

- 除痛効果が少ない場合は，手技を中断し薬液を追加
- 少しの痛みならば，そのまま手技を続行
- 痩せた女性は比較的簡単にできる場合が多いため初心者向き
- 筋肉質の男性は関節包が硬く，手技に時間を要する場合が多い
- 高齢者は骨粗鬆症による骨折の危険があるため，時間をかけ慎重に行う
- 手術に至る例はほとんどない（558 例中 2 例のみ手術）
- 数日以内に針刺入部の皮下血腫，局所感染，神経麻痺の有無を確認（一過性 C5 神経麻痺を 1 例経験）
- 授動術の前後に腱板断裂と骨折の有無を確認（経験なし）
- 翌日から積極的な理学療法を開始

4．凍結肩の治療成績

2011 年に超音波ガイド下 C5，C6 ブロック後サイレント・マニピュレーションを行った挙上角度 120°以下の凍結肩 126 肩のうち，術後 1 週，1 か月の疼痛，可動域を評価できた 107 肩の治療成績

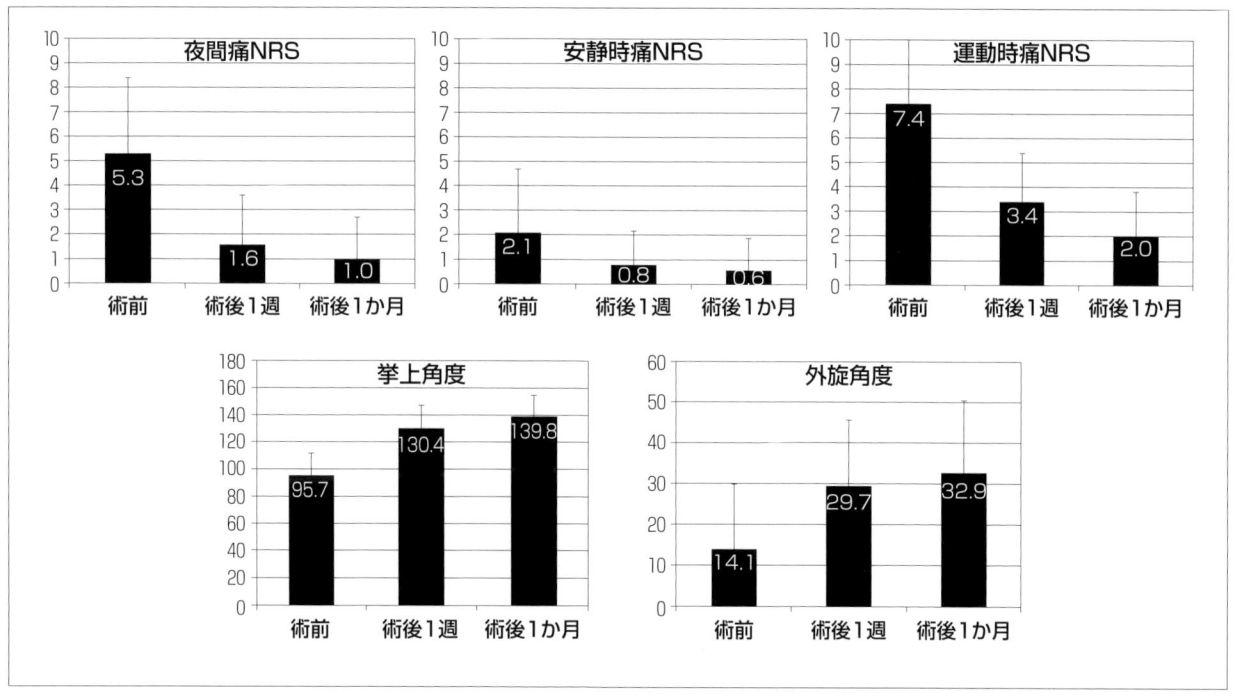

図 4. 術後成績

表 1. 推定総医療費の比較

	従来の外来治療	外来授動術	入院授動術
1 か月間の医療費	11,100 円	44,800 円	532,800 円
治療期間（仮）	12 か月間	3 か月間	3 か月間
推定総医療費	133,200 円	67,000 円	555,000 円

*診療所への通院患者が毎日服薬，週2回リハビリを受けた場合の試算

を提示する(follow up rate：84.9％)．平均年齢 57.4 歳(37～82 歳)．男性 40 肩，女性 67 肩．右 41 肩，左 66 肩，両側 3 例 6 肩．平均罹病期間 6.5 か月(1～48 か月)．疼痛は夜間痛，安静時痛，運動時痛の程度を NRS(numeric rating scale)，関節可動域を挙上，外旋角度で評価した．早期から良好な除痛，可動域改善効果が認められた(図 4)．

5．サイレント・マニピュレーションの臨床的意義

外来授動術では，術後 1 週で術前疼痛の約 4 割，術後 1 か月で約 3 割まで痛みを軽減できる．漫然と行われてきた従来の保存治療に比べれば，その除痛効果は極めて高い．また入院授動術(手術を含む)に比べ，全身麻酔に伴うリスク，患者の入院による時間の制約，金銭負担を大幅に軽減した臨床的意義は非常に大きい(表 1，図 5)．

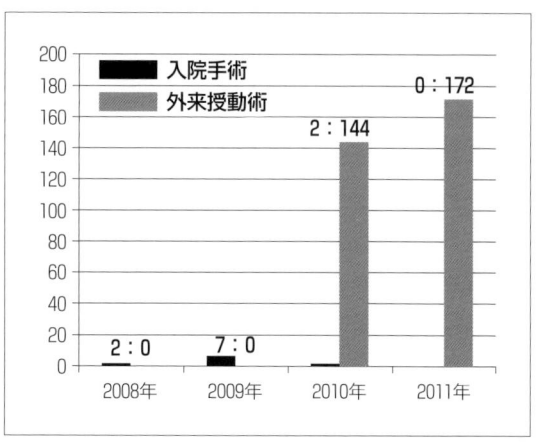

図 5. 当院における入院手術数と外来授動術数の経年的変化

6．残された凍結肩診療の問題点と今後の課題

可動域制限には，皮膚，皮下組織，筋，腱，関節包，神経，血管，骨，軟骨など，肩関節構成体のいずれもが関与しうる．授動術後の症状変化か

ら，肥厚短縮した関節包は間違いなく病態に関与している．可動域制限は結果であり，関節包の状態を捉える客観的な画像所見が理想的な診断材料になる．また，麻酔中簡単に得られた可動域が，麻酔覚醒後に失われてしまう現象は，筋緊張かそれを制御する神経の関与を示唆する．筋や神経の状態を捉える客観的な所見が，発症の引き金となる原因や他関節にない特有の経過をたどる理由の解明，そして新たな治療，予防法の開発につながると考える．

おわりに

中高年の肩痛を総称して一般に"五十肩"と呼ぶ．江戸時代から広く使われ続けてきた俗語でもある．単純X線写真しか頼れなかった時代，病態不明，仕方なく病名として使われてきた歴史がある．しかし，現在では超音波検査だけで肩関節疾患のほとんどが瞬時に診断できる時代になった．中高年の肩痛は1/3に腱板断裂が存在するため，単純X線写真に頼った従来の外来診療スタイルでは多くの腱板断裂を見過ごす．凍結肩に対しては，漫然と外来通院治療しなくても，超音波ガイド下C5, C6ブロック後サイレント・マニピュレーションによって早く治すことができる．「放置しても治る」という俗説に対し，治療に"時間"の要素を持ち込んだ臨床的な意義は大きいと考える．超音波診療を駆使した現在の診療レベルから解釈すれば，従来から広く使われてきた"五十肩"は患者に不利益をもたらす病名であり，もはや整形外科専門医が使うべき病名ではない．

参考文献

1) Zuckerman JD, Cuomo F：Frozen shoulder. In：Matsen 3rd FA, et al (eds), The shoulder：A Balance of Mobility and Stability, Rosemont, IL：American Academy of Orthopaedic Surgeons, pp. 253-267, 1993.
2) Murnaghan JP：Adhesive capsulitis of the shoulder：current concepts and treatment. *Orthopedics*, 11：153-158, 1988.
3) Hand C, et al：Long term outcome of frozen shoulder. *J Shoulder Elbow Surg*, 17：231-236, 2008.
4) 小松 徹ほか：超音波ガイド下脊柱管・傍脊椎ブロックと超音波画像，克誠堂出版，2010．
5) 皆川洋至：凍結肩の診断と治療(肩関節拘縮に対するサイレント・マニピュレーション)．*MB Orthop*，25(11)：93-98，2012．
6) 皆川洋至：超音波ガイド下注射．臨床リウマチ，23：214-218，2011．

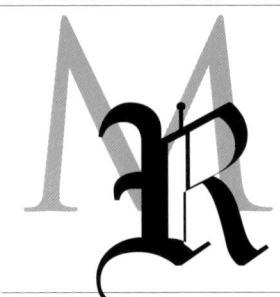

特集／肩関節傷害 診療の真髄

Ⅳ．五十肩（凍結肩）鏡視下関節包切離術の術式と後療法

柴田陽三[*]

Abstract 本稿では五十肩（凍結肩）に対する鏡視下関節包切離術の適応，術式，後療法について述べる．その発生頻度は中年期以降の2～5％程度と言われ[1～3]，糖尿病患者では10～20％に増大する[4]．誘因なく，時に軽微な外傷に伴って発症する．病期は急性期，拘縮期，緩解期のⅢ期に分けられる[5]．急性期は患肢の安静をはかり，鎮痛消炎剤の内服，関節内や肩峰下滑液包内にステロイドやヒアルロン酸を注入する．拘縮期に進行した症例では，愛護的な徒手矯正，腱板強化訓練を施行する．通常，保存療法が功を奏し，大部分の症例が2～3年の間に緩解すると言われているが[6～8]，発症から7年が経過しても50％の症例が疼痛と可動域制限が残存しているとの報告もみられる[9]．そのような自然緩解をきたさない症例があるために，保存療法が功を奏さない症例には鏡視下関節包切離術が適応となる．その際，関節包を関節窩の全周性に切離する[10]．術後は患肢を前胸壁固定とし，翌日から仰臥位他動可動域訓練と自動運動による手指の grip and release を開始する．術後の疼痛緩和策として腕神経叢内に硬膜外麻酔チューブを留置して局所麻酔薬の持続注入を行う．自発痛が自制可能になり次第，肩周囲筋群の等尺性収縮や等張性収縮訓練を開始する．

Key words：凍結肩（frozen shoulder），肩関節拘縮（adhesive capsulitis），五十肩（frozen shoulder），肩関節周囲炎（periarthritis of the shoulder）

はじめに

五十肩（凍結肩）は中年期以降に，誘因なく，時にささいな外傷に伴って発症する肩関節の疼痛と可動域制限である．石灰沈着性腱炎や腱板断裂との鑑別が必要である．

診　断

1．病　歴

中年期以降に発生する肩関節の疼痛と可動域制限を特徴とする．病歴は，誘因がないか，あるいは軽微な外傷で発症してくることが特徴である．

2．病　期

1）急性期（freezing phase）

疼痛が強い時期で，疼痛のため肩関節の可動域制限が生じるが，真の拘縮は存在しない．洗髪や反対側の肩に手が届かないとか，背中側のシャツの裾をズボンに入れることができないとか，パーキングの駐車券を取ることできないなどの訴えがある．夜間痛が強く睡眠障害がある．

2）拘縮期（frozen phase）

肩甲上腕関節の拘縮が完成する時期である．制限が生じている可動域の範囲内での運動時痛は軽減してくるが，制限が生じている可動域限界を超える動きをしようとすると激痛を生じる．軽微な動作時痛が軽減してくる．胸鎖関節，肩鎖関節の動きの制限はないために，肩関節を挙上しようとした際に，相対的に肩甲骨の外転可動域が増大する．裸になって観察すると，肩がいかったような挙上パターンを呈する．半年から1年，このような症状が持続する．

3）緩解期（thawing phase）

疼痛ならびに肩甲上腕関節の可動域が回復し，自然治癒してくる時期である[5]．

---

[*] Yozo SHIBATA，〒818-8502 福岡県筑紫野市俗明院1-1-1　福岡大学筑紫病院整形外科，教授

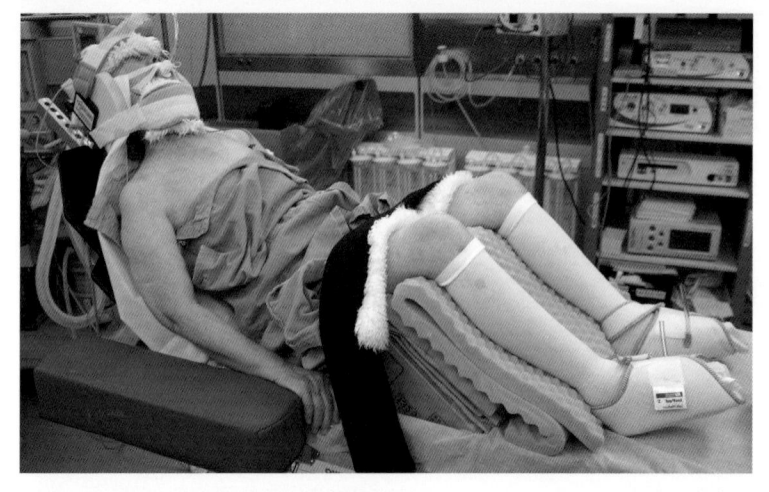

図 1.
ビーチチェアー体位
前額部と下顎をバンドで固定．下顎のバンド固定位置がずれて頸部を圧迫しないように注意．
臀部，膝下には枕を置いて褥瘡をおこさないようにする．

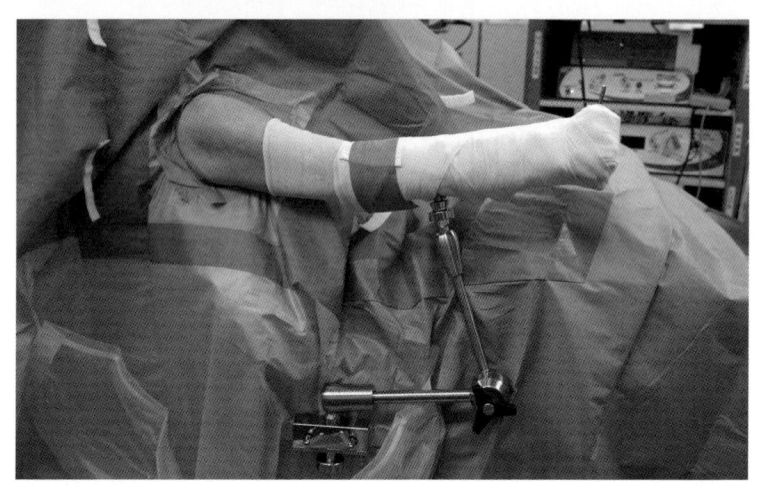

図 2.
セットアップ後のビーチチェアー体位
漏れた潅流液を回収する大きなポケットを有するビーチチェアー用のディスポシーツを使用している．アームホルダーはポケット開口部を狭くしないように，ポケット内でレールに固定している．

3．視診
最大挙上時，肩がいかったようにみえる．

4．徒手筋力テスト
肩甲上腕関節と肩峰下滑液包への局麻剤注入により除痛を得ると，原則筋力の低下はない．

5．画像
単純X線写真では，明らかな異常所見を認めないか，時に，骨頭の軽度の骨萎縮を認める．MRIで明らかな腱板断裂の所見を認めない．時に肩甲上腕関節内や肩峰下滑液包内に軽度の水腫を認める．

鑑別診断

1．石灰性腱炎
疼痛と可動域制限を呈するが，単純X線写真で石灰の沈着を認めるため診断は容易である．ただ，五十肩(凍結肩)へ移行する例があるので注意を要する．

2．腱板断裂
MRIで腱板断裂の有無が判定される．また五十肩(凍結肩)では腱板の損傷がないために，限られた可動域の範囲内では筋力の低下は認めない．

鏡視下関節包切離術

1．適応
鎮痛消炎剤の内服や，ステロイド剤，ヒアルロン酸製剤の注入，徒手矯正術などからなる保存療法を2～3か月施行しても疼痛や可動域の改善が得られないものが鏡視下関節包切離術の適応となる．

2．麻酔
全身麻酔に腕神経叢ブロックを併用する．腕神経叢部に頸部硬膜外カテーテルを留置し，術後はポンプで局所麻酔薬を持続注入する．

3．体位
原則として，ビーチチェアーで行っている(図1, 2)．本体位では麻酔下に両肩の可動域を同時に

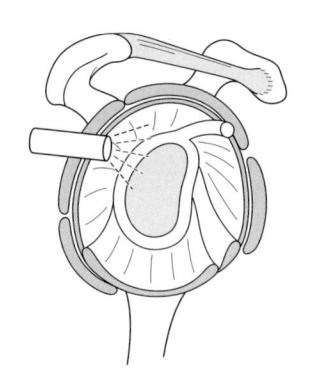

a. 後方のスタンダードポータル
　から鏡視

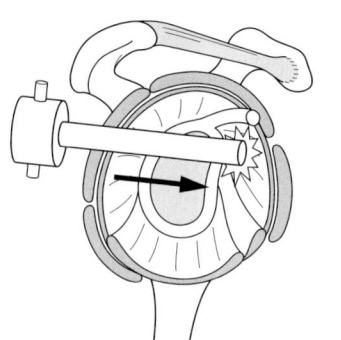

b. 鏡視しながら Rotator interval に関節鏡を密着させる

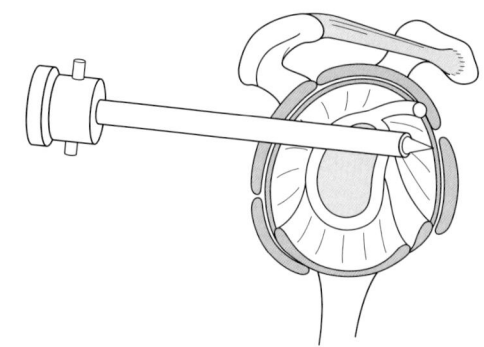

c. 外筒管を Rotator interval に密着させたまま，スコープを抜き，鈍棒を挿入する

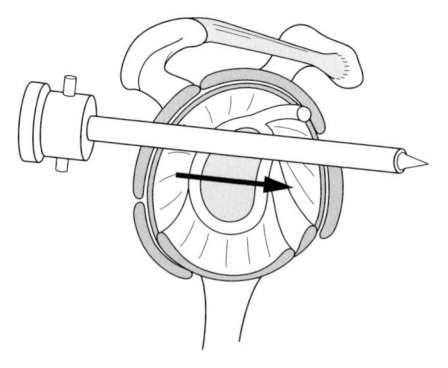

d. 鈍棒を前方に押して外筒管ごと Rotator interval を貫通させ，皮膚の直下に出す．皮膚に小切開を加え，鈍棒の先端を皮膚に貫通させる

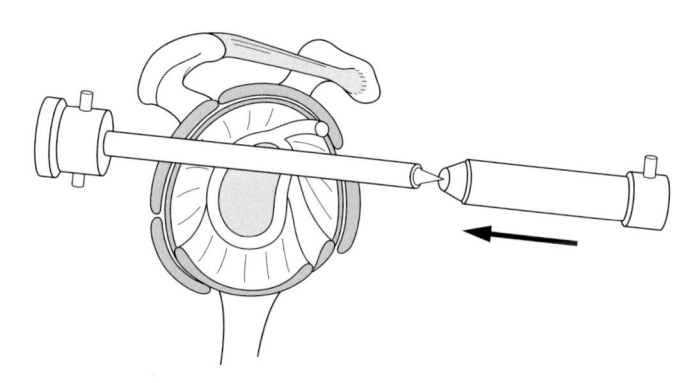

e. 皮膚から突出している外筒管と鈍棒に内径 6mm のディスポキャニューラをかぶせる

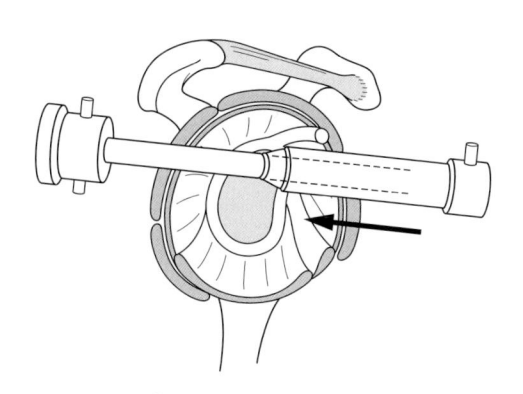

f. ディスポキャニューラを外筒管に沿って関節内に挿入する

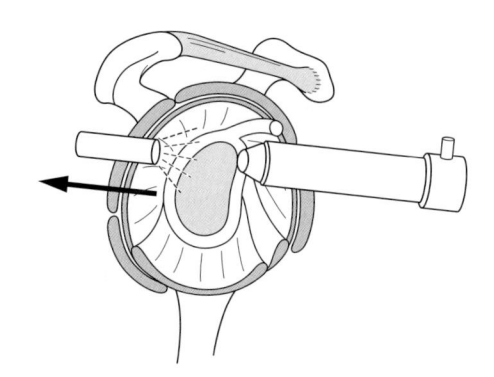

g. 鈍棒をスコープに入れ替えて，鏡視しながらディスポキャニューラから関節鏡を抜去する

図 3．Inside out 法による前方 working portal の作製法

チェックすることができる．通常の屈曲，外転，外旋可動域に加えて，2nd plane，3rd plane での内外旋可動域を健側と比較しておく．

4．手術手技

関節内に 20 万倍に希釈したアドレナリン液を注入して，後方のスタンダードポータルから関節鏡を挿入する．関節内を観察したのち，前方の rotator interval に inside out 法で working portal を作製する（図 3）．後方から鏡視しながら，前方の関節包を関節窩の 1 時から 5 時にかけて関節上

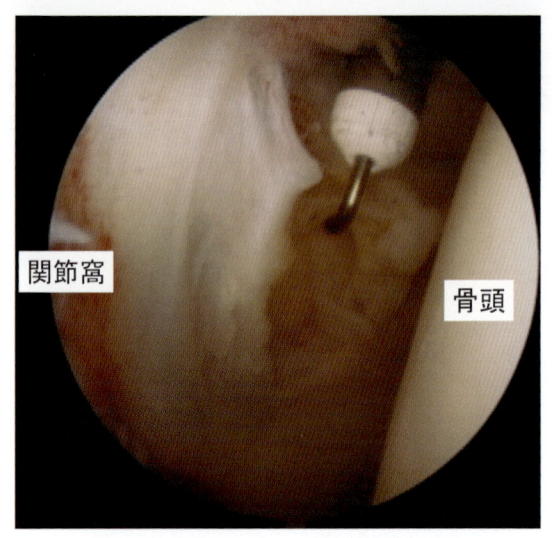

図 4. 後方鏡視による前方関節包切離
後方から鏡視をしながら，前方ポータルから挿入した電気メスで関節包を切離する．

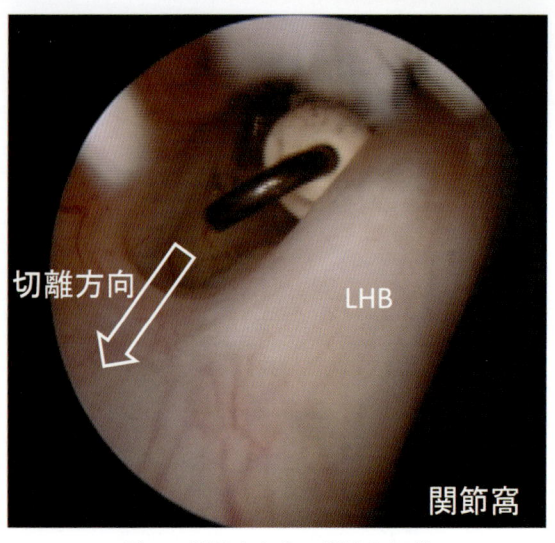

図 5. 関節窩上方の関節包切離
LHB：上腕二頭筋長頭腱

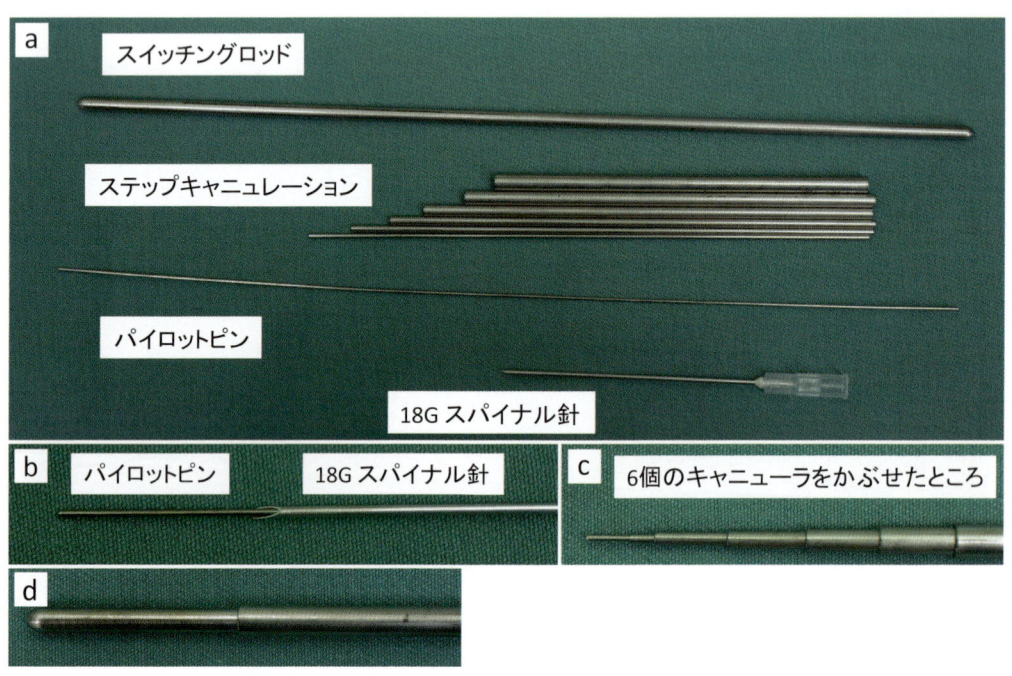

図 6. ステップキャニュレーションシステム
a：パイロットピンと 6 個の内径の異なるキャニューラ，スイッチングロッドから構成される．
b：18G のスパイナル針を関節内に挿入し，スパイナル針にパイロットピンを挿入する．
c：パイロットピンを関節内に残して，スパイナル針を抜去．このパイロットピンに内径の異なる 6 本のキャニューラを次々と小さいサイズのキャニューラから一つ大きなサイズのキャニューラをかぶせていく．6 個のキャニューラを重ねたところ
d：一番内径の大きなキャニューラにスイッチングロッドを挿入したところ

腕靱帯ごと切離する(図 4)．続いて，1 時から 12 時を通って後上方の 10 時までの関節包を上腕二頭筋長頭腱や，関節唇を損傷せぬように切離する(図 5)．前方および上方，後上方の関節包切離が終了したら，ステップキャニュレーションシステムを用いて 7 o'clock portal を作製する(図 6)[8]．後方鏡視を行いながら，肩峰後角の 5 cm 下方から関節窩の 6 時の位置を目指して 18 G のスパイ

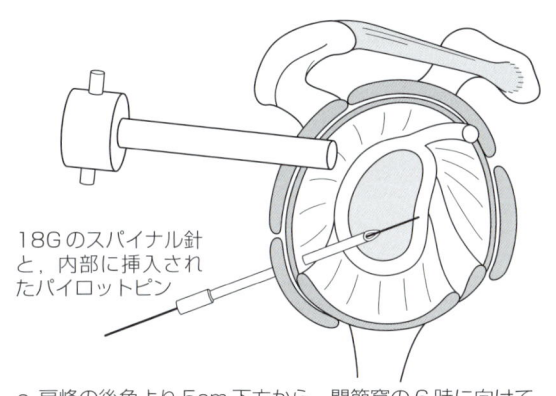

a. 肩峰の後角より5cm下方から，関節窩の6時に向けて18Gのスパイナル針を挿入する．針の先端が鏡視で確認できたら，パイロットピンを挿入する

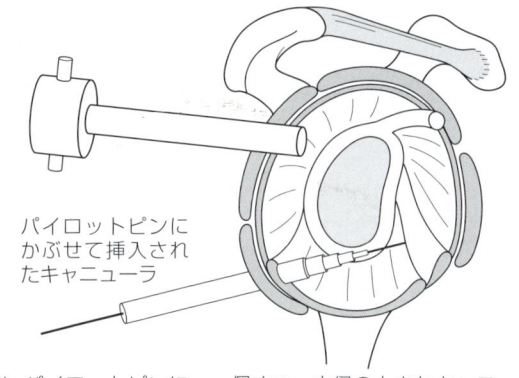

b. パイロットピンに，一個ずつ，内径の大きなキャニューラをかぶせて関節内に挿入していく

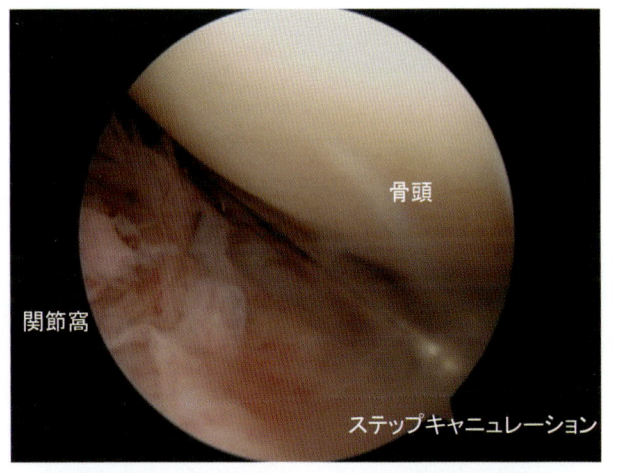

c. 後方鏡視で関節窩の後下方，いわゆる 7 o'clock portal にステップキャニュレーションを挿入したところ

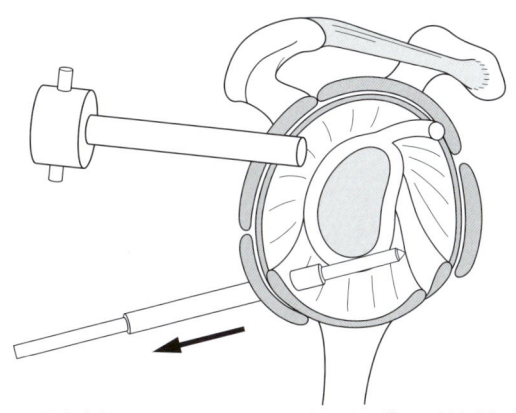

d. 最大内径のキャニューラにスイッチングロッドを挿入．その後，キャニューラは抜去する

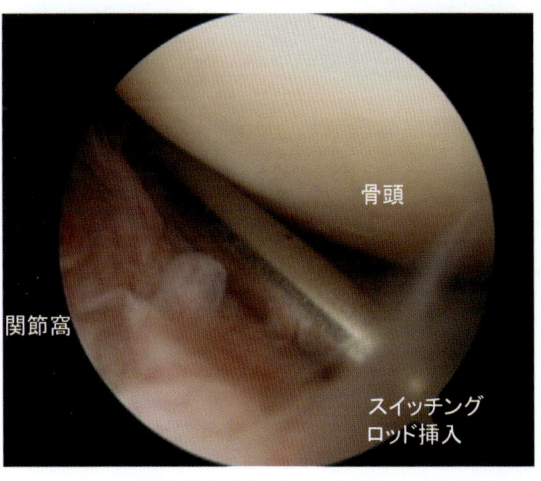

e. 挿入されたスイッチングロッド

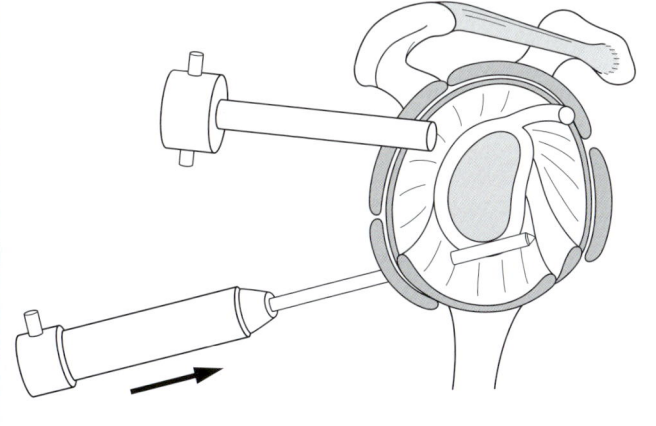

f. スイッチングロッドに内径5～6mmのディスポキャニューラを挿入する．このディスポキャニューラを介してシェーバーや電気メスを挿入する

図 7．7 o'clock portal の作製法

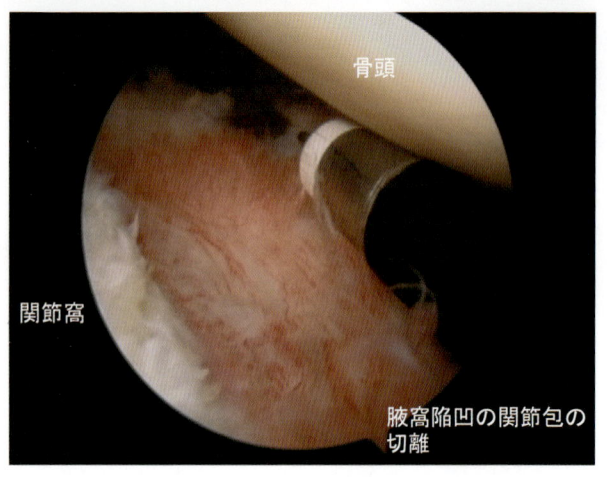

図 8. 7 o'clock portal からの腋窩陥凹の関節包切離
肥厚した関節包を切離すると，関節包の離開が生じる．

図 9. 7 o'clock portal からの腋窩陥凹の関節包切離後
離解した関節包の間から関節外の脂肪組織が観察される．

ナル針を挿入する．そのスパイナル針の内部にステップキャニュレーションシステムのパイロットピンを挿入する(図7-a)．パイロットピンが関節内に挿入されたら，18Gのスパイナル針を抜去する．パイロットピンの皮膚刺入部に小切開を加え，小口径のキャニューラか，徐々に大口径のキャニューラをかぶせて，関節内に挿入する(図7-b, c)．一番大きな内径のキャニューラが挿入されると，それにスイッチングロッドを挿入する(図7-d, e)．このスイッチングロッドにディスポキャニューラをかぶせて腋窩陥凹内に挿入する(図7-f)．拘縮を起こしている腋窩陥凹が狭いため，通常，内径のやや小さな5mmのディスポキャニューラを使用している．こうして作製下7 o'clock portal から電気メスを挿入して腋窩陥凹の関節包を切離する(図8)．腋窩陥凹の関節包が切離されると，切離部で関節包が離開し，関節外の脂肪組織が観察される(図9)．腋窩神経は関節窩の下縁から約12mm離れたところを走行しており[11]，関節包外の神経血管束を損傷しないように，必ず電気メスの先端を鏡視で確認しながら関節包の切離を行うことが重要である[12]．最後に，後方から鏡視をしながら，前方のディスポキャニューラからスイッチングロッドを挿入する．外筒管からスコープを少しだけ抜去し，外筒管のなかにスイッチングロッドを挿入する(図10-a)．スイッチングロッドを肩関節の前方から後方に向けて貫通させたまま残

し，関節鏡の外筒管とディスポキャニューラを抜去する(図10-b)．残しておいたスイッチングロッドに後方からディスポキャニューラを，前方から関節鏡の外筒管を挿入する(図10-c)．スイッチングロッドを抜去して，前方から鏡視を行いながら，後方のディスポキャニューラから電気メスを挿入して後方の関節包を切離する(図10-d，図11)．我々は上腕二頭筋長頭腱の切離は行っていない．関節窩の全周性の関節包切離が終了したら，関節鏡の外筒管およびすべてのディスポキャニューラを抜去して，肩関節を他動的に動かし，可動域が改善していることを確認する．あえて徒手矯正を要することは少なく，可動域が回復していることが確認できる．関節窩の全周性にすべての関節包を切離しているために，暴力的な徒手矯正は不要である．このために，肩関節周辺の骨折や軟部組織の損傷を起こすことなく良好な可動域を得ることができる．抜管前に，手術用のCアームX線透視装置を用いて最大挙上位で，骨頭が前方脱臼しないかどうかを観察する．万一，脱臼傾向があれば，その挙上角度未満の仰臥位他動訓練を行うこととする．

5．後療法

術後は三角巾とバストバンドによる患肢の前胸壁固定を行う．翌日から自動で手指の grip and release を行う．また同時に理学療法士による仰臥位他動外旋訓練，挙上訓練を行わせる．外旋

a. スイッチングロッドを前方のディスポキャニューラから後方にある外筒管に挿入する

b. スイッチングロッドを残して外筒管とディスポキャニューラを抜去する

c. スイッチングロッドに後方からディスポキャニューラ，前方から関節鏡の外筒管を挿入する

d. スイッチングロッドを抜去して，前方から鏡視を，後方から電気メスを挿入する

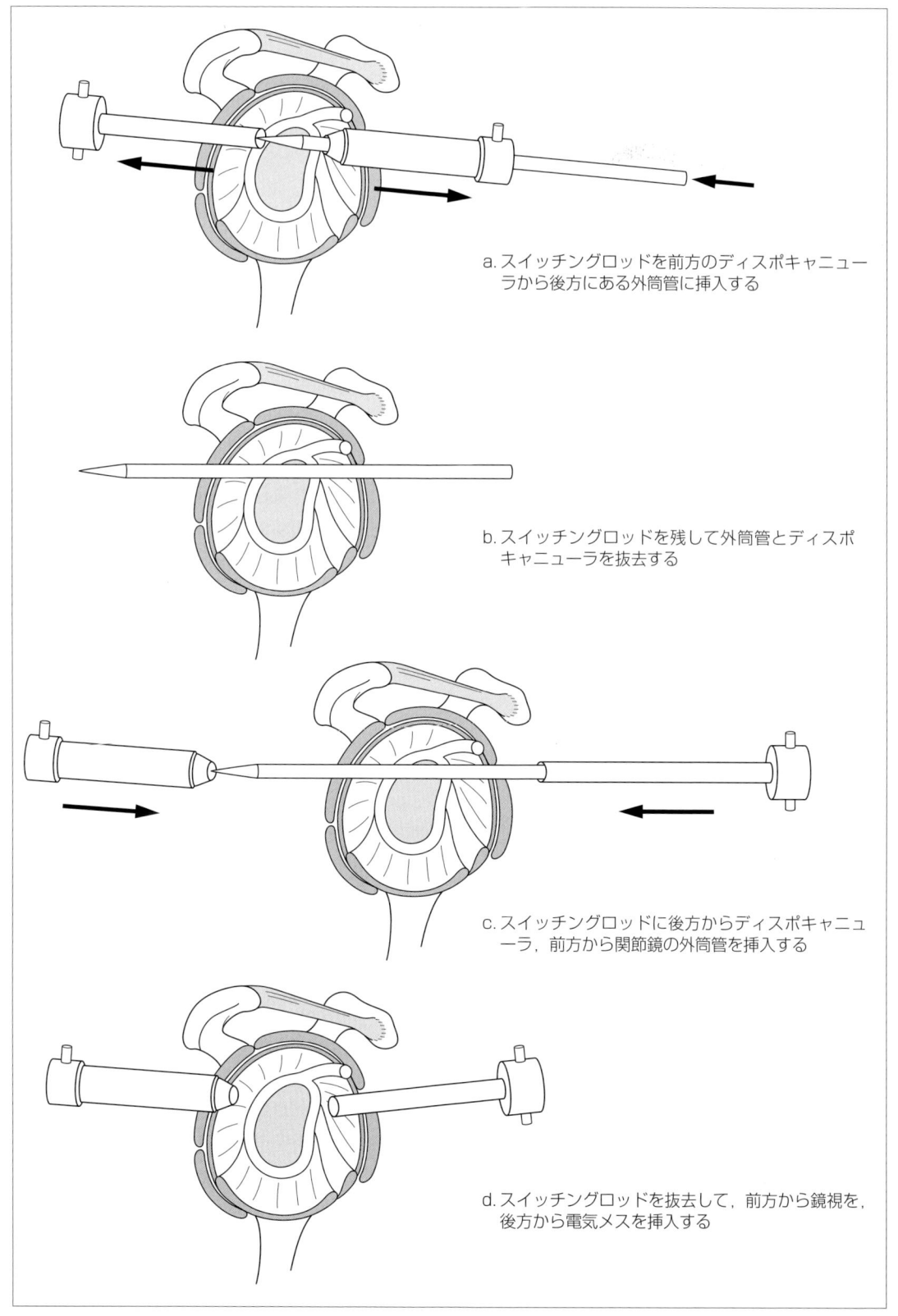

図 10. 後方鏡視から前方鏡視へのスイッチング

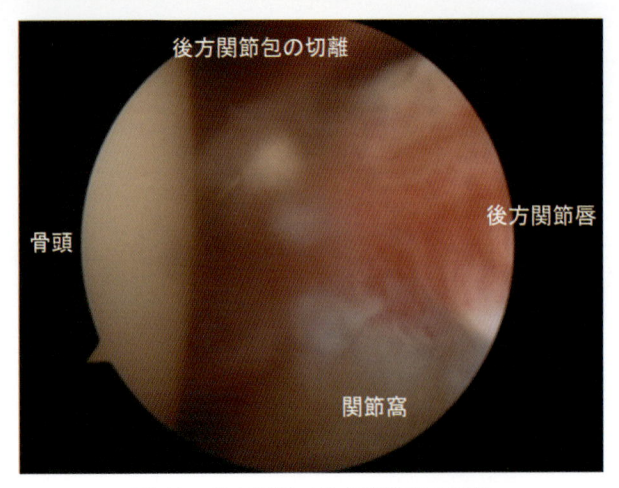

図 11. 前方鏡視で後方関節包の切離

30°，肩甲面挙上 120°をゴールとし，徐々に可動域の拡大をはかる．肩関節用の CPM を用いる場合は同様に 30°までの下垂位外旋運動を行わせる．安静時痛が軽快してくれば，数日後から昼間はバストバンドを除去して振り子運動や，仰臥位での自動介助運動を開始し，術後 3〜4 週目から徐々に自動運動を開始する．術後の疼痛管理は，手術時の斜角筋ブロック用留置カテーテルを残しておいて，携帯用ポンプで局所麻酔薬を 2〜3 日持続注入する．それに加えて，通常の鎮痛消炎剤の内服が無効の場合，トラムセット 4C ナウゼリン 4T 4×朝，昼，夕食後，眠前投与を行う．それでも不十分な場合や，カテーテルの早期自然抜去が生じた場合は，頸部硬膜外カテーテルを留置し，さらなる除痛処置を行う．通常 1 週間以内に抜去可能である．

引用文献

1) Bridgman JF：Periarthritis of the shoulder and diabetes mellitus. *Ann Rhum Dis*, 31：69-71, 1972.
2) Pal B, et al：Limitation of joint mobility and shoulder capsulitis in insulin and non-insulin dependent diabetes mellitus. *Br J Rheumatol*, 25：147-151, 1986.
3) Noël E, et al：Frozen shoulder. *Joint Bone Spine*, 67：393-400, 2000.
4) Arkkila PE, et al：Shoulder capsulitis in type Ⅰ and Ⅱ diabetic patients：association with diabetic complications and related diseases. *Ann Rheum Dis*, 55：907-914, 1996.
5) Reeves B：The natural history of the frozen shoulder syndrome. *Scand J Rheumatology*, 4：193-196, 1975.
6) Warner JJ：Frozen shoulder：diagnosis and management. *J Am Acad Orthop Surg*, 5：130-140, 1997.
7) Diwan DB, et al：An evaluation of the effects of the extent of capsular release and of postoperative therapy on the temporal outcomes of adhesive capsulitis. *Arthroscopy*, 21：1105-1113, 2005.
8) Hand C, et al：Long-term outcome of frozen shoulder. *J Shoulder Elbow Surg*, 17：231-236, 2008.
9) Shaffer B, et al：Frozen shoulder. A long-term follow-up. *J Bone Joint Surg Am*, 74：738-746, 1992.
10) 柴田陽三ほか：肩関節拘縮に対する Step Cannulation System を用いた鏡視下授動術．関節鏡，31：67-72, 2006.
11) Price MR, et al：Determining the relationship of the axillary nerve to the shoulder joint capsule from an arthroscopic perspective. *J Bone Joint Surg Am*, 86：2135-2142, 2004.
12) Harryman DT, et al：Sidles JA Arthroscopic management of refractory shoulder stiffness. *Arthroscopy*, 13：133-147, 1997.

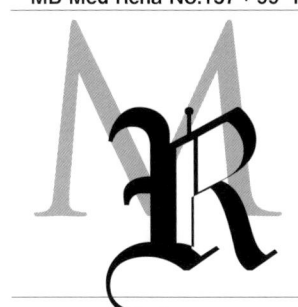

特集／肩関節傷害 診療の真髄

Ⅴ．外傷性肩関節前方不安定症 保存治療の適応と実際
―外旋固定法および脱臼予防装具―

山本宣幸[*1]　井樋栄二[*2]

Abstract 外旋固定法の登場によって初回脱臼に対する治療は劇的に変わった．これまで保存治療は無効とされてきたが，外旋固定法によって再脱臼を半減させることができるようになったのである．鏡視下 Bankart 修復術は反復性肩関節前方脱臼に対する gold standard であり，その臨床成績は良好である．近年，初回脱臼に対しても手術適応を広げている報告もあり，外科的治療にシフトする傾向にある．このように，初回脱臼に対する治療は未だ議論の余地がある．我々は，患者の年齢，職業，活動性，スポーツ活動の有無，スポーツレベル，スポーツ種目などを考慮し，初回脱臼患者に治療の選択肢を提示するようにしている．つまり，外旋固定法，脱臼予防装具，外科的治療の3つ選択肢のメリット，デメリットについて説明し，患者と相談のうえ，治療法を決定している．

Key words：初回脱臼(initial dislocation)，外旋固定法(external rotation fixation)，コンプライアンス(compliance)，脱臼予防装具(protection brace)，肩運動制限バンド(shoulder motion restriction band)

はじめに

反復性肩関節前方脱臼に対する鏡視下 Bankart 修復術の良好な成績は数多く報告されており，過去3年間の報告を PubMed でみると，再脱臼は3～12%程度と概ね一桁台である．鏡視下 Bankart 修復術は反復性前方脱臼に対する gold standard であることは間違いない．その良好な手術成績が数多く報告されるに従い，最近は反復性脱臼のみならず初回脱臼に対しても手術適応を広げている報告もある[1]．脱臼回数が増えるとともに関節内軟部組織の損傷が進むという指摘[2)3)]や保存治療を行っても若年者では反復性に移行する率が高いというのがその根拠となっている．一方，Hovelius ら[4]は257人の初回脱臼患者の経過を観察し，43%は再脱臼しなかったと報告した．したがって，30%の患者には不必要な手術治療が選択されていると述べ，手術治療にシフトし過ぎている最近の傾向に警鐘を鳴らしている．本稿では，初回脱臼に対する保存治療(外旋固定法および脱臼予防装具)の適応と実際の装着について解説し，治療における保存治療の位置づけを説明する．

外旋固定法の適応

1．年齢

高齢者の肩関節脱臼は関節包断裂合併の頻度が高く，外旋位をとっても Bankart 損傷の整復位が得られない．また，反復性への移行頻度が若年者に比べかなり低いため外旋固定法の適応外と考えている．高率に反復性に移行する10代，20代の若年者の初回脱臼が良い適応である．

2．受傷からの時間経過

受傷から3日以内に外旋固定を開始する必要がある[5]．例えば，すでに1週間経過した症例は外旋固定の適応外となる．予め外旋固定装具(図1)を外来に常備しておくのが理想的である．しかし，

[*1] Nobuyuki YAMAMOTO，〒980-8574 宮城県仙台市青葉区星陵町 1-1　東北大学医学部整形外科学教室，助教
[*2] Eiji ITOI，同，教授

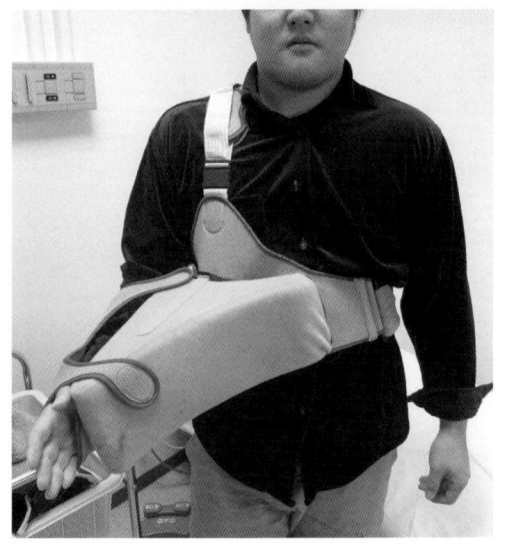

図1. 当院で使用している外旋固定装具
（ショルダーブレース ER, アルケア）

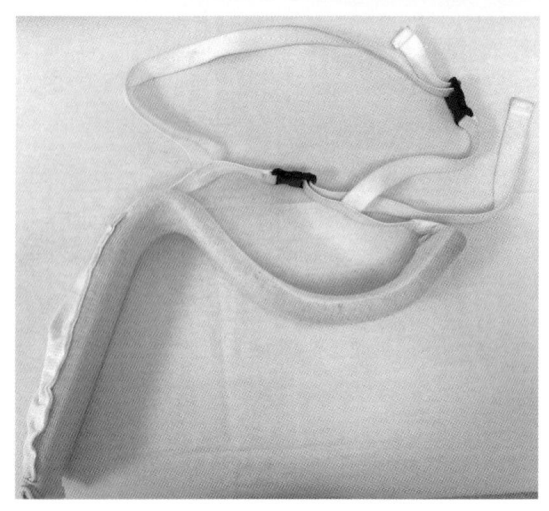

図2. 当院で使用している簡易型の外旋固定装具
市販の外旋固定装具が来るまでの一時的な固定具として用いている.

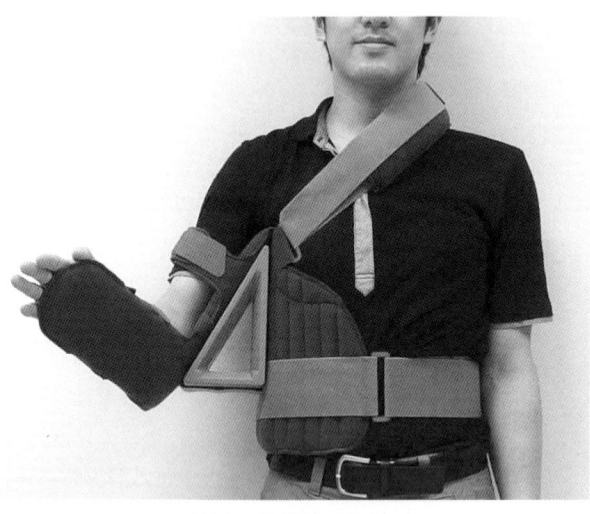

図3. 外転外旋装具
この装具（Otto Bock, Duderstadt, Germany）では外転30°, 外旋30°に設定されている.

装具がすぐに手に入らない場合もあるため, 当院ではシーネで作製した簡易型の外旋固定装具を外来に置いて（図2）, 市販の外旋固定装具が来るまでの一時的な固定として用いている. 3日以内に固定開始という外旋固定の時間的な適応を守るためにこのような方法をとっている.

3. スポーツ種目

我々は現時点では特にスポーツ種目を考慮して外旋固定法の適応を決めていない. ただ, 今後種目別の臨床成績を検討し, 適応を考慮する必要があるかもしれない. 特に, コリジョンやコンタクトスポーツ選手など再受傷のリスクの高い選手については, 固定期間, スポーツ復帰時期等検討が必要である.

4. MRI 検査

装具による固定を始める前に MRI 撮影を外旋位で行い, Bankart 損傷が整復位にあることを確認してから外旋固定法を選択するのが望ましい. ただ, 前述したように受傷後3日以内に外旋固定法を開始しなければならず, 外固定開始までに時間的な余裕がないことや, MRI 検査までに時間を要する施設では現実的ではない. 北村ら[6]は外旋固定法を行う前に全例 MRI 検査を行い, 外旋位をとった際の Bankart 損傷部位の整復状態を確認している. 外旋30°では全例整復位になっており, 外旋固定後16か月後も再脱臼を認めなかったと報告している.

5. コンプライアンスが治療成績に影響

3週間の外旋位の固定をどの程度守ることができたか, コンプライアンスが治療成績に影響することがわかっている. したがって, 患者に説明する際はほぼ24時間外旋位を保持して装具を装着することをしっかり説明する. シャワーと着替え以外は装具を外さないようにすること, 外した場合は内旋位をとらず必ず外旋位を保持することを守るように指導する. 治療側の熱意は患者にも伝わり, 装着率に影響すると筆者は感じている. コ

ンプライアンスが治療成績に影響することを治療する側もしっかり念頭に置いて患者に接するべきである．現在市販されている外旋固定装具のうち，外旋に加え外転位をとるように設定できる装具もある（図3）．Hart ら[7]は，初回脱臼患者の関節鏡所見から外旋位に加え外転を追加することでBankart 損傷が解剖学的に整復されることを報告している．外旋位を取ることによって内側に変位していた Bankart 損傷を外側方向に整復する操作を加えることができる．また外転を加えることによって，下方に変位した Bankart 損傷を上方へ押し上げる操作を加えることができるのである．Hatta ら[8]は装具装着時の快適性について調査し，日常生活動作では外転角度のついた外旋装具のほうが快適性に劣ることを報告している．使用時の快適性を考慮することは，使用する患者のコンプライアンスの低下を防ぎ，より良い成績を得るためにも重要である．

6．装具除去後のリハビリテーション，スポーツ復帰

外旋固定法を行った際の Bankart 修復部がいつ治癒するのかは不明であるため，我々は手術症例（鏡視下 Bankart 修復術）と同様の後療法を用いている．すなわち，3 週で外旋固定装具を外した後，肩可動域訓練（自動，他動）を開始し，8 週からセラバンドを用いた筋力訓練を始める．スポーツ復帰は 3 か月後から許可をするが，その際に肩可動域が十分に回復し，筋力が健側の 80％以上あることを条件としている．固定後，軽度の可動域制限がみられることがあるが，通常 1～2 か月の自己可動域訓練で改善する．

7．最近の外旋固定法の成績

近年報告されている外旋固定の治療成績をみると，外旋固定効果ありという論文[9]もある一方，内旋固定と差はないという報告[10]もみられる．それらの論文をよく読んでみると，対象症例数が少なく十分な症例数で検討していないため有意差がでていないもの（type II エラー），装具装着のコンプライアンスが低いもの，対象症例が受傷のリス

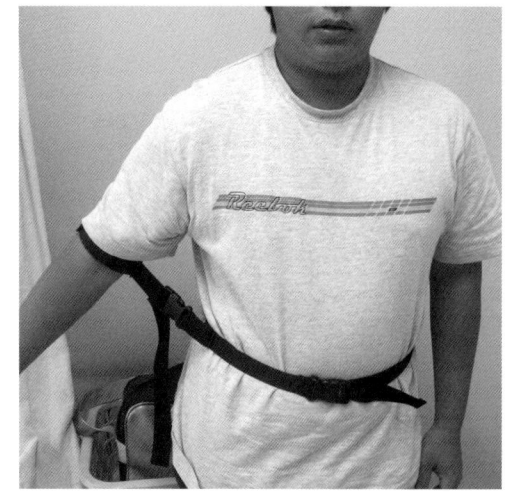

図 4．肩運動制限バンド
肩関節の外転動作を制限する装具である．

クの高い兵士であるものなどもある．したがって，論文を読む際はこれらの点に留意して読む必要がある．

外旋固定法の治療成績をより良くするための研究も行われている．剝離した前下方関節唇が十分に治癒するまで負荷をかけないようにするというのが Itoi ら[11]の研究である．109 人の初回脱臼患者（平均年齢 30 歳）を対象に多施設前向き研究を行い，3 週間の外旋固定後，肩の動きを制限する肩運動制限バンド（図 4）を装着させている．装着期間は 0 週（37 人），3 週（36 人），6 週（36 人）の 3 期間である．この肩運動制限バンドを装着することによって前下方の関節包の伸張を避けることができるというものである．結果は，2 年間の経過観察で，0 週の肩運動制限バンド固定群の再脱臼は 28％，3 週は 33％，6 週は 32％であり，有意差はみられていない．

脱臼予防装具

1．脱臼予防装具の臨床的意義

学生アスリートの場合，たとえ脱臼が頻回であったり，日常生活でも容易に外れてしまうような状態でもスポーツ活動できる期間が限られているためなかなか練習や試合を休むことができず，手術を受けて治すことができないことも多い．このような場合，脱臼予防装具（図 5）が治療の選択肢の一つとなる．脱臼予防装具とは脱臼肢位であ

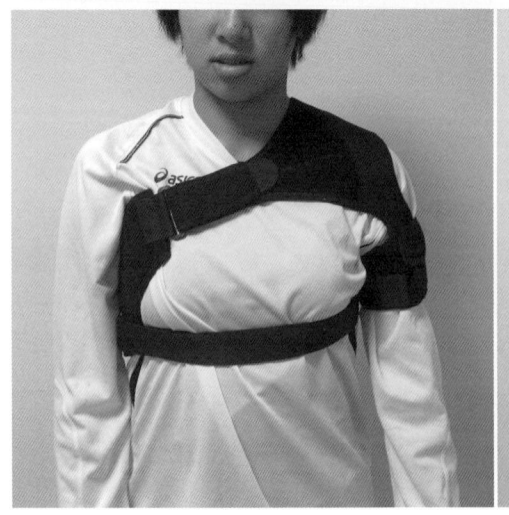

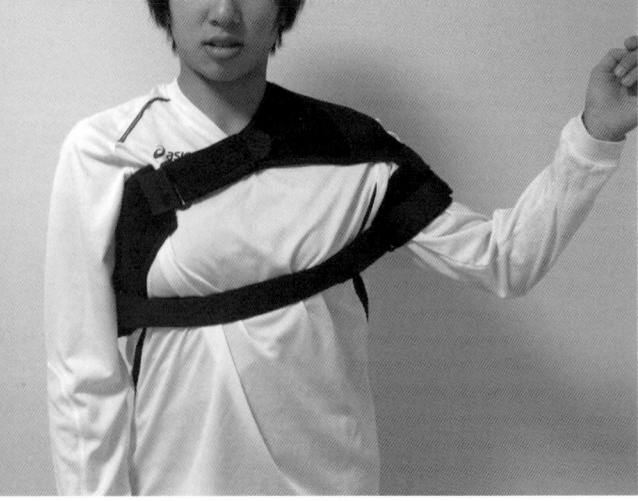

図 5. 脱臼予防装具
脱臼予防装具とは脱臼肢位である外転外旋位にならないように物理的に可動域を制限し，脱臼を起こさないようにする装具である．

る外転外旋位にならないように物理的に可動域を制限し，脱臼を起こさないようにする装具である．利点は装具を装着すればすぐに練習や試合に復帰できることであり，外旋固定法や手術治療を受けた場合と違って，スポーツを休む期間が少なくてすむ．木島ら[12]は高校ラグビー部員161名を対象に，肩関節脱臼および治療法に関し，エビデンスに基づいた小講義を行い，コンタクトスポーツで特に脱臼頻度が高いラグビー部員がどのような治療を望むか調査している．その結果，脱臼予防装具を選択する選手が51名(32%)，外旋固定法が48名(30%)，鏡視下手術が43名(27%)で，それらはほぼ1/3ずつであり，治療に対する患者の希望が多様であることがわかる．

2．脱臼予防装具の有効性

この装具を装着したときにどの程度脱臼を予防できるのかを調べた論文がある．Bussら[13]はシーズン中のスポーツ選手30人中26人(87%)は平均10日後に元のスポーツに完全復帰し，復帰後の再脱臼は37%だったと述べている．この成績をみる限り，完全に脱臼を防ぐことはできないが，少なくとも半分程度には脱臼を減らすことができるといえる．テーピングや肩の筋力強化を行って脱臼を防ぐという報告もあるが，それらよりは有効な手段といえる．

3．脱臼予防装具の適応

適応としては，シーズン中の選手で直前の試合に出なければならないとか，手術や外旋固定法のために長期の戦線離脱ができない選手が良い適応である．シーズン中は脱臼予防装具でまずは対症的に治療を受け，シーズン終了後に根治的な手術治療などを選択するという治療選択ができる[14]．投球動作をとる必要のあるスポーツ選手は外転外旋が制限されるため適応外である．すでにいくつかの脱臼予防装具が市販されており，日本でも手に入れることができる．注意しなければいけないのはスポーツ種目によっては大会の規定で装具着用が認められない場合があることである．

参考文献

1) Owens BD, et al：Long-term follow-up of acute arthroscopic Bankart repair for initial anterior shoulder dislocations in young athletes. *Am J Sports Med*, 37(4)：669-673, 2009.
2) Boileau P, et al：Risk factors for recurrence of shoulder instability after arthroscopic Bankart repair. *J Bone Joint Surg Am*, 88(8)：1755-1763, 2006.
3) Porcellini G, et al：Shoulder instability and related rotator cuff tears：arthroscopic findings and treatment in patients aged 40 to 60 years. *Arthroscopy*, 22(3)：270-276, 2006.

4) Hovelius L, et al：Nonoperative treatment of primary anterior shoulder dislocation in patients forty years of age and younger. A prospective twenty-five-year follow-up. *J Bone Joint Surg Am*, 90：945-952, 2008.
5) Itoi E, et al：Immobilization in external rotation after shoulder dislocation reduces the risk of recurrence. A randomized controlled trial. *J Bone Joint Surg Am*, 89(10)：2124-2131, 2007.
6) 北村歳男, 生田拓也：10歳代の関節唇損傷に対する外旋位固定の有用性 MRAによる関節唇修復の観察. 肩関節, 29(3)：519-522, 2005.
7) Hart WJ, Kelly CP：Arthroscopic observation of capsulolabral reduction after shoulder dislocation. *J Shoulder Elbow Surg*, 14：134-137, 2005.
 〈Summary〉脱臼予防装具の臨床成績をまとめた報告.
8) Hatta T, et al：Immobilizing performances, comfort, and user-friendliness of the shoulder abduction-external rotation braces. *Ups J Med Sci*, Nov 15, 2012.
9) Taşkoparan H, et al：Immobilization of the shoulder in external rotation for prevention of recurrence in acute anterior dislocation. *Acta Orthop Traumatol Turc*, 44(4)：278-284, 2010.
10) Liavaag S, et al：Immobilization in external rotation after primary shoulder dislocation did not reduce the risk of recurrence：a randomized controlled trial. *J Bone Joint Surg Am*, 18；93(10)：897-904, 2011.
11) Itoi E, et al：Is Protecting the healing ligament beneficial after immobilization in external rotation for initial shoulder dislocation？ *Am J Sports Med*, 2013(in press).
 〈Summary〉肘バンドの臨床成績をまとめた報告.
12) 木島泰明ほか：外傷性初回肩関節脱臼後の治療法選択 高校ラグビー部員の場合. 肩関節, 33(2)：305-307, 2009.
13) Buss DD, et al：Nonoperative management for in-season athletes with anterior shoulder instability. *Am J Sports Med*, 32(6)：1430-1433, 2004.
14) Yamamoto N, et al：Conservative treatment of first-time shoulder dislocation with the arm in external rotation. *J Shoulder Elbow Surg*, 19：98-103, 2010.
 〈Summary〉初回脱臼に対する保存治療をまとめた review.

好評案内 必携のこの一冊!!
肩こり、首・腰の痛みを自分で治す・予防する

❁特色❁
日常診療における医師と患者の実際のやりとりを会話形式でまとめてあるので、診療時の応対として参考にしやすい。患者との信頼関係を築くための会話・説明のコツが満載の、『生きた内容のＱ＆Ａ』書。

〈主な目次〉
Ⅰ．肩こり・首の痛み
　肩こりで受診したＡさんとの会話
　肩こりと首から右腕へひびく痛み、右親指
　　のしびれで受診したＢさんとの会話
　頸椎捻挫で受診したＣさんとの会話
　肩こり・首の痛みを起こすそのほかの病気
Ⅱ．腰痛
　腰痛で受診したＤさんとの会話
　ぎっくり腰で受診したＥさんとの会話
　変形性腰椎症で受診したＦさんとの会話
　脊柱管狭窄症で受診したＧさんとの会話
　腰椎椎間板ヘルニアで受診したＨさんとの会話
　腰痛を起こすそのほかの病気

著者/林 浩一郎
（筑波大学前教授・健佑会いちはら病院名誉院長）

Ｂ５判・74頁　２色刷　定価2,310円

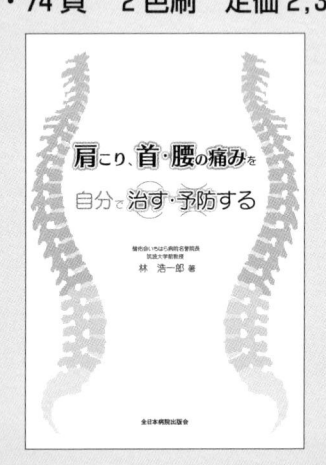

おすすめ好評書!! スポーツ医学常識のうそ

増刷案内

・関節はやわらかいほうがスポーツ能力が高い？
・ジョギングは減量によい？　etc…

『常識』にもウソはいっぱいあった…！
全43項目にわたる『常識のうそ』をスポーツ医学の大家である著者が、わかりやすく解説。整形関連学会にても、毎度好評を博しています！　整形外科医はもちろん、スポーツ医学関係者にオススメの一冊！　上記以外の項目をホームページでご案内中。

著者/横江清司
（財団法人スポーツ医・科学研究所　所長）

Ｂ５判・80頁
定価2,730円

（株）全日本病院出版会
〒113-0033　東京都文京区本郷 3-16-4
Tel：03-5689-5989　　Fax：03-5689-8030
HP：www.zenniti.com

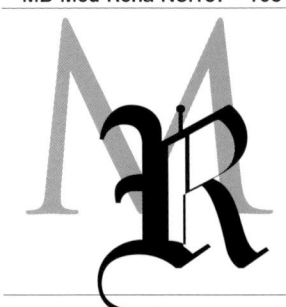

特集／肩関節傷害 診療の真髄

V．外傷性肩関節前方不安定症 鏡視下 Bankart 修復術の術式と後療法
―DAFF 法・TAFF 法を中心に―

佐原　亘[*1]　米田　稔[*2]

Abstract　外傷性肩関節前方不安定症に対する鏡視下 Bankart 修復術は広く行われている術式である．我々は関節窩頚部と関節窩面の両方にアンカーを挿入し，縫合糸を橋渡しして下関節上腕靱帯-関節唇複合体を関節窩前縁にフットプリント固定する鏡視下 Bankart 修復術，DAFF 法を考案し行ってきた．近年，アンカー部分がポリエステル糸からなるソフトスーチャーアンカーが登場したことで，金属製アンカーのように骨内での干渉がなくなり狭い範囲に数多くのアンカーが挿入できるようになった．そこで関節窩頚部と関節窩面の両方に同じアンカーを使用する TAFF 法へと改良を加え，現在行っている．本稿では TAFF 法の手術のポイントを解説するとともに，後療法の工夫について述べる．

Key words：外傷性肩関節前方不安定症(traumatic anterior shoulder instability)，鏡視下 Bankart 修復術(arthroscopic Bankart repair)，DAFF 法(double anchor footprint fixation)，TAFF 法(twin anchor footprint fixation)，ソフトスーチャーアンカー(all-soft suture anchor)，後療法(rehabilitation)

はじめに

外傷性肩関節前方不安定症(反復性肩関節前方脱臼・亜脱臼)の原因の多くは下関節上腕靱帯-関節唇複合体(IGHL-LC)の機能不全である．なかでも IGHL-LC の関節窩付着部である関節唇からの剝離損傷は Bankart lesion と言われるが，純粋に剝離だけのものは少なく，剝離した関節唇が内下方に転位し関節窩頚部に癒合している ALPSA (anterior labroligamentous periosteal sleeve avulsion)病変が多い[1]．外傷性肩関節前方不安定症に対する治療は鏡視下 Bankart 修復術が主流となっており，2000 年代前半は関節窩面に suture anchor を挿入し single-row で IGHL-LC を縫着する方法が主流であったが，武らは suture anchor 法の術後再脱臼症例に対する再手術時の所見を詳細に検討し，IGHL-LC を軟骨へ縫着しても生着が不確実である可能性を報告した[2]．また，Tamai らは直視下の transosseous 法と suture anchor 法を比較し，transosseous 法のほうが再発率は低かったことより，suture anchor 法の弱点として point fixation であることを挙げている[3]．解剖学的には関節唇は関節窩頚部と関節窩面の両方に付着しており，損傷した IGHL-LC を解剖学的に修復しようとするならばフットプリント固定が必要となる[4]．

したがって，我々は関節窩縁の軟骨を削り軟骨下骨を露出し，関節窩頚部に挿入したアンカーからの縫合糸を関節窩面のアンカーへ橋渡しすることによって，IGHL-LC をフットプリントへ圧着固定する術式，double anchor footprint fixation (DAFF)法を 2004 年に考案した[5)6)]．当初は関節窩頚部に FASTak 2.4 mm (Arthrex)を，関節窩面に G II アンカー(DePuy Mitek)を用いていた(図 1-a)．しかし，関節窩面に金属製アンカーを

[*1] Wataru SAHARA，〒565-0871 大阪府吹田市山田丘 2-2　大阪大学大学院医学系研究科器官制御外科学(整形外科)，特任助教
[*2] Minoru YONEDA，大阪厚生年金病院スポーツ医学センター，センター長

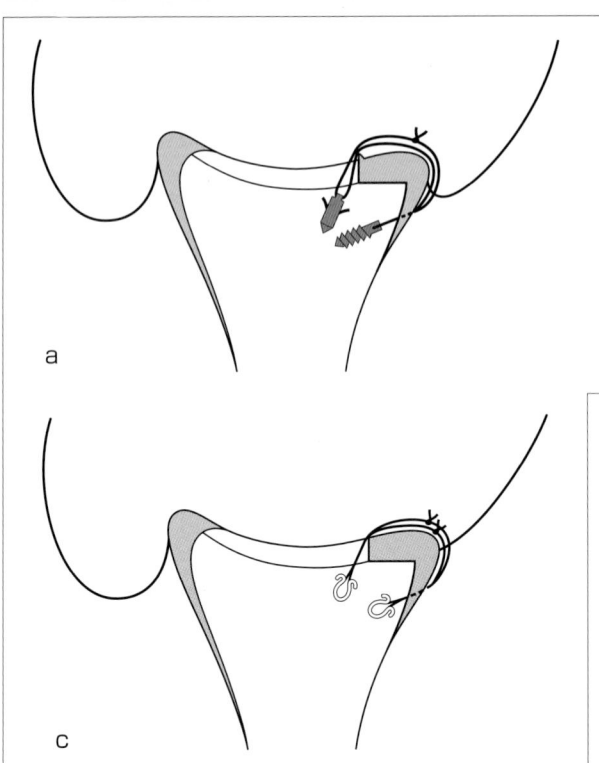

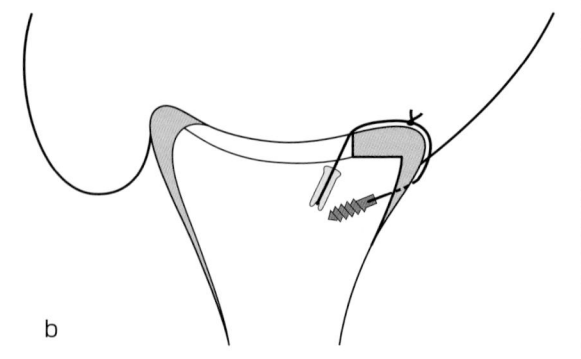

図 1.
フットプリント固定法の術式の変遷
a：DAFF 法（初期）：関節窩頸部に FASTak 2.4 mm，関節窩面に GⅡアンカーを使用
b：DAFF 法：関節窩頸部に FASTak 2.4 mm，関節窩面に PANALOK Loop を使用
c：TAFF 法：関節窩頸部，関節窩面の両方に Jugger-Knot 1.4 mm を使用

使用することで関節症が生じることを危惧して，途中から関節窩面には吸収性アンカーである PANALOK Loop（DePuy Mitek）を使用して行ってきた（図 1-b）．2011 年になって JuggerKnot™ ソフトアンカー（Biomet）が登場した．JuggerKnot 1.4 mm は #1 MaxBraid™ の縫合糸と，アンカー部分は #5 ポリエステルからなるソフトアンカーであるため，金属製アンカーのように骨内で干渉することがなく FASTak よりも間隔を狭く刺入することが可能となった．そこで関節窩頸部と関節窩面の両方に同じアンカーを用いた双子アンカー・フットプリント固定法（twin anchor footprint fixation；TAFF）へと改良し，現在愛用している[7)8)]（図 1-c）．

本稿では TAFF 法の手術のポイントを解説するとともに，後療法の工夫について述べる．

手術適応

DAFF 法も TAFF 法も適応は同じである．外傷性肩関節前方不安定症のうち，関節唇の内下方への落ち込みがひどくモビライゼーション後十分な整復固着力を必要とする，いわゆる高度な ALPSA 病変や十分な capsular shift を必要とする症例が良い適応となる．さらに，従来の single-row 法による鏡視下 Bankart 修復術後の Bankart 損傷再発に対する revision 例，比較的大きな骨片を有する骨性 Bankart 損傷や関節窩骨折，コンタクトアスリートのような常に肩に強い外力がかかる可能性のある活動レベルの高いスポーツ選手なども良い適応といえる．ただし，関節窩の骨欠損が右肩で 4 時のレベルで 25% 以上あり，かつ欠損部分を補填できる大きさの骨片を有さない症例は何らかの骨補填が必要なため[9)]，DAFF 法，TAFF 法単独での修復は適応外としている．

TAFF 法の術式

1．ポータルの作製，モビライゼーション

全身麻酔下に患側上の半側臥位とする．腋窩部にバンドをかけ，側方やや後方への牽引（lateral arm traction）することで骨頭を後外方へ shift させて前下方部を広げる．

後方は後上方外側と後下方の 2 ポータル，前方は通常の前方と前下方の 2 ポータルで手術を行っている（図 2）．後上方外側ポータルは肩峰後角の

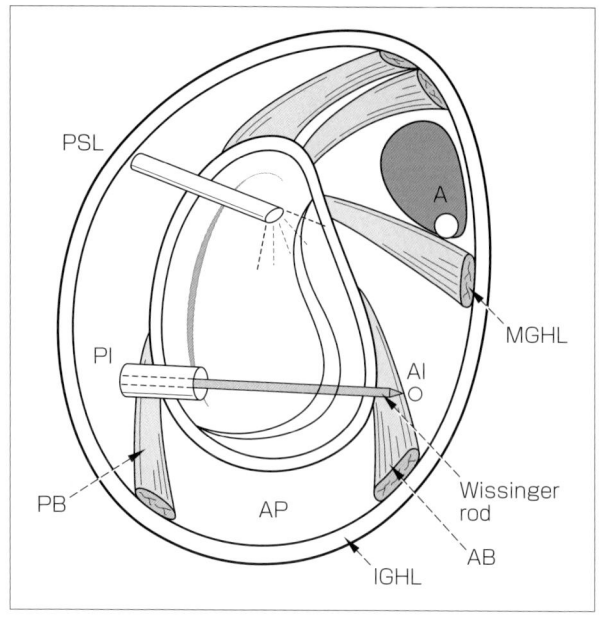

図 2.
ポータルの作製
モビライゼーションの後に後下方ポータルから関節面と平行に Wissinger rod を挿入し，逆行性に AB（前索）の直上に前下方ポータルを作製する．
PSL：後上外側ポータル，A：前方ポータル，PI：後下方ポータル，AI：前下方ポータル，MGHL：中関節上腕靱帯，IGHL：下関節上腕靱帯，AB：anterior band（前索），AP：axillary pouch（腋窩嚢），PB：posterior band（後索）
（文献7より）

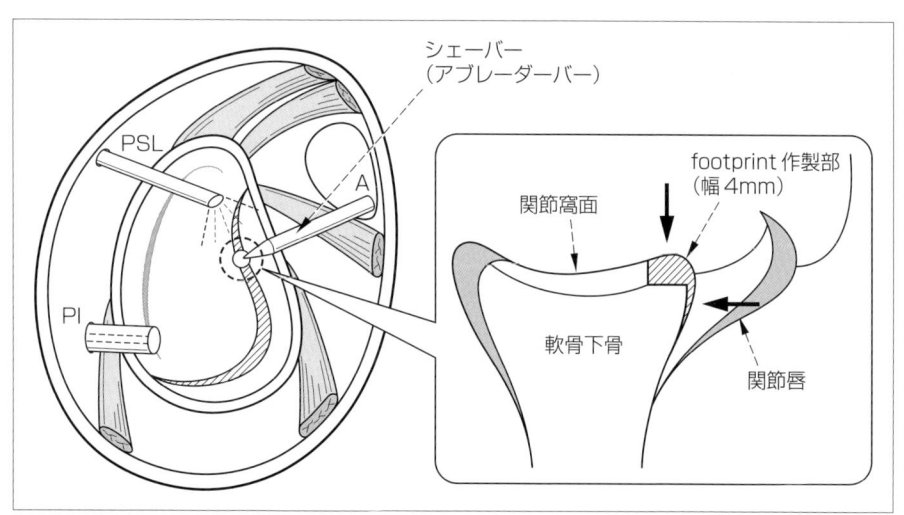

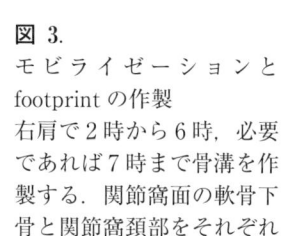

図 3.
モビライゼーションと footprint の作製
右肩で2時から6時，必要であれば7時まで骨溝を作製する．関節窩面の軟骨下骨と関節窩頚部をそれぞれ4mm幅ずつ新鮮化する．
（文献7より）

1cm下方，1cm前方に作製する．通常の後方ポータルよりも外側に作製し，70°斜視鏡を用いて関節内鏡視することで前下方から下方をのぞき込むように鏡視できる．

前方ポータルからラスプや高周波電気メスを用いて，右肩で少なくとも6時まで IGHL-LC のモビライゼーションを行う．モビライゼーションは肩甲下筋の筋腹下縁から上腕三頭筋長頭腱の付着部がみえるまで十分に行い，腋窩嚢を完全に浮上させる．腋窩嚢の落ち込みが改善されない場合は範囲を7時まで拡大する（図3）．関節唇の footprint を確保するため，関節窩面前下縁に軟骨下骨が露出するまで幅4mm程度の溝（trough）を

右肩で2時から6時（もしくは7時：IGHL-LC をモビライゼーションした範囲）まで作製する．シェーバーとアブレーダーバーを用いて関節窩の軟骨下骨と関節窩頚部を新鮮化する．大きな骨片を有するものでは trough の作製は行わず，関節窩縁を削る程度の最小限にとどめる．

モビライゼーション終了後，前下方ポータルを作製する．後下方ポータルから関節面に平行に Wissinger rod を挿入し，IGHL の前索上縁の前方関節包にインサイドアウトで鈍的に刺入し，小皮切を加えて Wissinger rod の先端を露出させる．その先端に JuggerKnot の drill guide を当て Wissinger rod を引き抜きながら関節内まで誘導

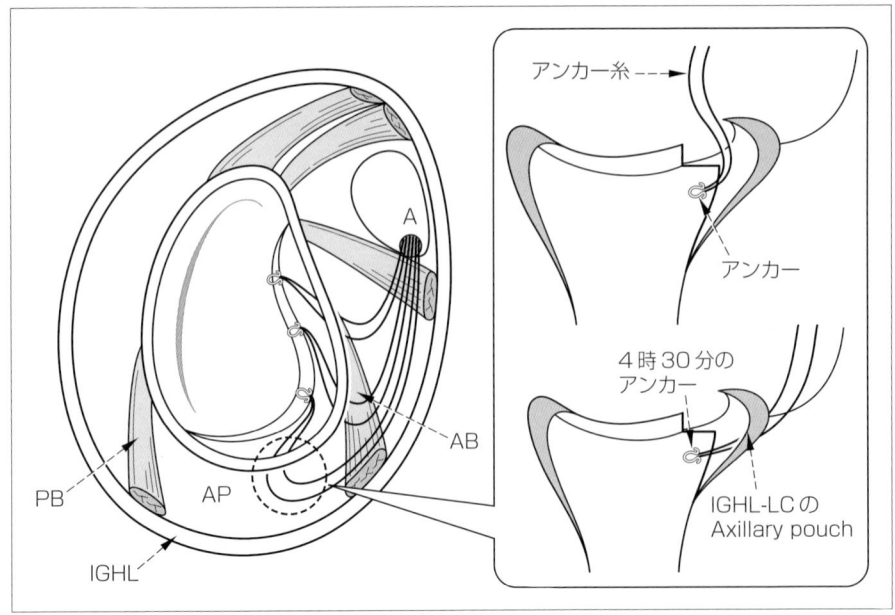

図 4.
関節窩頚部アンカーの挿入と IGHL-LC へのマットレス状縫合
2時から5時まで Jugger-Knot を4本刺入可能であるが，図が煩雑になるため，この図では3本刺入した場合を示す．前下方ポータルからドリルガイドを挿入し，関節窩面の軟骨下骨から4mm内側にアンカーを挿入する．前方ポータルからスーチャーフックを用いて IGHL-LC にアンカーの縫合糸を片端ずつマットレス状に掛けていく．
(文献7より)

する(図2).

2. 関節窩頚部アンカーの挿入と IGHL-LC へのマットレス状縫合

前下方ポータルから JuggerKnot 1.4 mm を関節窩頚部に刺入する(図4). Repair simulation の際に IGHL の前索の上縁が2時付近まで引き上げられるような症例の場合，DAFF 法では2時から4時半(できれば5時)に FASTak を3本刺入していたが，JuggerKnot では同範囲に4本刺入できる．挿入位置は関節窩面前縁の trough(軟骨下骨)から4mm内側で，骨性 Bankart 損傷で比較的大きな骨片が存在する場合にはその厚みも合わせ内側に刺入する．

次に，縫合糸を下方のアンカーから順に IGHL-LC にマットレス状に掛けていく．縫合糸を掛けるポイントは関節唇のちょうど外側で，アンカーに装着されている縫合糸の上方の糸を先に IGHL-LC に掛け，それを引き上げながら，さらに下方の IGHL-LC に糸を掛けていく．TAFF 法では組織に掛けた縫合糸がスライドする必要があるため，縫合糸を掛けた段階で縫合糸がスライドするか必ず確認する．

3. 関節窩面アンカーの挿入と Knot tying

関節窩頚部で使用したアンカーと同じ JuggerKnot を関節窩面にも使用する．アンカーの刺入位置は trough のぎりぎり中央よりの軟骨上に刺入する(図5-a)．縫合糸の数が多く手技が煩雑になるのを避けるために関節窩面アンカーを刺入する毎に両対の縫合糸を縫合する．まず，最も下方(通常4時半から5時)の関節窩面上に Jugger-Knot を挿入する．後下方ポータルにカニューラを挿入して関節窩面と頚部のアンカーの下方の縫合糸をそれぞれ回収し体外で結紮する(outside knot, 図5-b)．Knot はなるべくカニューラの出口付近で作製し，余った縫合糸は切っておく．IGHL-LC にマットレス状に掛けた頭側のアンカーの縫合糸を頭側へ引っ張り IGHL-LC を頭側へ shift させながら，先程 outside knot を作製した縫合糸の残りの片端をスライドさせて outside knot を関節外から関節内に送り込む(図5-c)．先に関節窩頚部アンカーの縫合糸，次に関節窩面アンカーの縫合糸を引っ張ることで outside knot を関節唇の外側に送り込む．両方の糸をしっかり引っ張り IGHL-LC を関節窩前縁の footprint に引き付けてから non-sliding knot で結紮する(図5-d)．頭側のアンカーについても同様の手順で JuggerKnot を刺入して TAFF を3～4組完成させる(図6).

これで IGHL-LC の修復が完了したことになるが，必要に応じて更に頭側の trough 上に前方関節包や中関節上腕靱帯を関節唇とともに single-row 法で縫着する．

図 5.
関節窩面アンカーの挿入と knot tying
 a：関節軟骨ぎりぎり中央よりの軟骨上にアンカーを挿入する．
 b：関節窩頸部アンカーと関節窩面アンカーの片端同士を後下方ポータルから回収してカニューラ外で結紮する(outside knot，矢印)．
 c：①関節窩頸部アンカーの縫合糸，②関節窩面アンカーの縫合糸の順に引っ張って関節唇外側に outside knot を送り込み，IGHL-LC を footprint に引き寄せる．
 d：残りの縫合糸同士を結紮する．

（文献7より）

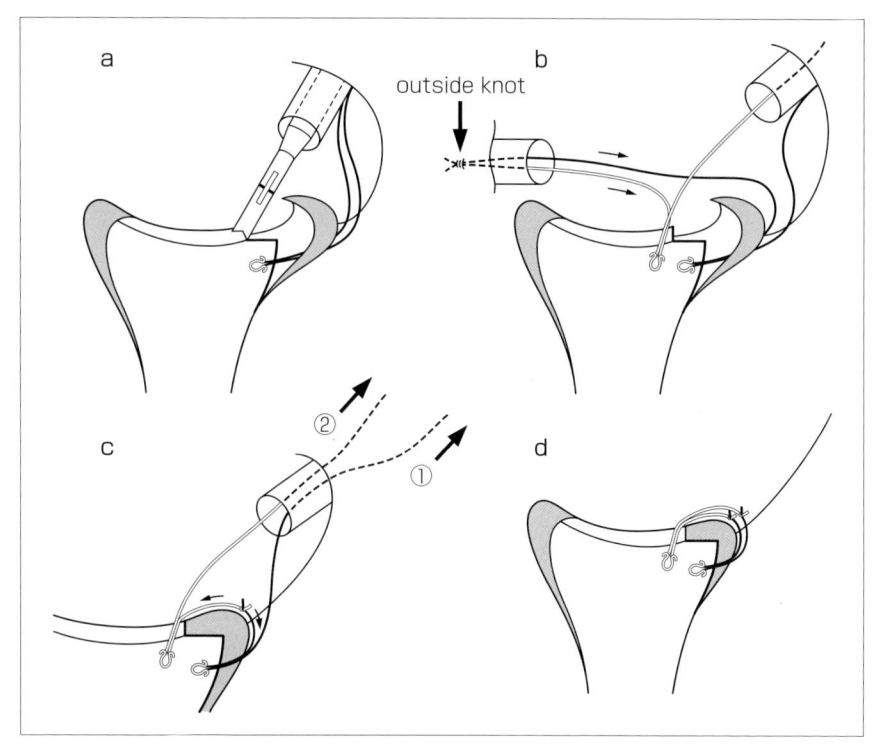

DAFF 法と TAFF 法との違い

相違点としては，アンカーの縫合糸の太さと使用する数が挙げられる．DAFF 法では関節窩頸部アンカーに #2 Fiberwire が装填された FASTak 2.4 mm を使用し，TAFF 法では #1 MaxBraid からなる JuggerKnot 1.4 mm を使用する．TAFF 法のほうが縫合糸は細いが多くのアンカーを挿入し IGHL-LC に縫合糸を掛けることができるので，縫合糸や IGHL-LC にかかるストレスを分散させることができるのが利点である．また関節内に残る Knot も小さいため骨頭軟骨へ影響も少ないと考える．

もう一つの相違点は，縫着時の組織への緊張である．DAFF 法では組織に掛けた縫合糸を関節窩面アンカーである PANALOK Loop 先端の嘴部分に引っ掛けてアンカーホールに叩き込むのに対して，TAFF 法では縫合糸を引っ張ってスライドさせることで組織を引き寄せる．DAFF 法のほうが縫合糸と組織により強い緊張をかけられるが，実際の手術では逆に縫合糸が関節唇などの組織をカットしないように少し緩めながらアンカーを叩

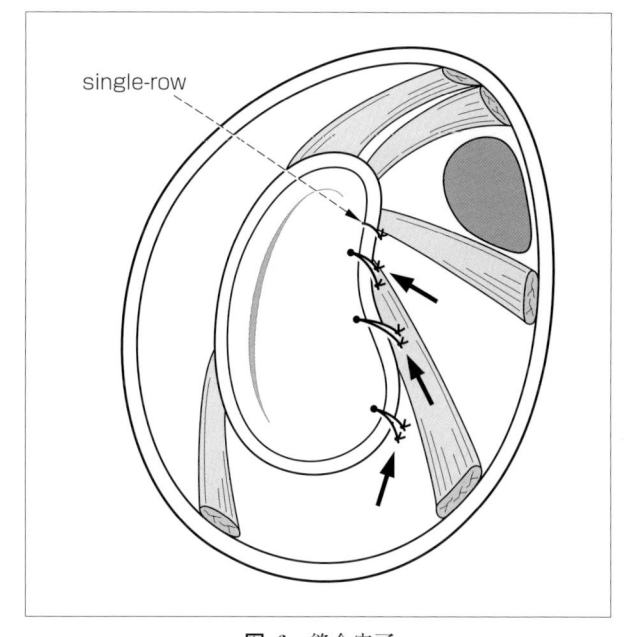

図 6. 縫合完了
TAFF 法で縫着すると自動的に IGHL-LC が上方へ引き上げられる．

（文献7より）

き込むなどの調整が必要であった．TAFF 法では縫合糸を引っ張るだけなので，むしろ過剰な緊張がかからないと考える．

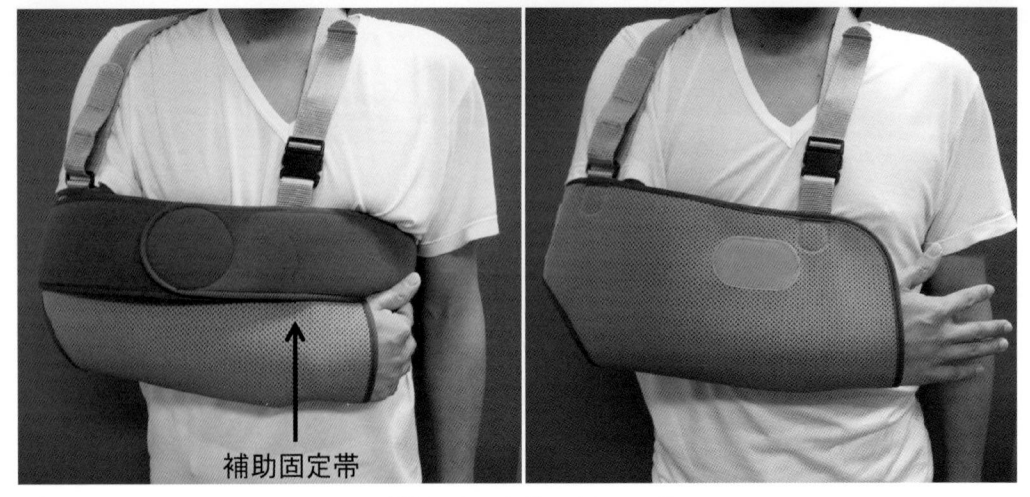

図 7. ショルダーブレース IR
a：補助固定帯装着時
b：補助固定帯除去時. スリングで前腕部の動きが制限され，ADL 動作ができない.

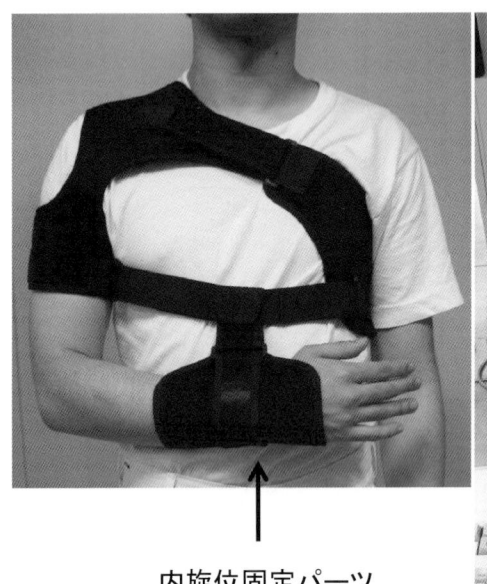

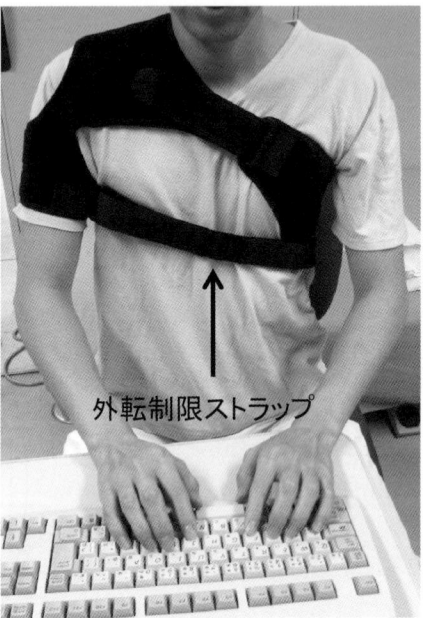

図 8. P.O. ショルダーサポート LA
a：内旋位固定パーツ装着時
b：内旋位固定パーツ除去時 外転制限ストラップにより外転運動は制限される. 肘関節以遠の動きが制限されないため，早期より書字やパソコン動作などが可能である.

後療法

　フットプリント固定法である DAFF 法, TAFF 法では従来の single-row 法よりも IGHL-LC が強固に固定されていると考え，後療法については主に2点変更した．1つは装具である．以前はショルダーブレース IR(ALCARE)を使用していた(図7)．内旋位固定中は補助固定帯を装着し，可動域訓練を開始するとともに補助固定帯のみ外してスリングは術後6週まで装着していた．これではスリングによって手指や前腕の動作が制限されてしまい，ADL 動作に不便であった．現在は前腕部がフリーな状態で外転制限ストラップによって外転運動が制限できる P.O. ショルダーサポート LA(SIGMAX)を用いている(図8)．固定期間中は内旋位固定パーツを手関節付近に装着するだけなので，三角筋や外旋筋の等尺性筋力訓練がしやすい．固定パーツを除去した後は前腕から手指の運動が制限されないので食事動作や書字，パソコンなどの動作も可能となる(図8)．学生や

会社員といった若年患者にとって書字，パソコンといった動作が早期より行えることはADLの拡大につながる．

もう1つは固定期間である．single-row法では3週間下垂内旋位固定とし，3週より挙上可動域訓練を，4週より外旋可動域訓練を開始していた．しかしDAFF法やTAFF法では固定期間を1週間に短縮し，各可動域訓練を2週ずつ前倒しして行うように変更した．ただし，コンタクトスポーツ選手の場合や比較的大きな骨片を伴うBankart修復術を行った場合は，従来通り3週間下垂内旋位固定としている．

その他は変更していない．早期より下肢から体幹のエクササイズも怠らないように指導する．可動域訓練開始後は6週まで挙上150°，下垂位外旋45°までに制限し，6週より回旋筋群の筋力強化訓練を，8週より三角筋，大胸筋などのouter muscleの筋力強化訓練を開始する．3か月以降は競技特性を考慮したアスレティックリハビリテーションを行い，6か月で筋力，可動域および画像所見（ABER-MRIなど）で特に問題なければ，スポーツ復帰を許可する．

引用文献

1) Yoneda M：Neviaser's contribution to the treatment of ALPSA lesions. *J Bone Joint Surg Am*, 83：621-622, 2001.
2) 武　靖浩ほか：鏡視下Bankart法後の不安定症再発例における，Bankart修復部の再鏡視所見の検討．関節鏡，31：193-198, 2006.
3) Tamai K, et al：Recurrences after the open Bankart repair：A potential risk with use of suture anchors. *J Shoulder Elbow Surg*, 8：37-41, 1999.
4) Huber WP, et al：Periarticular fiber system of the shoulder joint. *Arthroscopy*, 13：680-691, 1997.
5) 米田　稔：次世代の鏡視下Bankart法—より確実なfootprint fixationをめざして—．関節外科，24：37-48, 2005.
6) 米田　稔：私のDAFF法—より確実なfootprint fixationをめざして—．菅谷啓之（編），実践反復性肩関節脱臼：鏡視下バンカート法のABC，pp. 80-99, 金原出版, 2010.
7) 米田　稔：JuggerKnotソフトアンカーを用いたTwin Anchor Footprint Fixation（TAFF）法によるTransosseous-equivalent Arthroscopic Bankart Repairの手技とコツ，バイオメットジャパン，2012.
8) 米田　稔：JuggerKnot™ソフトアンカーを用いたTwin Anchor Footprint Fixation（TAFF）法による鏡視下Bankart法．関節外科，31：32-38, 2012.
9) Itoi E, et al：The effect of a glenoid defect on anteroinferior stability of the shoulder after Bankart repair：a cadaveric study. *J Bone Joint Surg Am*, 82：35-46, 2000.

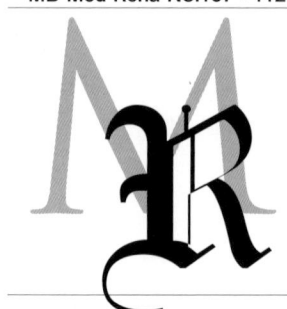

特集／肩関節傷害 診療の真髄

V．外傷性肩関節前方不安定症 鏡視下 Bankart 修復術と 鏡視下 Bristow 法の使い分け

鈴木一秀[*]

Abstract 外傷性肩関節前方不安定症に対する gold standard な手術である鏡視下 Bankart 法の術後成績は，可動域制限も少なくスポーツ復帰率は良好である反面，コリジョンスポーツ例には再受傷による再発例が約 20％に存在する．そのため，コリジョンスポーツ例には関節外での脱臼防止機構の追加が必要であり，筆者は鏡視下 Bankart & Bristow 変法を行っている．鏡視下 Bankart 修復術（single suture：S 法と dual sutures：D 法）の適応は，S 法はノンアスリート，D 法はアスリート（コリジョン・フルコンタクトアスリートを除く）であり，鏡視下 Bankart & Bristow 変法の適応はコリジョン・フルコンタクトアスリート（ラグビー，アメフト，柔道，レスリング，アイスホッケー，スノーボード）および鏡視下 Bankart 法術後再受傷例である．また，関節窩骨欠損が大きく Hill-Sachs とエンゲージするような症例にも適応となる．

Key words：鏡視下バンカート修復術（arthroscopic Bankart repair），dual sutures 法（dual sutures technique），スポーツ選手（athletes），外傷性肩関節前方不安定症（traumatic anterior instability of the shoulder），コリジョン・コンタクトスポーツ（collision and contact sports），関節鏡下バンカート＆ブリストー変法（arthroscopic Bankart and Bristow modified procedure）

はじめに

外傷性肩関節前方不安定症に対する手術の基本は主病変であるバンカート損傷部を修復する Bankart 法であり，現在，鏡視下 Bankart 法（suture anchor 法）が gold standard として認識されている．筆者らも 2001 年 3 月より suture anchor 法を開始し，現在まで 600 例以上の症例を経験してきた．その術後成績は，可動域制限も少なくスポーツ復帰率は良好である反面，術後再発例も存在することは事実であり，再脱臼率を低下させるための術式の改良が必要であった．また，再発例を検討してみるとすべての症例がアスリートであり，75％がコリジョンスポーツ例であったこと[1]から，特にこれらの症例には術式の改良が必要であると結論づけた．そこで，high demand なスポーツ選手に限定して，2005 年 6 月より Pana-lok loop アンカー（DePuyMitek, Norwood, MA）のアイレットループに縫合糸を追加することで one anchor two sutures 法（以下，dual sutures；D 法）を行ってきた．しかしながら，D 法はスローイングアスリートを含めたフルコンタクト以外のスポーツ例には良好な術後成績[2)3)]が得られる一方で，コリジョンスポーツ例には再受傷による再発例が存在する[4)〜7)]ため，関節外での脱臼防止機構の追加が必要であると考え，2007 年よりコリジョンスポーツ例には直視下に，Bankart 法に関節外手術である Bristow 変法を追加し，Bankart & Bristow 変法を選択してきた．その臨床成績[4)]は直視下 Bankart 法，鏡視下 Bankart 法（single suture；以下，S 法，D 法）と比較して，復帰までの期間が 4.5 か月，再脱臼率 0％と有意に優れていた．そこで 2011 年 4 月より低侵襲な手術手技

[*] Kazuhide SUZUKI, 〒 215-0021 神奈川県川崎市麻生区上麻生 6-25-1 麻生総合病院スポーツ整形外科，部長

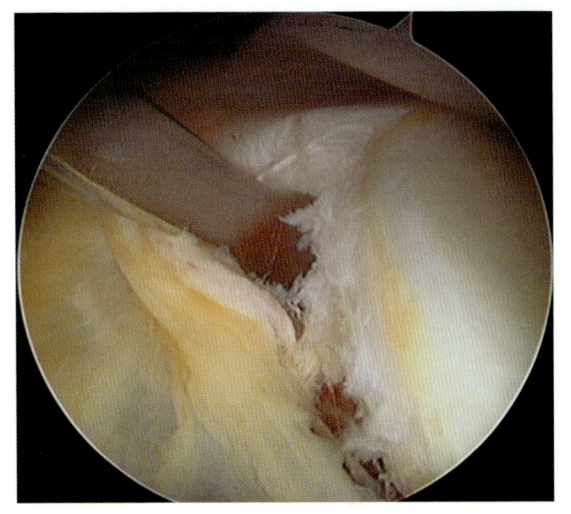

図1. 前上方ポータルからみたモビライゼーション

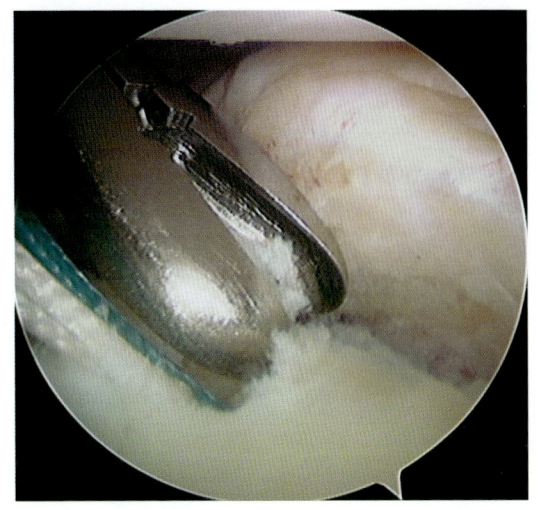

図2. パンチを用いて関節窩軟骨を除去する.

を目指して，直視下法から鏡視下 Bankart & Bristow 変法へと変更してきた．本稿では，鏡視下 Bankart 修復術（S 法と D 法）と鏡視下 Bankart & Bristow 変法の使い分け（適応）および手術手技につき詳述する．

鏡視下 Bankart 法の適応

S 法はノンアスリート，D 法はコリジョン・フルコンタクトアスリート以外のアスリートで投球側例にも適応となる．Bristow 変法, Boychev 法, Oudard 変法など関節外手術の術後再発例には D 法を行っている．

鏡視下 Bankart 法（dual sutures 法）の手術手技

1．麻酔
麻酔は全身麻酔で行う．

2．手術体位
側臥位にてアームコントローラーを用いて上肢を外転位に保持する．

3．使用する portal
後方鏡視にて前方と前上方の two portal をワーキングポータルとして使用する．前上方ポータルは，前下関節上腕靱帯関節唇複合体（以下，AIGHL-LC）を関節窩前縁から剝離，モビライゼーションする際に viewing portal としても使用する（図1）．

4．使用するインストゥルメント
Bankart 法で用いるスーチャーアンカーは Panalok loop アンカーであり，2013年3月からはオステオラプター HA アンカー（Smith & Nephew）の 2.9 mm を用いて dual sutures 法を行っている．

5．手術時間
手術時間は 40～90 分であり，平均1時間である．

6．手術手技

1）複合体のモビライゼーションと関節窩前縁の処置
まず，後方鏡視にて関節内を観察し，前方 portal から AIGHL-LC を肩甲下筋の筋腹が観察できるまで関節窩前縁よりリベレーターやラスプを用いてモビライゼーションする．

剝離する範囲は下方（6時）まで，モビライゼーションの程度は肩甲下筋の筋腹が確認できるまで行う．関節窩縁はシェーバーやアブレッダーを用いて新鮮化し，関節窩縁の軟骨をパンチにて一部除去しておく．

2）アンカーの挿入
アンカーは最低3本用い，予め Panalok loop アンカーのアイレットループ内に別色（白か薄緑）の Ethibond 糸を通すことで dual sutures とする．オステオラプター 2.9 mm の場合は最初から2本の糸（ULTRBRAID 2 号糸）が装着されている．1本目のアンカーは通常5時の位置に on the gle-

図 3.
1本目の Ethibond 糸（緑色）のリレー
 a：スーチャーパンチ
 b：捻りを加え貫通させモノフィラメント糸を出す．
 c：リトリバーを用いて縫合糸の絡みを取る．
 d：関節唇に掛かった Ethibond 糸

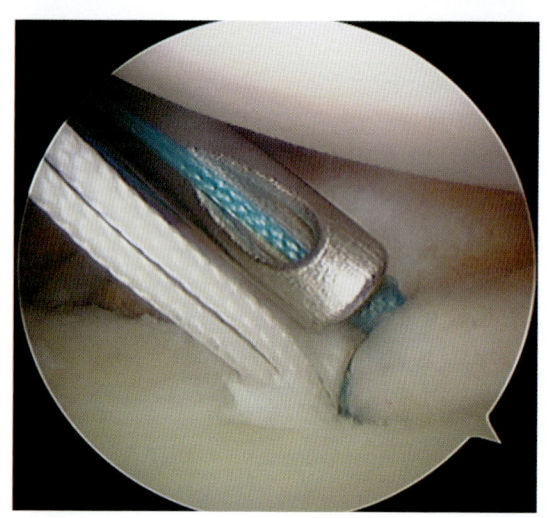

図 4．ノットプッシャーを用いてスライディングノットで縫合

noid に挿入する．Ethibond 糸は前上方ポータルから逃がしておく．再びアンカー挿入部周辺の軟骨を除去する（図 2）．

3）関節唇とのリレーとノットタイイング

関節唇とのリレーにはスーチャーパンチやスーチャーフックを用いるが，5時の位置のリレーにはスーチャーパンチが適している（図 3-a, b）．リトリバーを用いてモノフィラメント糸と Ethibond 糸を一緒に逃がすことで糸の絡みを取り除いてから（図 3-c），関節外でモノフィラメント糸の一端を Ethibond 糸に結び，反対側のモノフィラメント糸を引き出すことで Ethibond 糸を関節唇に通す（図 3-d）．ノットはスライディングノットを用いるが，前上方ポータルより複合体をグラスパーで把持し上方にシフトしながらノットタイイングを行う（図 4）．Dual sutures のもう 1本はスーチャーフックを用いて関節唇にリレーする（図 5）．3時半の位置のアンカーも同様にスーチャーフックを用いて修復している．上方（2時）のアンカー糸（Ethibond 糸）のリレーはスーチャーグラスパーを用いてダイレクトに行う．ノット完成後，関節唇は V 字に修復される（図 6）．

鏡視下 Bankart & Bristow 変法の適応

コリジョン・コンタクトスポーツ選手の反復性肩関節脱臼症例で初回脱臼例も適応となる．ス

図 5.
2 本目の Ethibond 糸（白色）のリレー
スーチャーフックを用いて関節唇に糸を通す．

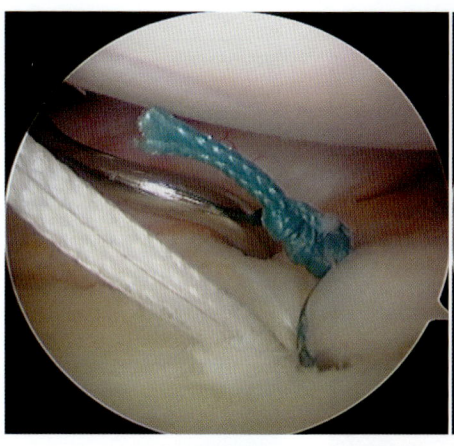

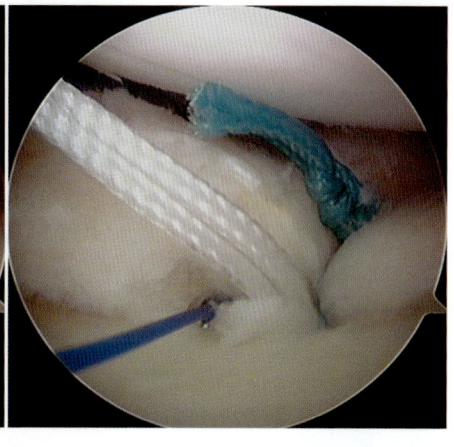

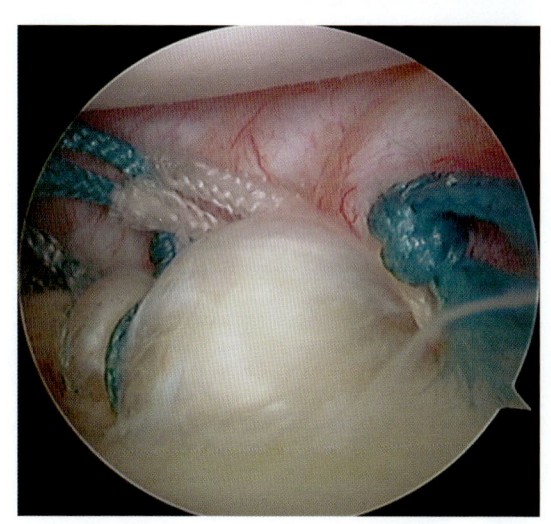

図 6．D 法修復後の後方鏡視像

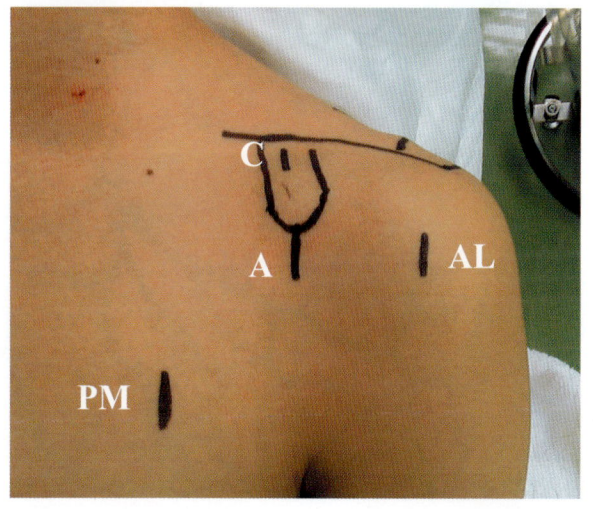

図 7．鏡視下 Bankart & Bristow 変法（ASBB）の使用 portal（前方）
A：anterior, AL：anterolateral, PM：pectoralis major, C：coracoid

ポーツ種目はラグビー，アメリカンフットボール，柔道，レスリング，アイスホッケー，スノーボードなどである．また，関節鏡下 Bankart 法術後再受傷例も適応としている．関節窩骨欠損が大きく，Hill-Sachs が容易にエンゲージするような症例も適応となる．

鏡視下 Bankart & Bristow 変法の手術手技

1．麻　酔

麻酔は斜角筋ブロックを併用した全身麻酔で行う．

2．手術体位

手術体位は，通常の手術台を 30°ヘッドアップした軽度ビーチチェア位で，上肢の保持にはアームコントローラーを使用する．背部に薄い枕を挿入し，肩甲骨が内転位となるようにセッティングする．

3．使用する portal

Portal は後方，前方，前外側，烏口突起の骨切りに用いる coracoid portal，大胸筋を貫く pectoralis major portal（以下，PM portal）の計 5 portal を使用する（図 7）．PM portal は烏口突起先端より腋窩に向かい 7 cm 下方，内側に向かい 7 cm の位置に作製する．

4．使用するインストゥルメント

Bankart 法で用いるスーチャーアンカーは Panalok loop アンカーであり，2013 年 3 月からは

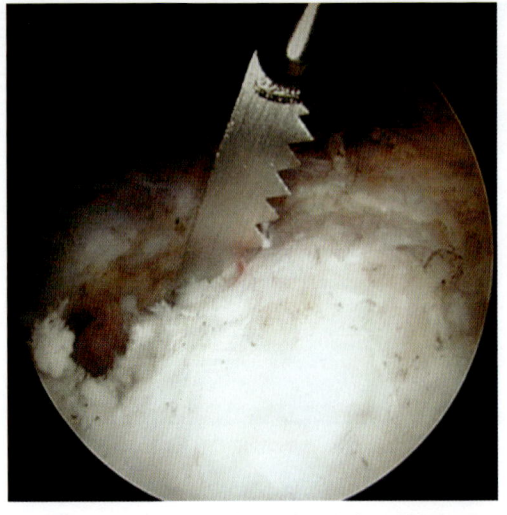

図 8. ASBB 手術手技：烏口突起の骨切り（前外側鏡視像）

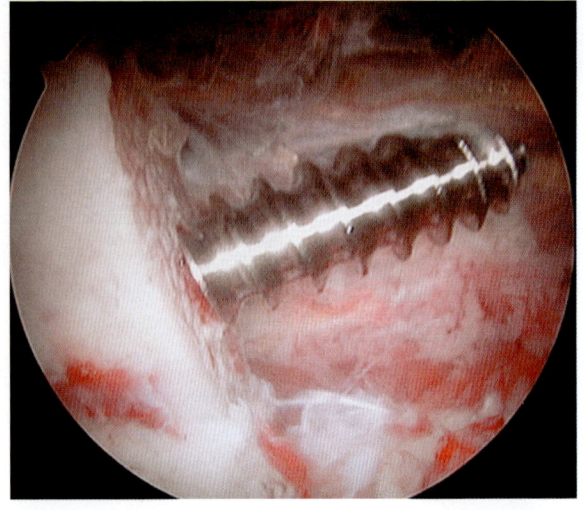

図 9. ASBB 手術手技：CCS が挿入された烏口突起（前外側鏡視像）

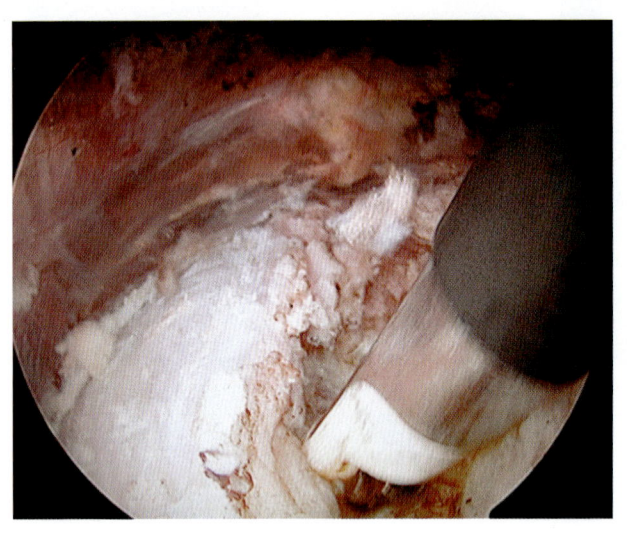

図 10. ASBB 手術手技：肩甲下筋の split

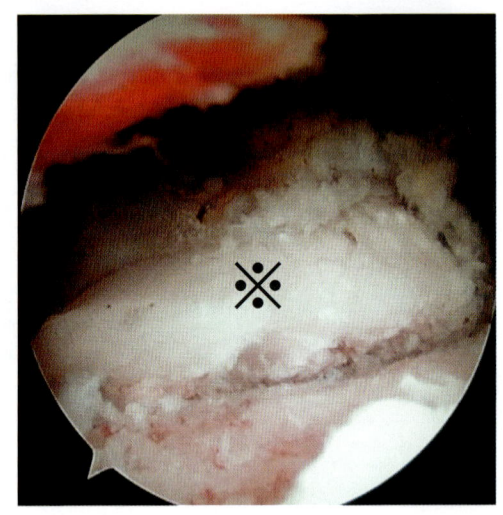

図 11. ASBB 手術手技：関節窩に固定された烏口突起（※）（後方鏡視像）

オステオラプター HA アンカーの 2.3 mm を用いている．Bristow 変法で用いるスクリューはメイラ社のチタン製 4.0 mm Cannulated Cancellous Screw（以下，CCS）である．

5．手術時間

手術時間は最短 1.5～最長 4.5 時間であり，手術手技が安定した現在では平均 2 時間である．

6．手術手技

1）関節内の観察および処置

まず，後方鏡視にて関節内を観察し，前方 portal から前下関節上腕靱帯関節唇複合体（AIGHL-LC）を肩甲下筋の筋腹が観察できるまで関節窩前縁よりリベレーターやラスプを用いてモビライゼーションする．その後，関節窩軟骨前縁を約 4 mm 幅でアブレッダーを用いて切除しておく．

2）烏口突起の展開と骨切り

次に前外側 portal より鏡視し，前方 portal より VAPR を用いて烏口突起付着部から烏口肩峰靱帯および小胸筋を切離した後，coracoid portal より烏口突起の骨切りをノミと骨鋸を用いて行う（図 8）．この際の骨切り部は先端より 1.5～2 cm とし，骨切り面は烏口突起の長軸に対して垂直に行う．

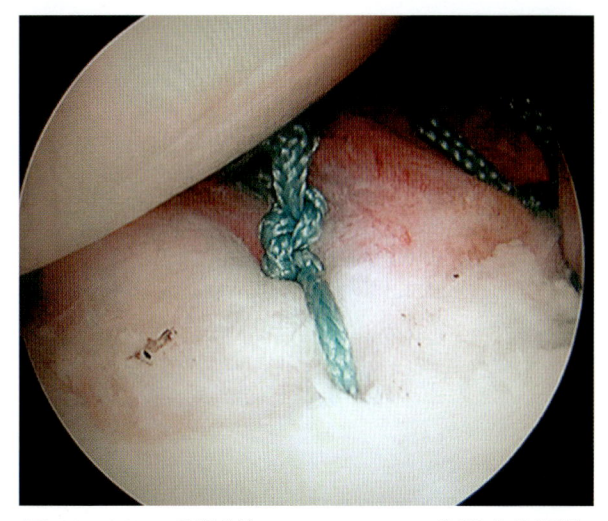

図12. ASBB 手術手技：Bankart repair 後（後方鏡視像）

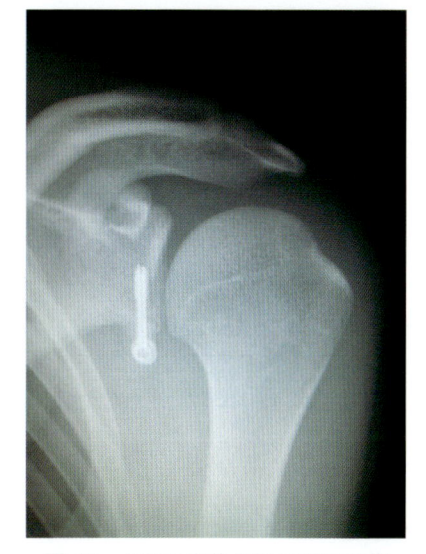

図13. ASBB 術後単純 X 線正面像

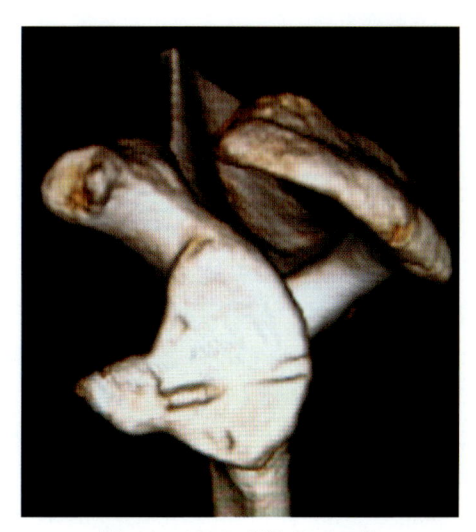

図14. ASBB 術後 3DCT 像

3）烏口突起への CCS の挿入（temporary outside technique）

切離した烏口突起を一時的に前方 portal より直視下に出し，骨切り面をサージエアトームや骨鑢を用いて平坦化した後，1.6 mm ガイドピンを骨切り面中央より垂直方向に刺入し，ドリル後に CCS をフラットワッシャー付きで骨片に挿入した後，三角筋と肩甲下筋間の内視鏡下に戻す（図9）．

4）肩甲下筋の split と烏口突起の移行

肩甲下筋を中央やや下方で VAPR を用いて線維方向に split し（図10），スイッチングロッドを PM portal から split した肩甲下筋腱を貫き関節内に誘導し，ロッドを介してガイドを関節窩内側の至適位置（右肩時計表示で 4 時，関節窩面より 5 mm 内側）に固定後，1.6 mm ガイドピンを刺入する．この際，なるべく関節窩に平行に，後方の皮膚を貫くまでガイドピンを刺入する．ガイドピンを介して 3.0 mm キャニュレイティドドリルを用いてドリリングする．その後，ガイドピンを少しずつ後方に抜きながら先端を確認し，screw の先端をガイドピンの先端に挿入する．ドライバーを用いて screw を回し，烏口突起を肩甲下筋間より関節内に誘導し関節窩に固定する（図11）．この際，後方鏡視にて関節内から烏口突起骨片の方向や関節窩との位置関係を確認しながら，前方 portal よりコッヘルやラスプを用いて調節する．

5）Bankart repair

最後に後方鏡視にて前方 portal より吸収性スーチャーアンカーを 2〜4 本用いて Bankart repair を行う（図12）．アンカーの挿入位置は 4 時から 5 時に必ず 1 本使用する．また 3 時の位置は CCS と干渉しないように方向を工夫する．2 時にも挿入し，合計 3 本のアンカーを使用するようにしている．

7．術後後療法

3 週間の三角巾固定後，屈曲・外転運動を開始する．外旋は 5 週まで 0°以内とし，5 週以降徐々に 0°以上の外旋運動を許可する．ランニングは術後 4，5 週から許可するが，負荷をかけた肘の屈伸

運動は8週まで禁止する．烏口突起の骨癒合とスクリューのバックアウトの有無をX線(図13)で確認しながら，8週から筋力トレーニングを開始，可動域の回復次第で対人以外のプレーを許可し，術後3か月の時点でCTによる骨癒合状態(図14)を確認し，コンタクトプレーを許可する．術後4か月でのゲーム復帰を目標に後療法を進める．

おわりに

鏡視下Bankart法(suture anchor法)によって得られる前方制動効果は，IGHLのテンショニングという軟部組織に期待する術式であり，健常肩以上の安定性の獲得は期待できない．それ故，健常肩が脱臼するような外力が加わると術後再発することは容易に想像でき，最も再受傷のリスクが高いコリジョン・フルコンタクトスポーツ選手には限界がある．このようなスポーツ選手にはBristow変法による関節外での制動効果(主に共同腱によるスリング効果)の追加が必要であり，Bankart法とBristow変法を同時に，しかも鏡視下に行うことで再脱臼率を限りなくゼロに近づけることが可能となる．しかしながら，本術式を外傷性肩関節前方不安定症例すべてに行うことはover indicationであり，Bankart法とBankart & Bristow変法の使い分けが必要であると考えている．

参考文献

1) 鈴木一秀ほか：スポーツ選手の外傷性肩関節前方不安定症に対する鏡視下 suture anchor 法の術後スポーツ復帰．整スポ会誌，27：36-39，2008．
2) 鈴木一秀ほか：外傷性肩関節前方不安定症に対する鏡視下 Bankart 法—Panalok loop アンカーを用いた dual sutures 法—．関節鏡，33：181-183，2008
3) 上原大志ほか：オーバーヘッドアスリートの投擲側に生じた外傷性肩関節前方不安定症に対する直視下 Bankart 法と鏡視下 Bankart 法の術後成績の比較検討．整スポ会誌，30：102-106，2010．
4) 鈴木一秀ほか：コリジョン・コンタクトアスリートの外傷性肩関節前方不安定症に対する手術治療成績—最良な手術法は何か—．肩関節，35(3)：747-750，2011．
5) Cho NS, et al：Arthroscopic stabilization in anterior shoulder instability：Collision athletes versus noncollision athletes. *Arthroscopy*, 22：947-953, 2006.
6) Mazzocca AD, et al：Arthroscopic anterior shoulder stabilization of collision and contact athletes. *Am J Sports Med*, 33：52-60, 2005.
7) 永井宏和ほか：アメフト・ラグビー選手の外傷性肩関節前方不安定症の手術成績．肩関節，36(3)：865-869，2012．

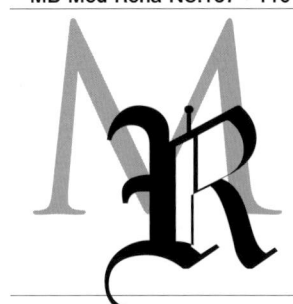

特集／肩関節傷害 診療の真髄

Ⅴ．外傷性肩関節前方不安定症 コリジョンアスリートに対する Bristow 変法

山崎哲也[*1]　小野元揮[*2]

Abstract　コリジョンアスリート，とりわけラグビー選手において外傷性肩関節前方不安定症が生じると選手のパフォーマンスを著しく低下させ，その改善には手術的治療が唯一の選択肢となる場合が多い．当科では，ラグビー選手における同病態に対して，烏口突起の固定方法を工夫した Bristow 変法を一貫して施行しており，良好な術後成績を得てきた．術式のポイントは，烏口突起骨片の移植部位である肩甲骨頚部の骨溝作製で，烏口突起骨片と共同筋腱による下関節上腕靱帯・関節唇複合体(IGHL-LC)の再建を意図したものである．後療法は，術直後より理学療法士による運動療法を介入させ，3 週間の肩関節装具固定後は，関節可動域および筋力訓練を積極的に行う．術後 3 か月に撮像する 3DCT にて骨癒合を確認後は，ラグビー復帰に向けタックル動作の指導なども行い，肩関節周囲の筋力改善および全身的パフォーマンスの回復を考慮し，競技復帰を現場のトレーナーやコーチと相談し決定する．

Key words：外傷性肩関節前方不安定症(traumatic anterior shoulder instability)，反復性肩関節脱臼(recurrent anterior shoulder dislocation)，Bristow 変法(modified Bristow procedure)，コリジョンアスリート(collision athlete)，後療法(post operative management)

はじめに

コリジョンアスリート，とりわけラグビー選手において外傷性肩関節前方不安定症が生じると，コンタクトプレーでの亜脱臼，脱臼による"dead arm"や自動運動不能，あるいは肩関節外転外旋位動作への不安から，患側でのタックルの躊躇など著しく選手のパフォーマンスを低下させる．ラグビー現場では，経験年数の少ない時期に初回脱臼・亜脱臼を経験し，その後，外傷性肩関節前方不安定症の状態で競技している選手が多く，パフォーマンスの向上に対して，保存的治療は無効で手術的治療が唯一の選択肢となる場合が多い．

当科では，外傷性肩関節前方不安定症を有するラグビー選手に対し，一貫して Bristow 変法を施行しており，烏口突起の固定法を工夫することにより良好な術後成績を得ている[1]．今回，その術式のポイントと後療法およびスポーツ復帰における注意点なども含め，詳述する．

病　態

外傷性肩関節前方不安定症の主病態は，肩関節前方支持機構である下関節上腕靱帯・関節唇複合体(IGHL-LC)の破綻である．多くは関節窩縁にて関節唇が剝離する Bankart 病変であるが，関節上腕靱帯実質の断裂や上腕骨側での剝離である humeral avulsion of the glenohumeral ligament (HAGL)病変なども少なくない(図 1)．筆者ら[1]が手術したラグビー選手 49 例 54 肩の関節鏡視による診断では，Bankart 病変が 48 肩(88.9%)と最も多かったが，現行の直視下あるいは鏡視下

[*1] Tetsuya YAMAZAKI，〒 236-0037 神奈川県横浜市金沢区六浦東 1-21-1　横浜南共済病院スポーツ整形外科，部長
[*2] Genki ONO，同病院リハビリテーション科，理学療法士

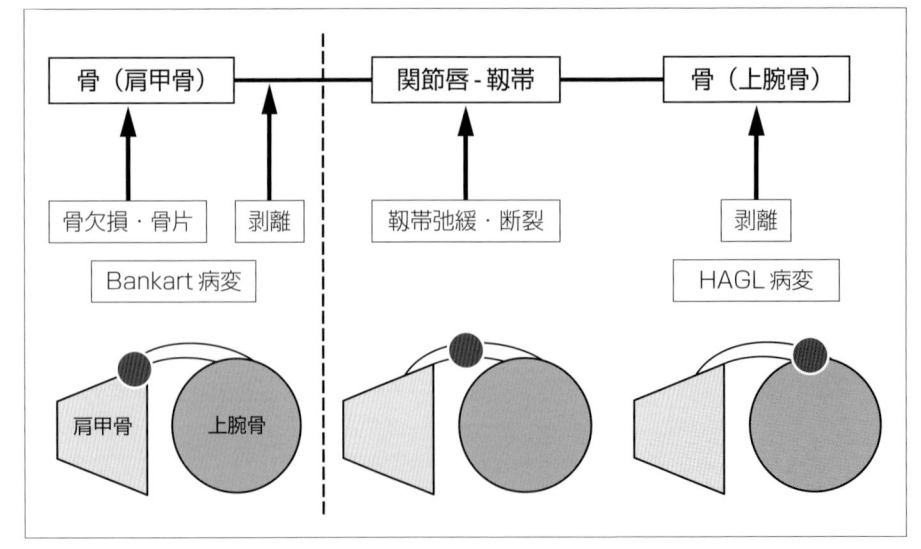

図 1. 反復性肩関節前方脱臼・亜脱臼における病態

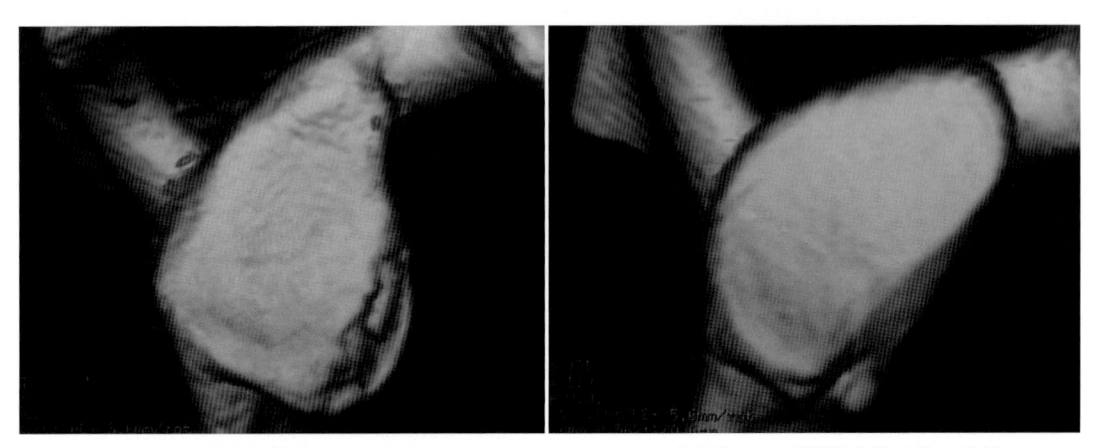

a. 広範な骨性 Bankart 病変　　b. 小骨片および関節窩前下縁の摩耗
図 2. 上腕骨頭を除去した 3DCT

Bankart 法(修復術)のみでは対処不能である関節窩側以外の病変を 11.1% に認めた(関節上腕靱帯実質断裂：2 肩，HAGL 病変：4 肩). また，Bankart 病変のうち 29 肩(60.4%)が骨性 Bankart 病変で，なかには相当量の関節窩骨欠損を生じている症例もあった.

画像診断

画像検査は，単純 X 線，ヘリカル CT および単純 MRI の撮像を行う. ヘリカル CT による上腕骨頭を除去した三次元投影(3DCT)像は，詳細な骨性 Bankart 病変の評価や，摩耗・圧迫骨折といった関節窩の骨形態異常の描出が可能である(図 2)[2]. 関節窩長の 19% 以上の幅の骨欠損では，Bankart 修復を行っても不安定性が残存し，骨移植すなわち関節窩陥凹の再建が必要となるとの報告[3]もあり，3DCT での関節窩の評価は必須と考える. 単純 MRI にて，IGHL-LC の破綻部位，すなわち Bankart 病変の位置や程度，あるいは HAGL 病変の有無などを評価する. HAGL 病変や関節上腕靱帯実質の断裂が主病態の場合，現行の suture anchor を使用した鏡視下制動術では対応不能なため術前評価は重要である[4].

治療方針

脱臼・亜脱臼が反復し不安定感を訴えている場合，保存的治療にて根治させるのは不可能であり手術的治療を原則とする. しかし学生やシーズン

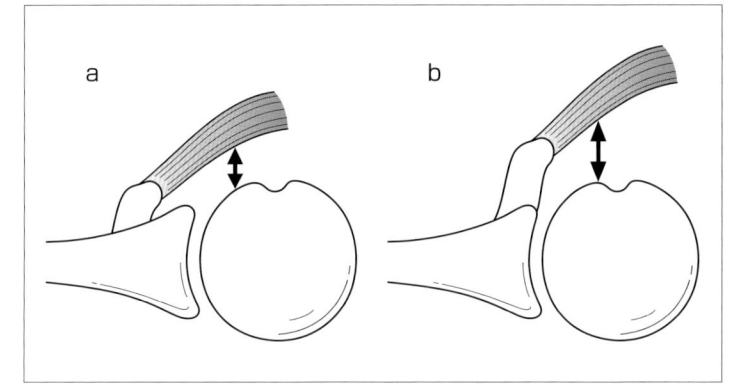

図 3． Bristow 変法における烏口突起の設置位置によっては上腕骨頭の偏位を許容
　　a：烏口突起を関節縁より離れた位置に固定
　　b：関節窩縁を延長するような大きな骨片の移行

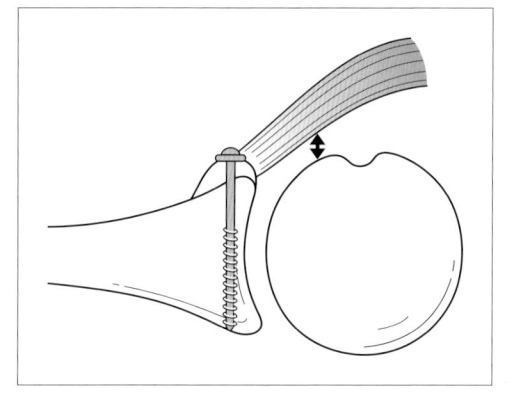

図 4． 烏口突起と共同筋腱による IGHL-LC の再建を意図

スポーツなどで，スポーツ活動の早期再開を希望する場合は，脱臼肢位の回避を意図したスキルトレーニングやテーピング・装具装着などを考慮する[5]．

Bristow 変法を選択する理由

近年肩関節鏡の発展・普及により，外傷性肩関節前方不安定症に対する手術的治療も鏡視下手術へと移行してきている．なかでも，鏡視下 Bankart 修復術の最新の手術成績は，高いスポーツ復帰率と少ない再脱臼率が報告されており，本病態に対する標準的な術式となっている．しかしながらタックル動作が要求されるラグビー，アメリカンフットボールなどのフルコンタクトスポーツにおいては，スポーツ復帰や再発率，あるいは選手の満足度など未だ議論のあるところである．チームドクターとしてスポーツ現場に接すると，選手の要求する治療のアウトカムは，再（亜）脱臼を確実に防止する安定性，不安定感の消失による選手能力の向上に加え，早期のスポーツ復帰である．これらを少しでも満足しうる治療法となると，現時点で筆者らが提供しうるものは，直視下手術の一つである Bristow 変法となる[1]．

術式のポイント

外傷性肩関節前方不安定症に対する手術の一つである直視下 Bristow 変法の要点は，共同筋腱の付いた烏口突起を肩甲骨前面の頚部に移植固定することであり，共同筋腱による筋性防御および烏口突起の骨性防御との2つの制動作用を示すといわれている[6]～[8]．しかし，関節縁より離れた位置の固定や関節窩縁を延長するように大きな骨片を移行した場合，結果として上腕骨頭の偏位を許容することとなり，不安定感を自覚する要因となると考える（図3）．そのため筆者ら[1]は，丸山[9]や岩噌[10]らの骨溝作製にならい，烏口突起で関節窩を延長するように設置するのではなく，共同筋腱を関節窩縁に強固に接着させる骨性アンカーの役割とし，共同筋腱付着部の外側腱性部分を，IGHL-LC の関節窩側に模造させ，烏口突起と共同筋腱による IGHL-LC の再建を意図した術式を行っている（図4）．

本術式の最も重要な点は，烏口突起骨片の設置方法であり，また手術の成否はその骨性癒合に掛かっている．そのため，関節窩および肩甲骨頚部を十分展開し，サージエアトームを利用した適切な骨片設置位置の確保と骨癒合向上への骨溝作製が必要となる（図5）．また本術式は，IGHL-LC の損傷形態にかかわらず対処可能であり，関節窩に大きな骨欠損を有する場合も，烏口突起を大きく採取し，欠損部を骨片にて補填することも可能である．その際も骨片設置のコンセプトは変わらず，共同筋腱の立ち上がり部分の土台を作る役割として烏口突起を利用する．

近年，確実な制動効果を期待する直視下手術として，Bankart & Bristow 合併手術の報告が散見

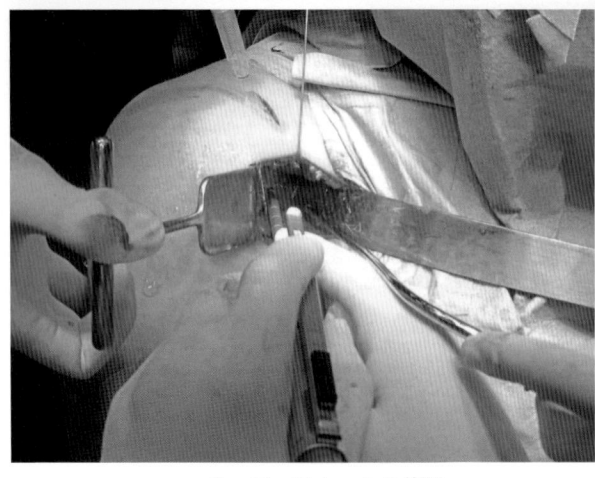

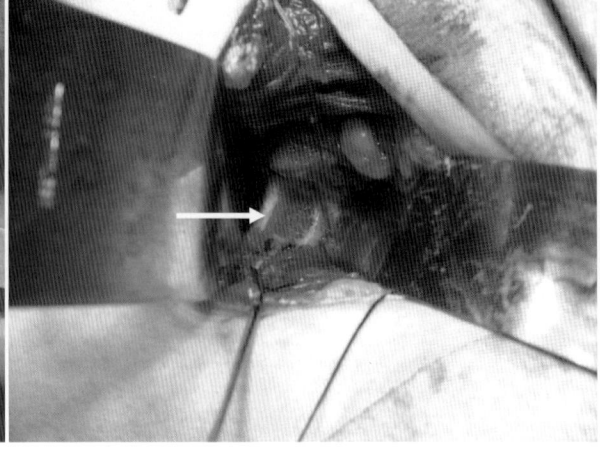

a．サージエアトームの使用　　　　　　　　b．骨溝作製による烏口突起骨片の移植母床
　　　　　　　　　　　　　　　　　　　　　　矢印：作製した骨溝
図 5．関節窩縁の肩甲骨頸部に骨溝作製

表 1．当院での Bristow 変法後のリハビリテーションプログラム

	術後急性期				リモデリング期								リコンディショニング期	
	1w	装具固定	2w	3w	装具除去	4w	5w	6w	7w	8w	9w	10w	11w	12w〜	コンタクト許可
ROM 筋トレ	肩甲骨周囲 肩甲骨周囲筋			内外旋は 1st から徐々にアップ						ADL 上の可動域制限なしを目標					
				Cuff エクササイズ											
						CKC エクササイズ									
全身調整			コアエクササイズ												
						WALKING									
						RUN									
								アジリティー							
											プライオメトリックス				
											制限なしでのウエイトトレーニング				

される[11)12)]．IGHL-関節唇複合体の再建を意図した筆者らの Bristow 変法に，同複合体の修復である Bankart 法を追加することは，手技上困難であり，単純な足し算通りの結果は期待できないと考える．むしろ両者の持っている利点が相殺される可能性もあり，現時点で筆者らは Bankart & Bristow 合併手術の必要性は感じていない．

後療法

1．リハビリテーションプログラム
表 1 参照．

2．リハビリテーションの進め方

1）急性期の患肢管理およびポジショニング
術後 3 週間は手術部位の過負荷を避けるため，下垂内旋位で装具固定を行う．装具装着時の肩甲胸郭および肩甲上腕関節のアライメント不良は，アウターマッスルの過剰な筋緊張を招くため装具のポジショニングに注意が必要である．上肢の重さを牽引し，僧帽筋の緊張を和らげ，かつ肩甲骨の外転を引き起こさないようにベルトの調整を行う（図 6）．装具による上肢重量の牽引に伴って生じる後頸部へのストレスを緩和するために，座位姿勢においては，枕やテーブルの上に前腕を載せ，頸部に集中する重量を軽減する方法を指導する（図 7）．就寝時は，肩甲帯を含めた上肢の接地面積を増やすべく，バスタオルや枕にてポジショニングをはかる（図 8）．また最も疼痛を誘発しやすい起き上がり動作においては腹直筋のみに頼らない動作方法を指導する．術後 2 週間は疼痛，熱感などの炎症症状の抑制に主眼を置き，運動療法は筋・腱など軟部組織の修復状況に応じて進めていく．固定期間中の運動療法としては，疼痛逃避，

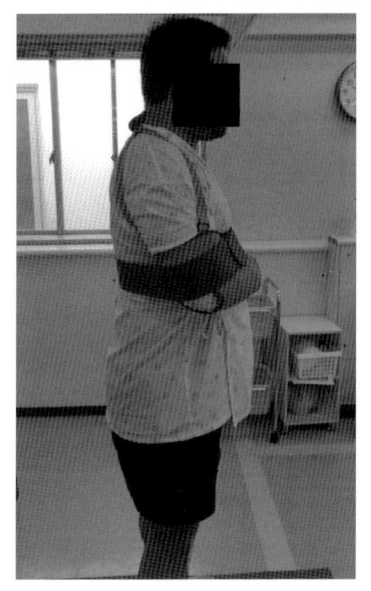

図 6. 装具の装着
肩関節軽度屈曲位，両肩が水平位であることを確認

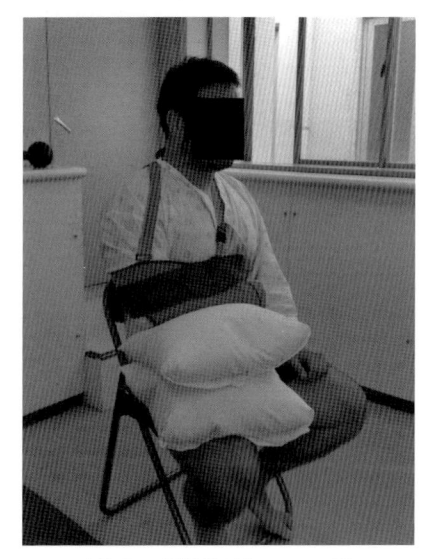

図 7. 夜間ポジショニング
上腕骨頭が求心位を保つようタオルなどで調整

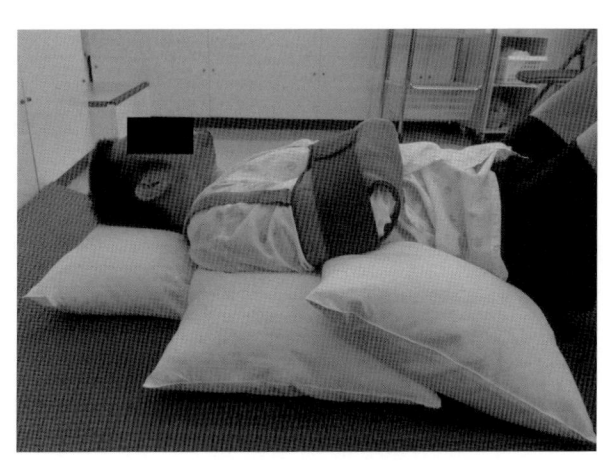

図 8. 起き上がり方法

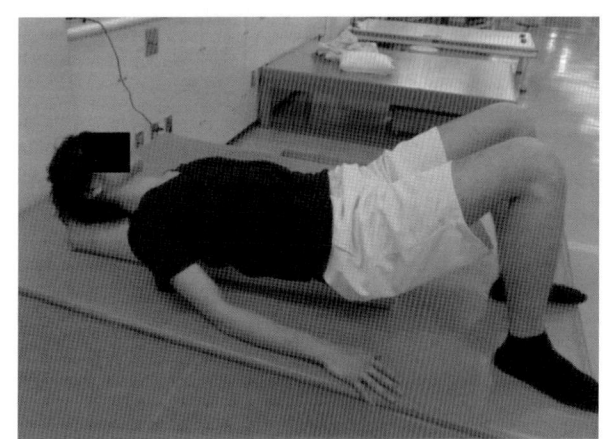

図 9. ストレッチポールを用い呼吸法とともに後方組織のリラクゼーション

　肩関節固定によって生じた不良姿勢の改善を目的とした肩甲胸郭関節および体幹・股関節の機能訓練が挙げられる．また筋のスパズムなどを除去するために，肩甲帯の挙上，下制，内転，外転の自動運動を自主トレーニングとして指導するが，スパズムが強く肩甲骨が外転位を示す場合は，肩甲下筋，小胸筋，大胸筋などに対して徒手的マッサージを行う．不動による拘縮および血流障害の予防のため，手指・手首の自動運動を指導し，1日数回は装具を除去して肘の伸展 ROM 訓練を行う．

　当院では術後1週間以内に自宅退院となるため，退院後も自主トレーニングにて上記プログラムの継続と通勤，通学の際にも患肢に負荷が加わらないよう日常生活動作(ADL)の指導を行う．

2）関節可動域訓練

　3週間の固定期間を経てから肩甲上腕関節の関節可動域訓練を開始する．上腕骨頭が求心位を保っていることを確認しながら，上肢下垂位での内外旋方向より開始し，次いで肩甲骨平面での可動域獲得をはかる．肩関節内外旋の関節可動域は，将来的に制限を残す可能性があるため，早期に獲得することが必要である．訓練の進め方としては，マッサージなどで肩関節周囲筋の十分なリラクゼーションが得られた後，active assistive にて行

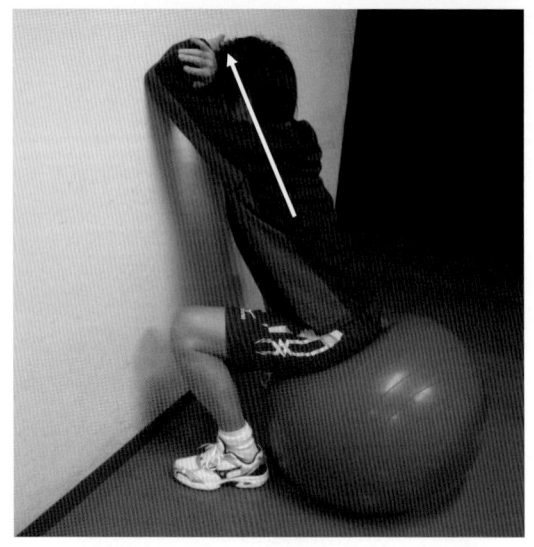

図 10. バランスボール上に座り，頭部の方向に脊柱を伸ばすように誘導

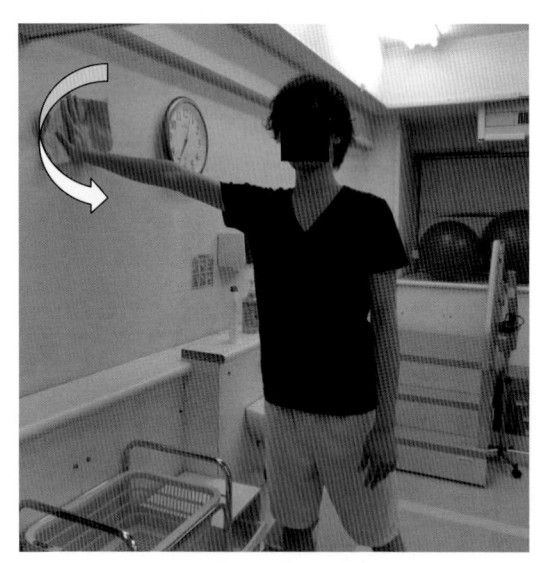

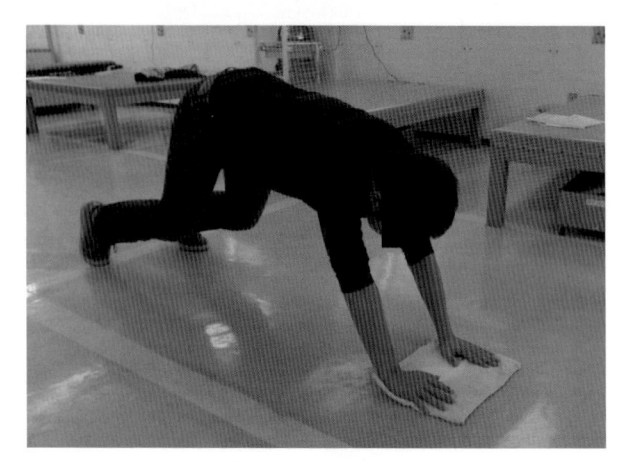

図 11. 雑巾がけ
肩甲帯，脊柱，股関節の協調性を強化

図 12. Wall clock

い，次にプーリー，テーブルサンディングなどを使用して段階的に可動域獲得をはかる．装具除去直後は，筋力低下，筋出力の発揮困難さ，肩関節周囲筋のスパスムなどにより肩関節の自動運動を行うことが難しく，体幹や肩甲帯の代償運動が生じやすいので注意が必要である．関節可動域訓練と並行して，僧帽筋，大胸筋などのアウターマッスルのマッサージを随時加え，胸椎後弯，頭部前方突出といった脊柱のアライメント不良に対しては，ストレッチポールを用いて呼吸法とともに短縮している組織のリラクゼーションをはかる[13]（図 9）．

3) 筋力訓練

筋力訓練は，等尺性の腱板機能訓練より開始し，軟部組織の修復および移植骨の癒合状況を確認しながら段階的に抵抗強度を上げていく．また，肩関節以外の下肢および体幹機能にも配慮し後療法を展開する．体幹に関しては，動的安定化を保証するための横隔膜，骨盤底筋，腹横筋，多裂筋のいわゆるコアエクササイズを実施する．バランスの取れたコアの構築は，前述の訓練効果の持続性を高めるだけではなく，すべてのスポーツパフォーマンスの向上につながることが期待できる．また抗重力筋の促通に際しては，コアエクササイズと併用して体幹の伸展機構の再建を考慮し，バランスボールを使用した脊柱の伸展などの訓練も取り入れる[13)14)]（図 10）．

術後定期的な医師のチェックをもとに，患肢に対する負荷の強い筋力トレーニングを徐々に開始する．その際は，CKC エクササイズにて上肢と体幹，下肢との運動連鎖をはかる必要があり，なかでも雑巾がけは肩甲帯，脊柱，股関節の協調性を強化するのに有用である．自重を手で支え，さらに前方へと力を伝達させるには，コアの安定性が必要であり，その力を手に伝える運動連鎖が機能しないとまっすぐな運動を行うことができない（図 11）．Wall clock では，ゼロポジションにて自重を手掌にかけ肩関節の内・外旋を行う．これは，

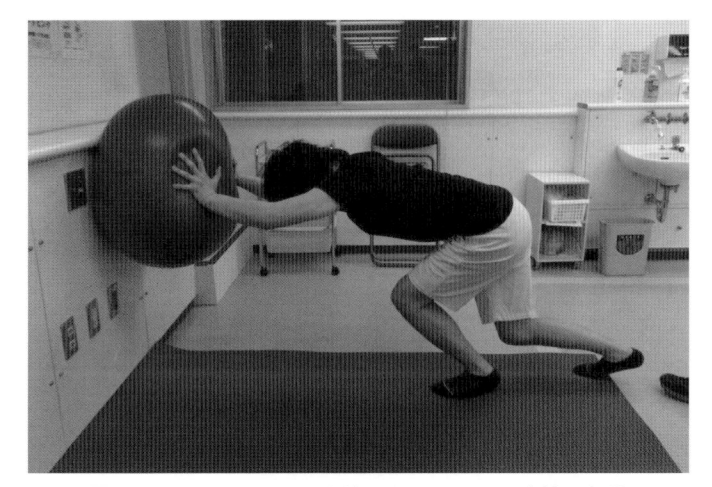

図13. バランスボールを使用したタックル姿勢の保持
骨盤前傾位・体幹直立位

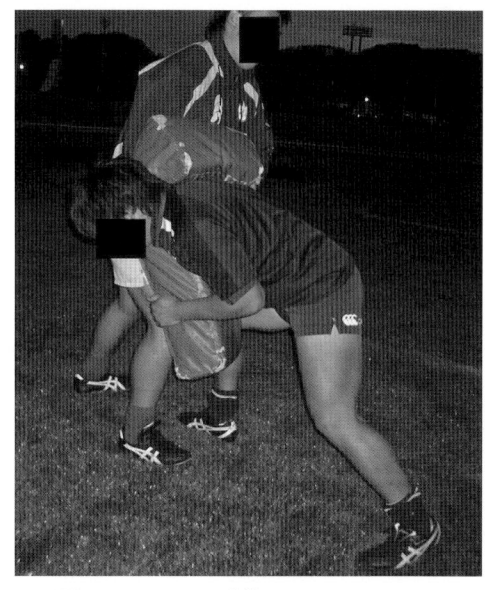

図14. タックル動作でのパワーフット

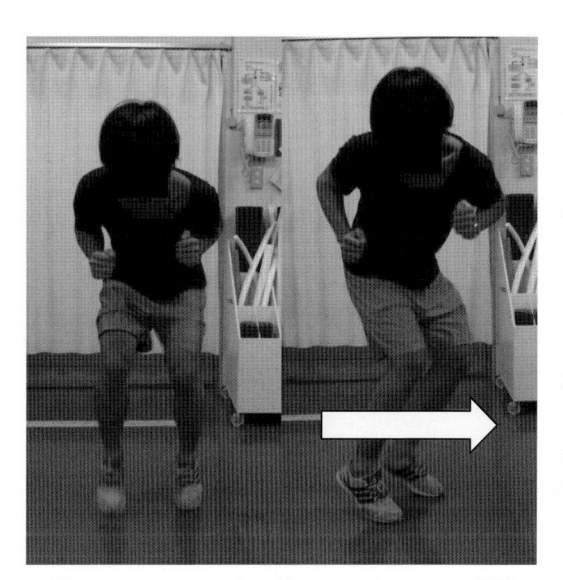

図15. パワーフットに対するアジリティー訓練
指示された方向へ下肢を向ける.

肩甲帯,体幹,下肢の運動連鎖を促通し,肩関節外転位での腱板機能訓練に有効である(図12).またプライオメトリックストレーニングも取り入れる.

4) 動作指導

スポーツにおけるコンタクト動作は,術後3か月に撮像する3DCTにて骨癒合が確認されてから許可するが,その際,脱臼肢位を強制するタックル姿勢の回避などの動作指導が重要である[15]~[17].タックルの技術を向上させるには,タックルに入る際の姿勢に最も配慮する必要があり,膝関節を十分に屈曲し,腰を落とした状態で脊柱をまっすぐに保ち,相手に向かって下から上に突き上げるようにタックルができるよう準備することが重要である[15].骨盤を前傾位に保持し重心を下げた状態でタックルを行うためには,股関節の屈曲可動域の拡大はもとより,股関節屈曲位での下肢支持性の強化,体幹の安定性と直立位保持能力の向上が必要となる.訓練としては,前述の雑巾がけより開始し,可及的に重心の高さを上げていき,タックル時の姿勢に近づけていく(図13).

またタックル動作において,相手に当てる肩と同側の足を相手の支持基底面に強く踏み込んでタックルするパワーフットという手法がある(図14).緊張性頸反射と姿勢立ち直り反射によって全身の剛性を高めるといわれており[18],ステップした足先を相手方向に向かわすため,アジリティー訓練として斜め前方に足を踏み出す練習を行い,反復動作訓練によりその反応を高める(図15).

競技復帰に際しては,肩関節周囲の筋力改善および全身的パフォーマンスの回復を考慮し,現場のトレーナーやコーチと相談し決定する.脱臼に対する心理的な不安感が残存し,競技復帰を困難にしている症例に対しては,スポーツ心理学および運動学習理論に基づいた反復動作練習も重要であると考える.

参考文献

1) 山崎哲也ほか：コンタクトスポーツ選手に対する反復性肩関節脱臼の手術方法―Bristow 変法単独手術―. 別冊整形外科, 58：152-157, 2010.
   ⟨Summary⟩ コンタクトスポーツ選手に対する Bristow 変法単独手術の手術方法および治療成績の報告.

2) Sugaya H, et al：Glenoid rim morphology in recurrent anterior glenohumeral instability. J Bone Joint Surg, 85-A：878-884, 2003.
   ⟨Summary⟩ 外傷性肩関節前方不安定症に対するヘリカル CT による上腕骨頭を除去した三次元投影(3DCT)像は, 詳細な骨性 Bankart 病変の評価や, 摩耗・圧迫骨折といった関節窩の骨形態異常の描出に有用であることを報告.

3) Yamamoto N, et al：Effect of an anterior glenoid defect on anterior stability：A cadaveric study. Am J Sports Med, 37：949-954, 2009.
   ⟨Summary⟩ 関節窩長の 19％以上の幅の骨欠損では, Bankart 修復を行っても不安定性が残存するため関節窩陥凹の再建が必要であることを示した.

4) 山崎哲也：肩関節鏡下手術とそのスキル―鏡視下 Bankart 法の手術手技とコツ. 米田 稔(編), スキル関節鏡下手術アトラス―肩関節鏡下手術, pp. 140-147, 文光堂, 2010.
   ⟨Summary⟩ Suture anchor を使用した標準的な鏡視下 Bankart 法の報告.

5) 山崎哲也：肩関節不安定症―外傷性不安定症. 治療方針と保存療法. 高岸憲二(編), 整形外科 Knack & Pitfalls―肩関節外科の要点と盲点, pp. 226-229, 文光堂, 2008.
   ⟨Summary⟩ 外傷性肩関節不安定症に対する治療方針と保存療法の概説.

6) 森岡 健ほか：Bristow 変法の長期成績. 肩関節, 22：569-573, 1998.

7) 黒田重史ほか：反復性肩関節脱臼に対する手術療法の進歩 我々の Bristow 変法の術後成績. 整・災外, 45：5-11, 2002.

8) 中川照彦ほか：外傷性肩関節前方不安定症に対する Bristow 変法. MB Orthop, 16(5)：68-75, 2003.

9) 丸山 公：スポーツ選手の反復性肩関節前方不安定症―個々の症例に適した術式とは―. 臨床スポーツ医学, 12：489-494, 1995.
   ⟨Summary⟩ Bristow 法における烏口突起の肩甲骨側移行部位にサージカルバーでデインプルを作製し, 任意な方向の固定と良好な骨癒合が得られるとした報告.

10) 岩噌弘志：Bristow 変法における烏口突起固定法の工夫―外旋制限軽減と確実な骨癒合を目指して―. 肩関節, 28：245-249, 2004.
    ⟨Summary⟩ 移行烏口突起の確実な固定と骨癒合を得るために, 肩甲骨頸部前面に骨孔を作製する方法の報告.

11) Yoneda M, et al：Bankart procedure augmented by coracoid transfer for contact athletes with traumatic anterior shoulder instability. Am J Sports Med, 27：21-26, 1999.

12) 山本宣幸ほか：反復性肩関節前方脱臼に対する Bankart & Bristow 変法の術後成績―術後 5 年以上の経過例―. 肩関節, 26：467-470, 2002.

13) 岩本 仁：理学療法 MOOK9 スポーツ障害の理学療法, 第 2 版, pp.125-136, 三輪書店, 2009.

14) 山崎哲也ほか：肩関節拘縮. MB Med Reha, 73：43-49, 2006.

15) 山田睦雄：コンタクトアスリートにおける外傷性肩関節前方不安定症 ラグビー選手のタックルと外傷性前方不安定症について. 臨床スポーツ医学, 25：709-718, 2008.
    ⟨Summary⟩ ラグビーのタックルにおける外傷性肩関節不安定症の術後再脱臼を防止するための正しいスキルと, それを実行するためのアスレティック・リハビリテーションについて述べられている.

16) 望月智之：コンタクトアスリートにおける反復性肩関節脱臼の術後再発予防―ラグビーにおけるタックルスキルの重要性―. 臨床スポーツ医学, 27：1369-1374, 2010.
    ⟨Summary⟩ 正しいタックルスキルの獲得が競技パフォーマンスを向上させ再脱臼予防することを示した.

17) 川崎隆之：ラグビーにおける予防の取り組み：肩関節脱臼制動術の後療法を中心に. 臨床スポーツ医学, 28. 431-437, 2011.

18) 山田睦雄ほか：タックルによる頭頚部外傷性発生の予防対策. 脊椎脊髄ジャーナル, 170(12)：1137-1144, 2004.

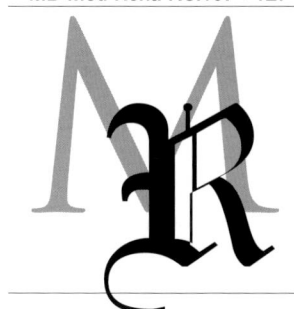

特集／肩関節傷害 診療の真髄

Ⅵ. 動揺肩・習慣性後方亜脱臼
非外傷性肩関節不安定症の疫学と保存療法

黒田重史[*]

Abstract 動揺性肩関節，随意性肩関節脱臼，習慣性肩関節脱臼および持続性肩関節脱臼は互いに移行しうる病態であり，非外傷性肩関節不安定症と総称される．肩関節疾患に占める割合は2.3%であるが，肩の愁訴で受診する女子中学生の約半分，男子中学生の約1/4が非外傷性肩関節不安定症である．肩関節不安定性は流動的に変化し，病態変化や自然治癒がしばしば起こる．小学生以下で発症した非外傷性肩関節不安定症の自然治癒率は女子で約11%，男子で約18%であり，発症年齢が高いほど自然治癒率は低下する．オーバーヘッドスポーツは自然治癒を阻害する．全身性関節弛緩および遠藤分類Ⅲ型の動揺性肩関節では自然治癒は期待できない．非外傷性肩関節不安定症で手術に至った症例は4.2%であり，保存療法が治療の基本である．治療には姿勢矯正が必須であり，理学療法が有効である．

Key words：非外傷性肩関節不安定症(atraumatic shoulder instability)，動揺性肩関節(loose shoulder)，随意性肩関節脱臼(voluntary dislocation of the shoulder)，習慣性肩関節脱臼(habitual dislocation of the shoulder)，持続性肩関節脱臼(sustained dislocation of the shoulder)，自然治癒(spontaneous recovery)

はじめに

動揺性肩関節(以下，動揺肩)は1971年の遠藤らの広範な疫学調査[1]以来，主に我が国で病態研究が行われてきた．肩関節が多方向に不安定な病態は動揺肩の他に，随意性肩関節脱臼(以下，随意性脱臼)，習慣性肩関節脱臼(以下，習慣性脱臼)および持続性肩関節脱臼(以下，持続性脱臼)があり，非外傷性肩関節不安定症(以下，非外傷性不安定症)と総称する．これらの病態は不安定性の変化により病態変化[4〜7]や自然治癒[2〜7]がしばしば認められる．非外傷性不安定症の発現頻度および3年以上の自然経過の知見と，それに基づく治療方針を述べる．本稿の統計処理は有意差検定には標本数によってZ検定またはt検定を，相関分析には単相関係数(以下，γ)を用いた．

診断基準

以下の5項目中3項目以上陽性のものとした．

(1) 関節内旋位および外旋位のいずれでも証明される下方不安定性：三角筋の緊張により偽陰性になりやすい．

(2) 後方不安定性：骨頭に後方ストレスを加え，骨頭が関節窩に乗り上げるかまたは乗り越えるものを陽性とする．

(3) 前方不安定性：厚い三角筋後部線維を介して触知するためわかりにくい．

(4) ゼロポジションでの肩関節回旋可動域の増加：非外傷性不安定症では平均93.1°であり，同年齢層の安定肩の72.7°に比べ有意に大きい(p<0.01)．

(5) 挙上位単純X線像での上腕骨骨頭のスリッピング[8](図1)．

---

[*] Shigehito KURODA，〒271-0043 千葉県松戸市旭町1-161 松戸整形外科病院，顧問

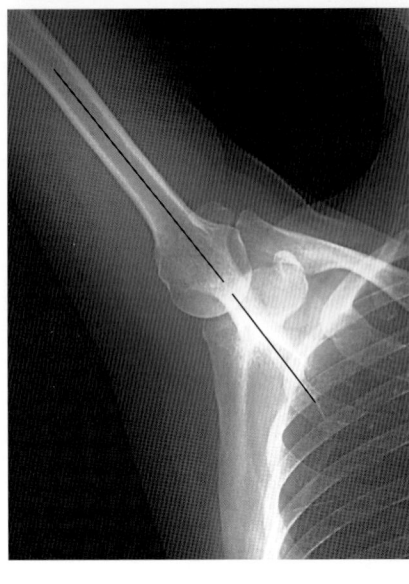

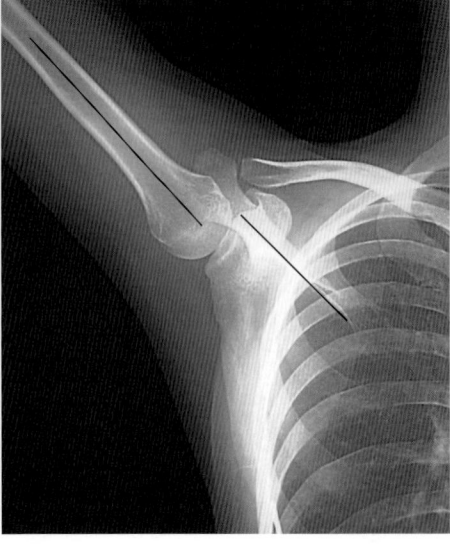

図 1.
スリッピング
a の正常例ではゼロポジション前後像で上腕骨長軸と肩甲棘は一直線上に並ぶが，b の非外傷性不安定症では上腕骨は挙上に伴って側方にずれを生じ，上腕骨長軸と肩甲棘は一直線上に並ばない．これをスリッピングと称する．

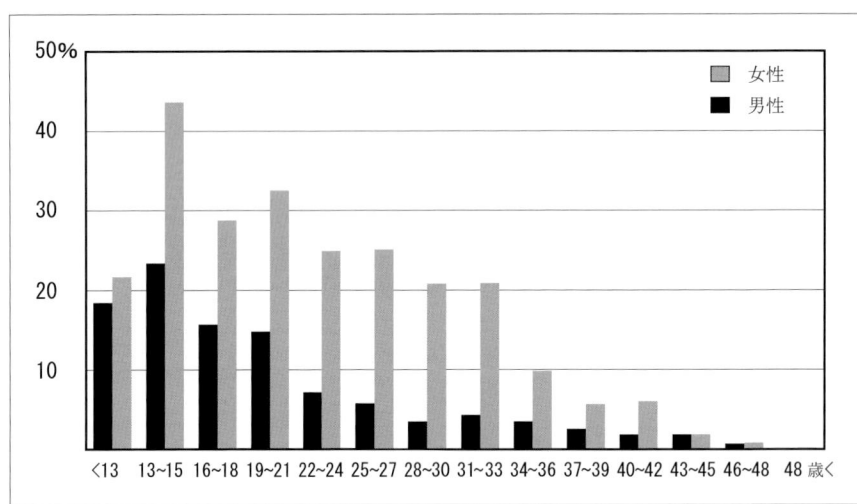

図 2.
年齢別非外傷性不安定症発現頻度
中学生を最高に年齢とともに低下した．

除外項目

(1) Ehlers-Danlos 症候群のような全身性疾患
(2) 神経麻痺
(3) 発症に非日常的な外傷が関与しているもの
(4) 単純 X 線，CT，MRI で Hill-Sachs 損傷または Bankart 病変が認められるもの

非外傷性不安定症の病態内訳と症状

1．動揺肩：76%

肩が多方向に緩いだけであり，肩こりや重苦感などが頑固に続く．

2．随意性脱臼：13%

動揺肩を基盤として，患者の意志で肩関節を脱臼させる病態である．重要な特徴は脱臼させないこともまた随意であり，患者が脱臼させないという意志を持てば脱臼は起こらない．

3．習慣性脱臼：10.4%

動揺肩を基盤として，患者の意志に関わりなく，肩関節の特定の肢位で脱臼が起こる．90°前方挙上位で後方に脱臼し，水平外転で轢音とともに整復される後方型が圧倒的に多く，稀に最大挙上域で前下方脱臼を起こす症例もある．

4．持続性脱臼：0.6%

動揺肩を基盤として，常時前下方脱臼を起こしている病態である．整復は容易であるが，整復位を保持することができない．

発現頻度

1985〜2012年までの27年間の肩関節疾患総数40,323例46,063肩のうち，非外傷性不安定症は941例1,552肩であり，その頻度は2.3%であった．12歳以下，その後は3歳ずつ，および49歳以上の14群に分けて非外傷性不安定症の頻度を算出すると，図2の如く男女ともに中学生の発現頻度が最高で年齢とともに低下した．

これら非外傷性不安定症のうち，345例596肩の無治療（短期間のNSAIDsや外用薬の投与を施行した症例は含まれるが，理学療法を施行した症例は含まれない）での自然経過を観察した．経過観察は3〜16年，平均4年10か月であった．これら345例について発症年齢，スポーツ活動の有無，スポーツの種類，スポーツ開始年齢，スポーツ終了年齢，スポーツ種目変更をした場合は，変更種目および変更年齢を調査した．なお，発症年齢は愁訴発現年齢を指し，肩関節不安定性が発現した年齢ではない．

発症年齢とスポーツ

野球，バレーボール，ソフトボール，ハンドボールなどのオーバーヘッドスポーツ群では平均発症年齢14.7歳，非オーバーヘッドスポーツ群では15.6歳，非スポーツ群では21.4歳であった．非スポーツ群に比べオーバーヘッド，非オーバーヘッド何れのスポーツ群も平均発症年齢は有意（$p<0.01$）に低かったが，オーバーヘッドスポーツ群と非オーバーヘッドスポーツ群の発症年齢に有意差はなかった．スポーツ開始年齢と発症年齢の相関を調査すると，女性ではスポーツ種目にかかわらず強い正の相関（オーバーヘッドスポーツ $\gamma=0.79$，非オーバーヘッドスポーツ $\gamma=0.93$）を認めた．男性ではオーバーヘッドスポーツでは$\gamma=0.78$と強い正の相関を認めたが，非オーバーヘッドスポーツでは$\gamma=0.56$と相関は若干弱かった．

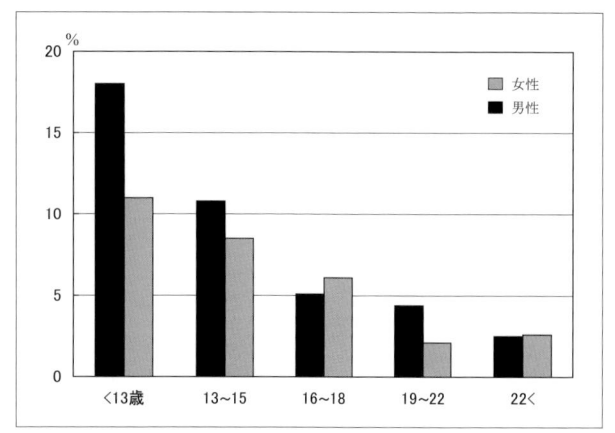

図3．発症年齢と自然治癒率
発症年齢が低いほど自然治癒率は高率である．

不安定性の変化

1．病態変化に至らない不安定性の変化

動揺肩32肩，習慣性脱臼1肩，計33肩で不安定性の改善が，動揺肩3肩，習慣性脱臼2肩，計5肩で増悪が認められた．合計38肩（6.4%）で病態変化には至らない不安定性の変化が観察された．

2．病態変化

動揺肩から随意性脱臼，動揺肩から習慣性脱臼，随意性脱臼から習慣性脱臼，あるいは動揺肩から随意性脱臼を経て習慣性脱臼に変化した後，再び動揺肩に戻ったなど，そのパターンは多様であった．動揺肩，随意性脱臼，習慣性脱臼の間の病態変化は双方向に認められた．持続性脱臼への変化は随意性脱臼からの一方向のみであった．病態変化は50肩（8.4%）にみられた．

3．自然治癒

動揺肩44肩，習慣性脱臼10肩，随意性脱臼1肩，計55肩（9.2%）の症例で下方，後方，前方不安定性のすべてが消失し自然治癒が確認された．動揺肩，習慣性脱臼の各1例は自然治癒後再発した．発症年齢別に自然治癒率をみると，小学生までは女子で約11%，男子で約18%であり，発症年齢が高いほど自然治癒率は低下した（図3）．発症年齢と自然治癒率の間には強い負の相関を認めた（男性 $\gamma=-0.99$，女性 $\gamma=-0.84$）．

結局，非外傷性不安定症の24%で経過観察中に何らかの不安定性の変化が認められ，肩関節不安

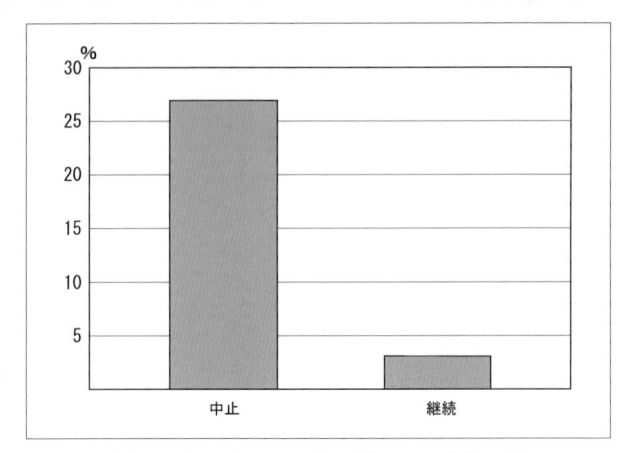

図 4. オーバーヘッドスポーツと自然治癒
オーバーヘッドスポーツでは，中止群の自然治癒率は継続群の8.7倍であった．

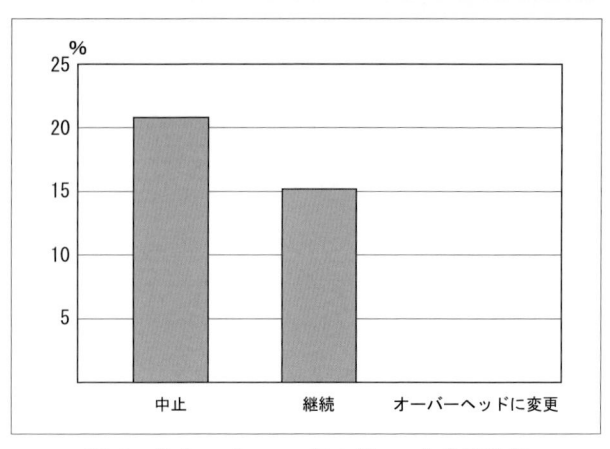

図 5. 非オーバーヘッドスポーツと自然治癒
非オーバーヘッドスポーツでは，中止群の自然治癒率は継続群の1.4倍にすぎないが，非オーバーヘッドスポーツからオーバーヘッドスポーツに変更した群では自然治癒はなかった．

定性が流動的に変化していることがわかった．不安定性の変化を呈した症例の発症年齢は平均14.9歳であり，不安定性の変化がみられなかったグループの発症年齢の平均20歳に比べ有意に低かった（$p<0.01$）．

1）自然治癒に対するスポーツの影響

オーバーヘッドスポーツを中止したグループでは26.9%が自然治癒した．一方，オーバーヘッドスポーツを継続していたグループでは自然治癒率は3.1%にすぎなかった（図4）．非オーバーヘッドスポーツを中止したグループの自然治癒率は20.8%，継続群では15.2%であったが，非オーバーヘッドスポーツからオーバーヘッドスポーツに種目変更したグループでは自然治癒はなかった（図5）．

オーバーヘッドスポーツを中止した群の自然治癒率はオーバーヘッドスポーツ継続群の8.7倍であり，非オーバーヘッドスポーツからオーバーヘッドスポーツに種目変更した群では自然治癒はなかったことから，オーバーヘッドスポーツは非外傷性不安定症の自然治癒を阻害するといえる．

2）不安定性の程度と自然治癒

全身性関節弛緩および遠藤分類Ⅲ型の18肩では平均発症年齢は13.5歳と低いにもかかわらず，自然治癒はなかった．これらの高度な肩関節不安定性は非可逆性で，遠藤分類Ⅰ，Ⅱ型の動揺肩とは別の病態である．

治　療

当院で非外傷性不安定症で手術に至ったのは4.2%のみである．つまり，ほとんどの症例は保存療法で対処できるということである．

1．保存療法

非外傷性不安定症の治療原則は保存療法であり，基本は姿勢の矯正である．背筋を伸ばして胸を張るだけで，多くの場合，肩関節下方不安定性は消失する（図6）．上肢を下方牽引したときの下方不安定性は患者も認識できる．良好な姿勢をとるだけで，下方不安定性が消失するのを患者に示して，姿勢矯正の重要性を丁寧に説明することが治療の第一歩である．随意性脱臼の多くは，胸を張った良い姿勢をとるだけで随意性脱臼が不可能になる．したがって，非外傷性不安定症の保存療法では姿勢の矯正が必須であり，肩甲骨周囲筋の機能訓練，腱板機能強化訓練だけではなく，姿勢矯正のプログラムも必要である．

1）機能的関節窩

肩甲骨は上肢挙上に伴って上方回旋する．下垂位から挙上位までの肩甲骨関節窩の軌跡を機能的関節窩（図7）[7]と呼ぶ．肩甲骨が正常な動きをする限り機能的関節窩は大きく，肩甲上腕関節は安定している．しかし非外傷性不安定症では，上肢挙上に伴う肩甲骨上方回旋角は小さいため，機能的関節窩は小さく肩関節は不安定となる．単純X

線ゼロポジション AP 像における肩甲骨上方回旋角は，非外傷性不安定症では平均 34.6°であったが，同一年齢層の安定肩では平均 44.3°であった．理学療法では肩甲骨の動きとともに，脊柱の柔軟性を引き出すことが重要である．

2）運動種目

投球やバレーボールのアタックのように肩関節が常に外旋ストレスに曝されるオーバーヘッドスポーツをしている場合には，一時的にスポーツ種目を変更するように勧める．

参考文献

1) 遠藤寿男ほか：Sog. Schulterschlottergelenk の診断と治療法の経験．中部整災誌，14：630-632，1971.
   〈Summary〉動揺性肩関節の嚆矢文献．13,036 人中 530 人(4.1％)に肩関節の異常な不安定性を認め，これを動揺性肩関節と命名した．
2) 遠藤寿男：動揺性肩関節の無処理例について．関節外科，10：433-442，1991.
3) 伊藤信之：動揺肩の自然経過．関節外科，8：1340-1355，1989.
4) 黒田重史：動揺性肩関節．寺山和雄ほか(監修)，三笠元彦(編)，肩の痛み，pp.134-148，南江堂，1998.
5) Kuroda S, et al：The Natural Course of Atraumatic Shoulder Instability. *J Shoulder Elbow Surg*, 10：100-104, 2001.
6) 黒田重史：非外傷性肩関節不安定症．日整会誌，79：48-53，2005.
7) 黒田重史：非外傷性肩関節不安定症の治療方針と保存療法．整形外科 Knack & Pitfalls，肩関節外科の要点と盲点，pp.234-237，文光堂，2008.
8) 信原克哉：肩　その機能と臨床，第 4 版，pp.228-248．医学書院，2012.
   〈Summary〉肩のバイブル的教科書．指南書であるが入門書ではない．内容を理解するには基礎知識が必用．

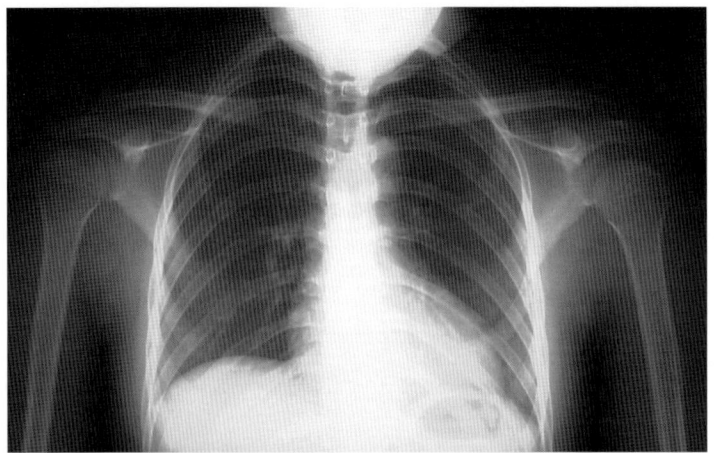

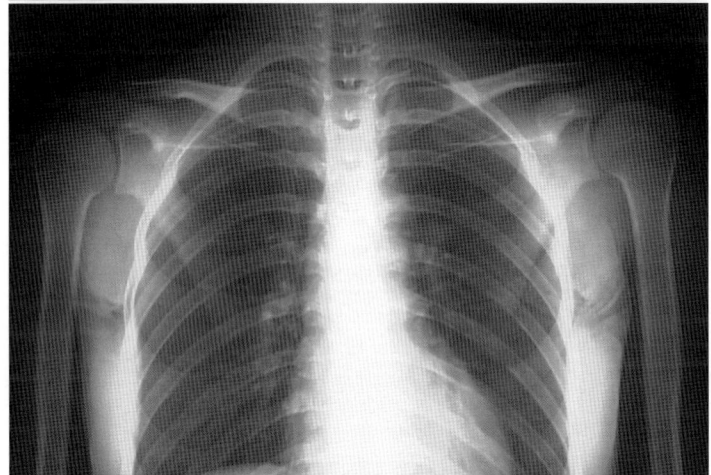

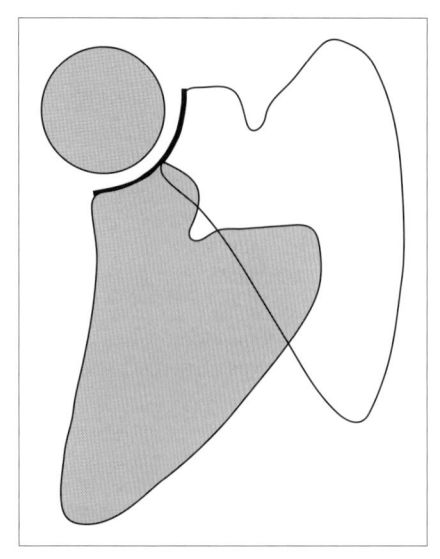

図 7．下垂位から挙上位までの肩甲骨関節窩の軌跡を機能的関節窩と呼ぶ．
（文献 7 より引用）

◀図 6．
姿勢矯正による肩甲上腕関節適合性の変化
a の猫背の姿勢では肩甲骨は外転，下方回旋し，特に左は亜脱臼に近い状態である．姿勢矯正をすると，b の如く肩甲骨は内転，上方回旋し，肩甲上腕関節適合性は極めて良好になる．

好評

プローブの当て方を図示！　診断テクニック満載！　超音波写真解説付！

これでわかる！
スポーツ損傷超音波診断 肩・肘＋α

名古屋スポーツクリニック院長　杉本勝正／著

【目　次】
Ⅰ．超音波検査が有用なスポーツ障害、外傷：総論
1．筋肉損傷、2．腱損傷、腱亜脱臼、3．靱帯損傷、4．軟骨損傷：硝子軟骨損傷、線維軟骨損傷、5．骨端線損傷、6．神経血管損傷、7．疲労骨折、不全骨折
Ⅱ．超音波検査が有用なスポーツ障害、外傷：各論
＜肩関節・上腕＞
・肩関節超音波解剖と超音波正常像
Check①：投球障害肩の病態確認
Check②：反復性肩関節脱臼，外傷性肩関節前方不安定症で認められる病態確認
上腕骨近位端骨折(頚部骨折含む)／リトルリーグ肩(上腕骨近位骨端線離開)／腱板損傷 [a)棘上筋腱断裂　b)肩甲下筋腱断裂、損傷　c)棘下筋萎縮]／関節唇損傷 [a)前下方関節唇損傷、反復性肩関節脱臼、亜脱臼　b)鏡視下 Bankart 修復術後の超音波像　c)前上方損傷(anterosuperior corner injury)　d)上方関節唇損傷　e)後方関節唇損傷]／ガングリオンによる肩甲上神経麻痺／骨頭 notch、Hill-Sachs 損傷／肩鎖関節損傷、鎖骨遠位端骨折／上腕二頭筋長頭腱炎、脱臼、断裂／Pulley lesion、Hidden lesion／Impingement 症候群、Swimmer's shoulder／Bennett 病変／肩甲胸郭部滑液包炎、肩甲骨内上角炎
Ⅲ．超音波検査が有用なスポーツ障害、外傷：各論
＜肘関節＞
・肘関節超音波解剖と超音波正常像
Check③：野球肘の病態確認
外側型野球肘(離断性骨軟骨炎)／内側型野球肘(リトルリーグ肘、内上顆骨端核離開、肘内側側副靱帯損傷)／後方型野球肘／外上顆炎、バックハンドテニス肘／内上顆炎、ゴルフ肘、フォアハンドテニス肘／肘部管症候群／肘滑膜ヒダ障害／上腕筋遠位部損傷／肘関節遊離体
Ⅳ．プラスαの知識—ケースライブラリ—
1．手・指関節—マレットフィンガー／三角線維軟骨複合体(TFCC)損傷／de Quervain 病など
2．骨盤・股関節・体幹—上前腸骨棘・下前腸骨棘・坐骨結節・腸骨稜裂離骨折／股関節 impingement など
3．膝関節—半月板損傷／Parameniscal ganglion／内側側副靱帯損傷／MPFL 損傷／ランニング膝など
4．下　腿—シンスプリント／脛骨・腓骨・脛骨内顆・足関節内果疲労骨折／アキレス腱炎／アキレス腱断裂など
5．足関節・足—足関節捻挫、靱帯損傷(前距腓・三角・前脛腓・踵腓靱帯)など

肩・肘のスポーツ損傷を超音波で診続けること25年の実績を持つ著者が、満を持してお届けするスポーツ損傷超音波診断の決定版！達人ならではの「プラスαの知識」や、見方の工夫を凝らした「テクニックノート」によってわかりやすさ倍増の実践書！

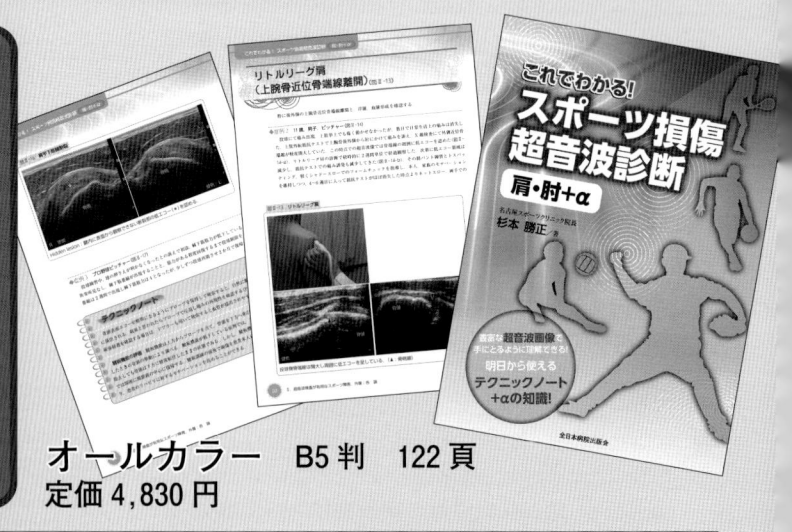

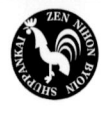

オールカラー　B5判　122頁
定価 4,830円

(株)全日本病院出版会

http://www.zenniti.com
(各号の目次から各項目のキーポイントまで閲覧できます。)

〒113-0033　東京都文京区本郷3-16-4　　電話(03)5689-5989　　FAX(03)5689-8030
お求めはお近くの書店または弊社ホームページまで！！

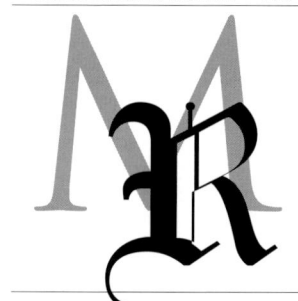

特集／肩関節傷害 診療の真髄

Ⅵ. 動揺肩・習慣性後方亜脱臼
動揺肩に対する保存療法と鏡視下手術

井手淳二[*]

Abstract 1971年,遠藤ら[1])は外傷歴がなく肩構成骨に異常を認めず,通常両側性に肩関節下方不安定性を有するものを動揺肩(ルースショルダー；loose shoulder)として報告した.下方不安定性という概念は,それまでにない新しいものであった.1980年,Neerら[2)]は下方のみならず前方または後方に不安定症を有する同様な疾患を肩関節多方向不安定症(multidirectional shoulder instability；MDI)として報告し,MDIは世界的に認知された.MDIは非外傷性だけでなく外傷性にも認められる.MDIの治療は保存療法が原則であり,動的肩関節安定化因子,すなわち,腱板・肩甲胸郭運動の強化・改善を行う.一方,鏡視下関節包縫縮術により関節唇の高さが増加すること,関節包縫縮・腱板疎部縫縮によって関節内容量は減少し関節内圧が改善されることにより肩関節安定化がもたらされる.

Key words：動揺肩(loose shoulder),肩関節多方向不安定症(multidirectional shoulder instability),腱板訓練(rotator cuff exercise),肩甲胸郭運動(scapulo-thoracic motion),鏡視下関節包縫縮術(arthroscopic capsular plication)

動揺肩の概念

1971年,遠藤ら[1)]は外傷歴がなく肩構成骨に異常を認めず,通常両側性に肩関節下方不安定性を有するものを動揺肩(ルースショルダー；loose shoulder)として報告した.下方不安定性という概念は,それまでにない新しいものであった.1980年,Neerら[2)]は下方のみならず前方または後方に不安定症を有する同様な疾患を肩関節多方向不安定症(multidirectional shoulder instability；MDI)として報告し,MDIは世界的に認知された.MDIは非外傷性だけでなく外傷性にも認められる.

動揺肩の肩関節不安定症における位置づけは,次の如くである.肩関節不安定症は発症機序により外傷性と非外傷性に分類される.肩関節不安定症は,症状を有するものだけを意味する.症状がない場合は肩関節弛緩性(shoulder laxity)として区別している.臨床上,上腕骨頭が関節窩を乗り越えて自己整復できないものを脱臼,自己整復できるものを亜脱臼と呼んでいる.明らかな外傷によって脱臼を生じ(初回脱臼),その後,脱臼を繰り返すものを反復性肩関節脱臼という.ほとんどは前方脱臼であり,後方脱臼は3～5%程度である.一方,外傷なしに亜脱臼を繰り返す非外傷性のものは,随意性亜脱臼と非随意性亜脱臼に分類される.動揺肩は,非外傷性で非随意性の亜脱臼に分類される.非外傷性で非随意性のものには,90°屈曲位で後方亜脱臼をきたす位置性亜脱臼が含まれる.これを習慣性亜脱臼としている著書もあるが,位置性亜脱臼(positional subluxation)としたほうが混乱しなくてよい.

また,1回の大きな外傷ではなく投球動作のように外転・外旋・伸展を繰り返し,蓄積性に負荷がかかり生じる肩関節前方不安定症があり,投球障害の一因として重要である.これは,投球障害肩あるいは蓄積性小外傷などとして区別したほう

---

[*] Junji IDE, 〒860-8556 熊本県熊本市中央区本荘1-1-1 熊本大学医学部附属病院関節再建先端治療学,特任教授

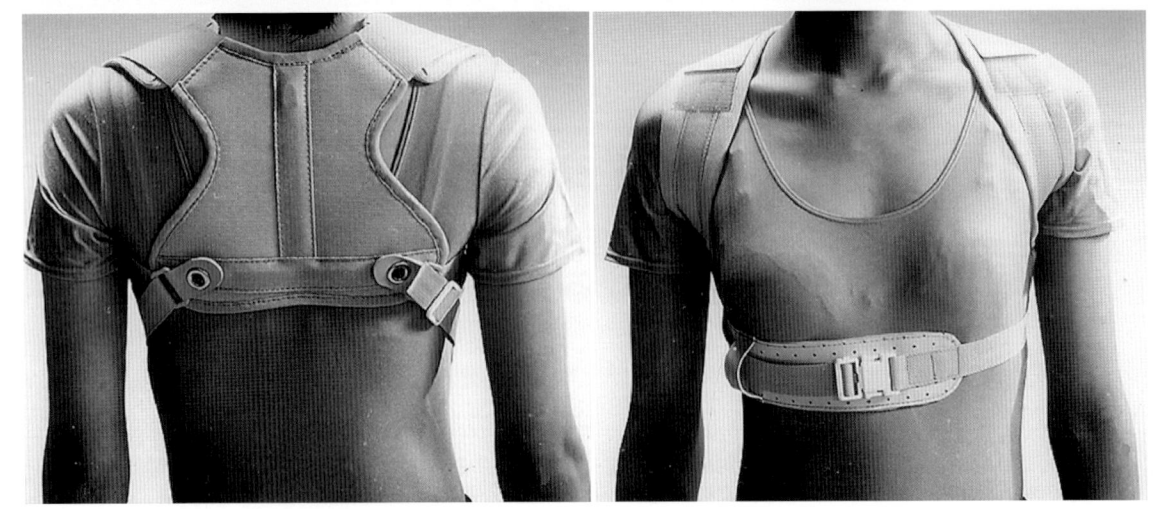

図 1. スカプラバンド
肩甲骨下角を支持することにより肩甲骨を外転・外旋させる肩甲骨支持装具

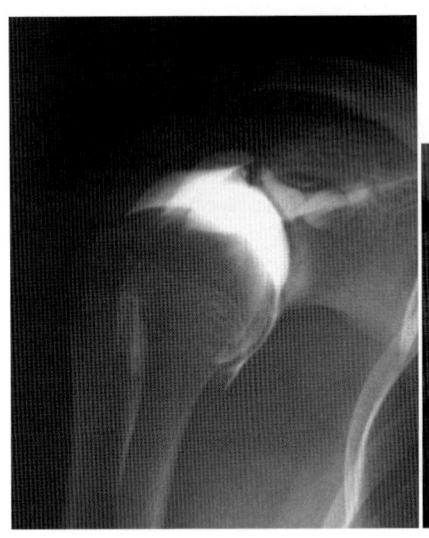

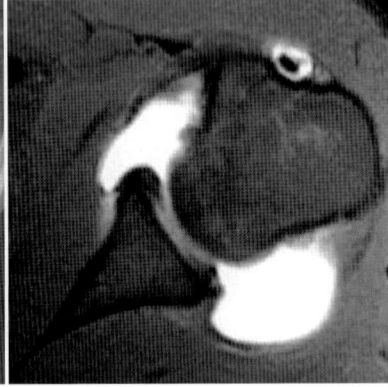

図 2.
動揺肩の画像所見
a:関節造影検査.上腕骨頭の下方移動と関節包拡大を認める.
b:MRA.関節包の拡大を認める.

がわかりやすい.外傷性と非外傷性のどちらに入れるのか議論がある.関節鏡検査は,その判定に有用である.つまり,関節唇損傷や腱板損傷などの解剖学的破綻を伴っていれば外傷性,なければ非外傷性あるいは蓄積性小外傷性と判断するのが妥当である.もう1つ忘れてはならないことは,動揺肩の患者は全身関節弛緩性を有していることが多いという点である.

動揺肩の保存療法

肩関節安定化機構には,静的因子として肩関節構成骨,関節唇,関節包・靱帯,関節内陰圧があり,一方,動的因子として腱板,上腕二頭筋長頭腱,肩甲胸郭運動がある[3].MDIの治療は保存療法を原則とし,それは動的肩関節安定化因子,すなわち,腱板・肩甲胸郭運動の強化・改善である.1992年,Itoiらは屍体肩にて関節窩の傾斜の増加が骨頭の下方移動を抑制することを示した[4].Ozaki[5]の報告によればMDI症例では肩甲骨の外転・外旋運動が健常者と比べ低下している.我々は肩甲骨下角を支持することにより肩甲骨を外転・外旋させる肩甲骨支持装具(スカプラバンド,アドバンフィット社,図1)を開発し,臨床応用した[6].併用して以下の運動訓練を行う[6)7].

1.腱板強化運動

反対側の手で軽く抵抗を加えた状態での等尺性

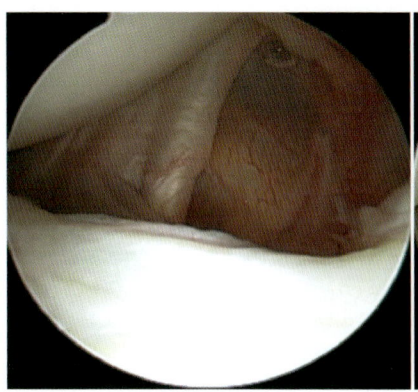

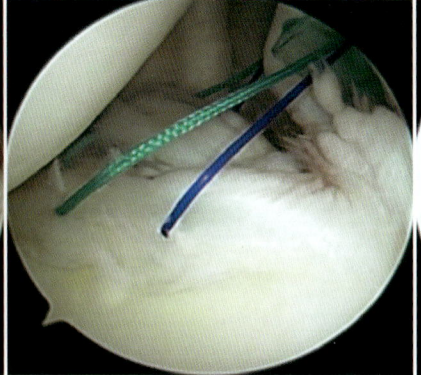

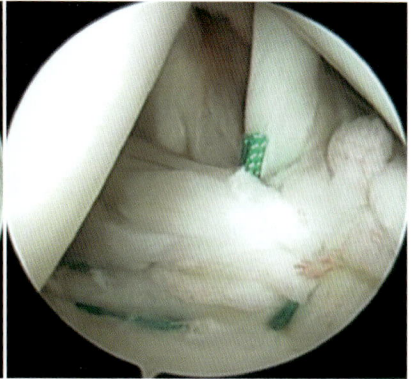

図 3. 関節鏡視前下方関節包・腱板疎部縫縮

運動(内旋および外旋, 8 秒間の持続, 2 秒間の休憩の繰り返し)やラバーチューブを用いた等張性運動を行う.

2. 肩甲帯周囲筋強化運動

壁押し運動による僧帽筋, 前鋸筋, 菱形筋などの強化を行う.

動揺肩の鏡視下手術

1. 手術適応

(1) MRI, MRA により前方関節唇関節上腕靱帯複合体の損傷や弛緩, 腱板疎部の離解や弛緩, 後方関節唇関節上腕靱帯複合体の損傷や弛緩があり(図2), 保存療法が無効である場合, 関節鏡検査の適応とする. 病巣局在部位の確認には, 局所麻酔薬ブロックテストが有用である. 非外傷性肩関節後方不安定症では painful Jerk test[8]と関節内局所麻酔薬ブロックテストが陽性であり, 保存療法が無効なものを関節鏡検査の適応とする.

(2) 全麻下で不安定性を確認する. 前方と後方の drawer test を外転 30°と 90°, 外旋 60°～90°で行う. 骨頭の動きが全くない場合:0, 関節窩を超えないもの:1+, 関節窩に乗り上げるもの:2+, 関節窩を超え脱臼するもの:3+とする. 原則として, 後方の drawer test 2+, 3+の場合, 後下方関節包縫縮の適応とする. 前方の drawer test 2+, 3+の場合, 前下方関節包縫縮の適応とする. 下方不安定性は, 上肢を下方牽引したときの肩峰骨頭間距離を計測し判定する. 骨頭の動きが全くない場合 0, 肩峰骨頭間距離<1 cm:1+, 1～2 cm:2+, >2 cm:3+とする. 下方の drawer test 2+, 3+の場合, 腱板疎部縫縮の適応とする[9].

2. 鏡視下関節包縫縮術手技[10)11]

鏡視下関節包縫縮術により関節唇の高さが増加すること, 関節包縫縮・腱板疎部縫縮によって関節内容量は減少し関節内圧が改善されることにより肩関節安定化がもたらされる.

1) 体位とポータル

全身麻酔下に肩関節の不安定性を確認後, 側臥位, 上肢牽引下に手術を行う. 良好な視野を得るためには, 上腕骨頭を対側へ牽引するとよい. 上肢牽引装置または徒手的に行うのがコツである. 通常の後方ポータルを作製後, 上関節上腕靱帯(SGHL)上縁に前上方ポータルと肩甲下筋腱上縁に前方ポータルの2つの前方ポータルを作製する.

2) 後下方関節包縫縮

前上方鏡視にて, 後方関節唇の剥離損傷がないことを確認する. シェーバーやラスパで後下方関節包の関節窩から1～2 cm の部位を新鮮化する. 後下方ポータルより suture hook を後下方関節包にかけ, そのまま suture hook をかけた位置より近位の後下方関節唇に suture hook を通してナイロン糸を送る. 後下方ポータルから縫合する. ナイロン糸にエチボンド糸等をリレーして用いてもよい. 6 時から 9 時の範囲でこの操作を 3 か所行う. 上下方向に縫縮するのがコツである. 後方関節唇剥離損傷がある場合は, スーチャーアンカーを用いて関節包の縫縮と関節唇形成を行う.

3) 前下方関節包縫縮(図3)

後方鏡視にて, 前下方関節唇の剥離損傷がない

ことを確認後，関節窩から1～2cmの部位の下関節上腕靱帯あるいは中関節上腕靱帯(MGHL)を新鮮化後，前方ポータルより suture hook をかけ，そのまま suture hook をかけた位置より近位の前下方関節唇に suture hook を通してナイロン糸を送る．前方または前上方ポータルから縫合する．3時から6時の範囲でこの操作を3か所行う．前方関節唇剝離損傷がある場合は，スーチャーアンカーを用いて関節包の縫縮と関節唇形成を行う．

4) 腱板疎部縫縮

後方鏡視にて，前方ポータルより縫合糸を把持したペネトレーターでMGHLを貫き，縫合糸をMGHLに通す．前方ポータルを引き関節包の手前に置く．ペネトレーターでSGHL・関節包を貫き，関節内へ誘導し縫合糸を把持する．縫合糸をそのまま前方ポータルへ導く．この縫合糸を糸結びすることにより，SGHLとMGHLが縫縮される．また，MGHLが存在しない場合は，肩甲下筋腱の関節内部分の上縁の筋膜に縫合糸を通す．

文 献

1) 遠藤寿男ほか：Sog. Schulterschlottergelenk の診断と治療法の経験．中部整災誌，14：630-632，1971.
2) Neer CS II, Foster CR：Inferior capsular shift for involuntary inferior and multidirectional instability of the shoulder. A preliminary report. *J Bone Joint Surg Am*, 62：897-908, 1980.
3) Warner JJP, et al：Overview of shoulder instability. *Crit Rev Phys Rehabil Med*, 4：145-198, 1992.
4) Itoi E, et al：Scapular inclination and inferior stability of the shoulder. *J Shoulder Elbow Surg*, 1：131-139, 1992.
5) Ozaki J：Glenohumeral movements of the involuntary inferior and multidirectional instability. *Clin Orthop Relat Res*, 238：107-111, 1989.
6) Ide J, et al：Shoulder strengthening exercise with an orthosis for multidirectional shoulder instability：Quantitative evaluation of rotational shoulder strength before and after the exercise program. *J Shoulder Elbow Surg*, 12：342-345, 2003.
7) Burkhead WZ Jr, Rockwood CA Jr：Treatment of instability of the shoulder with an exercise program. *J Bone Joint Surg Am*, 74：890-896, 1992.
8) Kim SH, et al：Painful Jerk test：A predictor of success in nonoperative treatment of posteroinferior instability of the shoulder. *Am J Sports Med*, 32：1849-1855, 2004.
9) Ide J, et al：Arthroscopic Bankart repair using suture anchors in athletes：patient selection and postoperative sports activity. *Am J Sports Med*, 32：1899-1905, 2004.
10) Kim SH：Arthroscopic capsulolabroplasty for posteroinferior multidirectional instability of the shoulder. *Am J Sports Med*, 32：594-607, 2004.
11) 井手淳二：反復性肩関節前方(亜)脱臼に対する鏡視下手術：特にスポーツ選手に対して．*J MIOS*, 40：40-45, 2006.

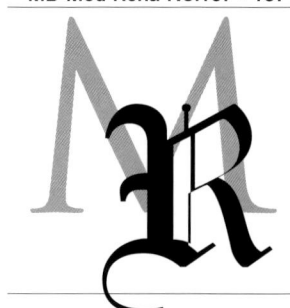

VI. 動揺肩・習慣性後方亜脱臼
習慣性肩関節後方亜脱臼に対する後方 bone block 法

中川照彦[*]

Abstract 習慣性肩関節後方亜脱臼では肩の前方挙上・内旋で後方に亜脱臼し，外転・外旋で弾発現象とともに整復されることが多い．弾発時の疼痛や異和感を訴える場合は治療対象となり，まずは腱板強化訓練などのリハビリテーションを行う．保存療法で軽快せず，患者が手術を望むときには手術的治療を検討する．手術法の第 1 選択は鏡視下後方関節包縫縮術である．鏡視下修復術後の再発例などに後方 bone block 法の適応があると考える．側臥位での後方アプローチにより展開し，腸骨より採取した長さ 20 mm，高さ 15 mm の bone block を海綿骨スクリュー 2 本で固定する．関節窩面を後方に延長するような適切な位置に固定することが重要である．1993～2002 年までの 10 年間に後方 bone block 法を 17 例 19 肩に施行した．全例術後 3～4 か月で移植骨片の骨癒合が得られ，術後 6 か月でスクリュー抜去を行った．術後平均 3.6 年の follow-up にて 1 肩で軽度の弾発現象の再発がみられたが，他の 18 肩では弾発現象は消失した．X 線軸射像では，術直後約 15 mm 突出していた移植骨片は，最終調査時には平均 7.7 mm（5～11 mm）となった．関節裂隙の狭小化はみられなかった．

Key words：習慣性後方亜脱臼（recurrent posterior subluxation），肩関節（shoulder joint），後方 bone block 法（posterior bone block procedure），弾発肩（snapping shoulder），動揺肩（loose shoulder）

はじめに

　習慣性肩関節後方亜脱臼はそれほど稀な疾患ではなく，軽度なものを含めると筆者の外来には年に 5～10 人ほど来院する．あるポジションにもっていくと後方に亜脱臼することから位置性亜脱臼（positional subluxation）とも呼ばれる[1]．後方亜脱臼の様式は多彩であるが，一般的には肩の前方挙上・内旋で後方に亜脱臼し，外転（水平外転）・外旋で整復される．整復時に弾発を伴うことが多い．稀ではあるが，亜脱臼したときに弾発を伴うこともある．多くは両側の肩関節に動揺性があり，下垂位での load & shift test で後方への動揺性と下方牽引で下方への動揺性を認める．疼痛，異和感などの愁訴がない場合は X 線撮影を行い，骨形態に問題がなければ，患者および家族に病態を十分に説明して納得してもらい治療は特に要さない．本稿では肩関節習慣性後方亜脱臼に対する後方 bone block 法について述べる[2)～5)]．

診　断

1．主訴，臨床症状

　主訴は肩が鳴る（弾発現象），肩が抜ける感じがする，肩の異和感，弾発時の痛みなどである[6]．臨床症状としては肩の前方挙上・内旋で後方に亜脱臼し，外転・外旋で整復される（図 1-a, b）．整復時弾発現象を伴うことが多い．この弾発時に疼痛や異和感を訴える例と痛みなど全くない例がある．稀に弾発現象を起こすと肩がすっきりする，気分がすっきりすると表現したり，なかには友人に弾発現象を見せて楽しんでいる症例もある．

[*] Teruhiko NAKAGAWA, 〒130-8587 東京都墨田区横網 2-1-11　同愛記念病院整形外科，部長

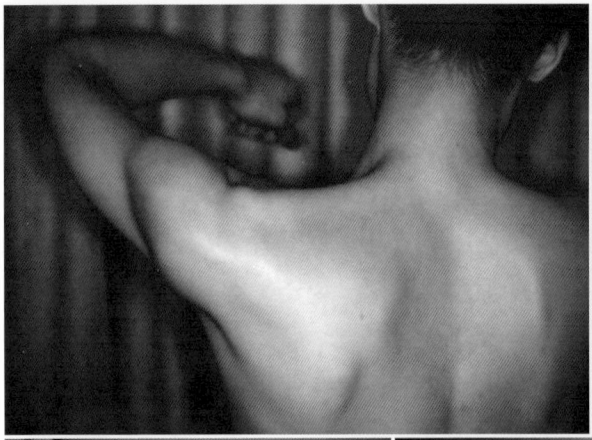

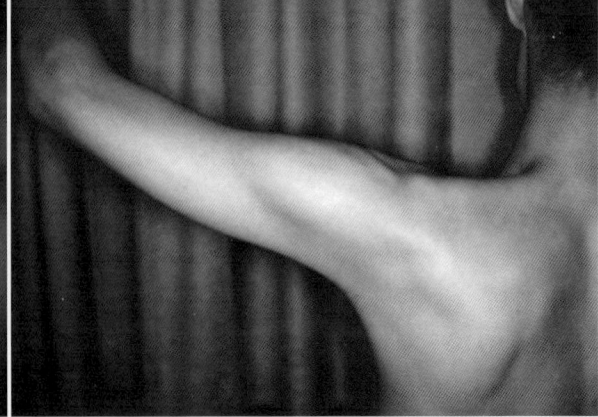

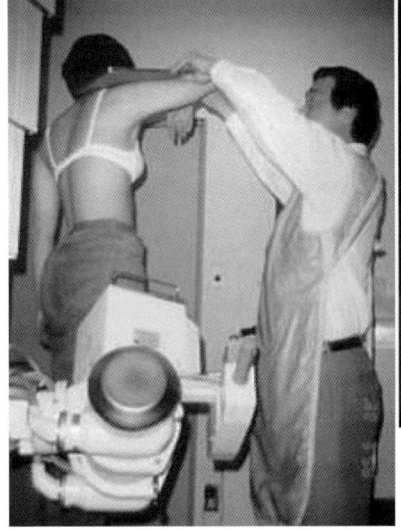

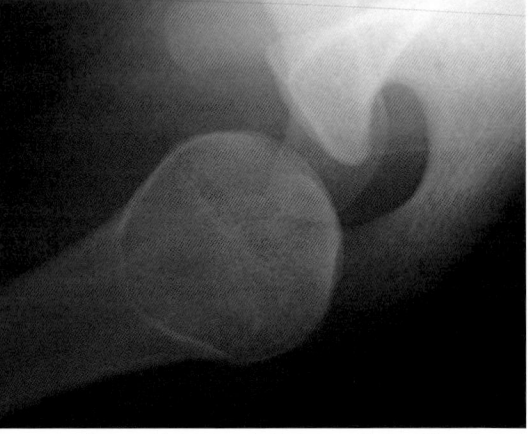

図 1.
a：肩の前方挙上・内旋で後方に亜脱臼する．
b：外転・外旋で弾発現象とともに整復される．
c：立位にて前方挙上・内旋位とし後方亜脱臼位をとらせ，フィルムカセットを肩の上に乗せて，下方におろした管球から X 線を上方に向け照射する．
d：この撮影法により骨頭が後方に亜脱臼した X 線像が得られる．

2．随意性後方亜脱臼との鑑別

随意性後方亜脱臼と混同されることがあるが，随意性後方亜脱臼では習慣性後方亜脱臼と異なり，ある一定の肢位（下垂位や 20°～30°挙上位）にて広背筋や大円筋を収縮させ，骨頭を後下方に随意的に亜脱臼させる．腋窩部の後方を触診して広背筋・大円筋の緊張を確認する．随意性後方亜脱臼と習慣性後方亜脱臼が同一肩で同時にみられることもある．

3．X 線像

立位にて前方挙上・内旋位とし後方亜脱臼位をとらせ，フィルムカセットを肩の上に乗せて，下方におろした管球から X 線を上方に向け照射する（図 1-c）．この撮影法により骨頭が後方に亜脱臼した X 線像が得られる（図 1-d）．

4．MRI 関節造影

後方関節唇の剝離を認めないことが多い．

手術適応と術式選択の変遷

弾発現象で痛みを伴う例では治療対象となり，腱板強化訓練などのリハビリテーションを行うが，保存療法が無効で，患者や家族が手術を希望する場合，手術適応となる．筆者は 1983 年に初めて後方 glenoid osteotomy（Scott 法）[7)8)] を行い，それ以降 8 例に施行したが，2 例（25％）で再発をきたし，その後，後方 glenoid osteotomy の発展型である黒田法[1)8)9)] を 3 例に施行した．いずれにしても glenoid osteotomy は手技が難しいため，1993 年より後方 bone block 法を始め，2002 年まで 17 例 19 肩に施行した．2003 年以降，鏡視下での後方関節包の縫縮術のテクニックを身につけた

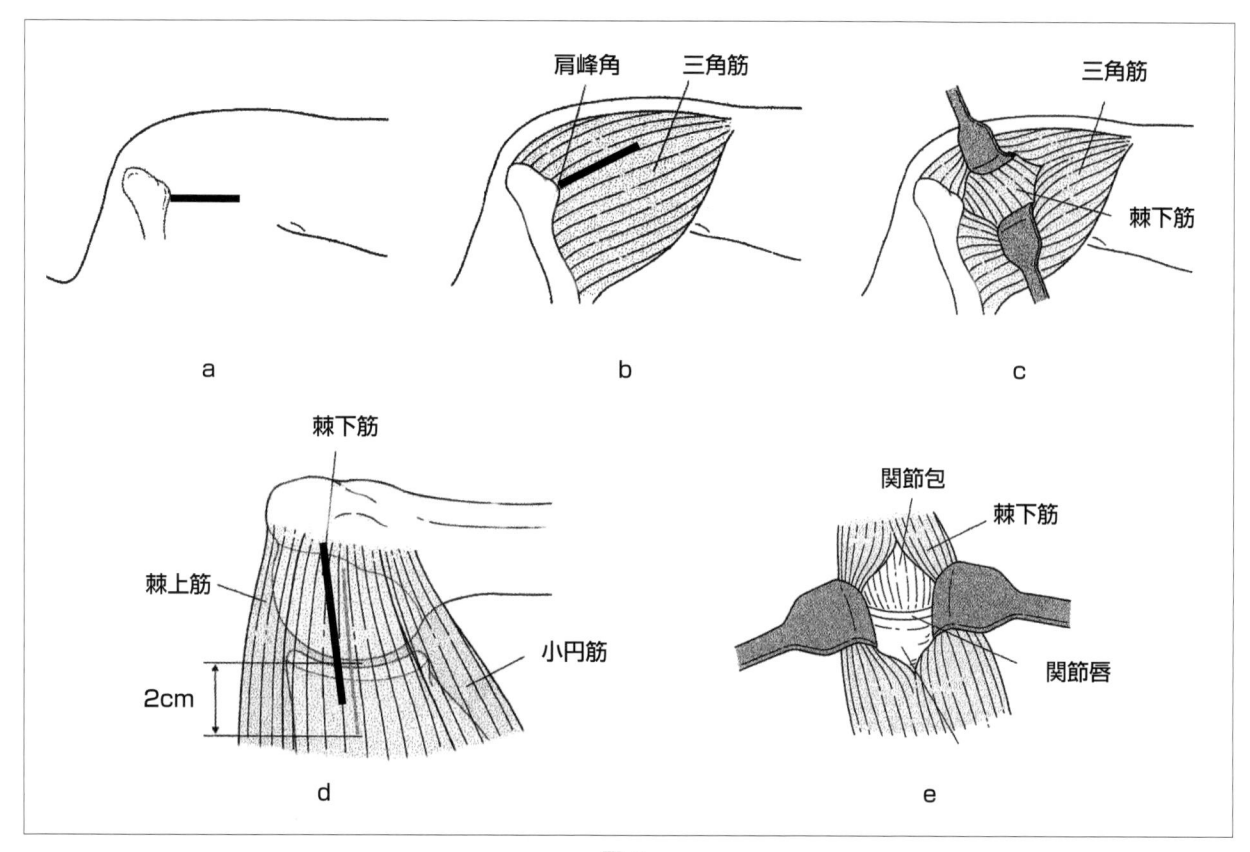

図 2.
a：皮切は肩峰角からはじまる 6 cm の後方縦切開
b：三角筋の筋腹を線維方向に肩峰角から 6 cm 遠位まで split
c：三角筋を筋鉤にて分け，棘下筋の筋膜を展開
d：棘下筋の筋膜を中央で切離する．この際内側方向への切離は関節レベルより 2 cm までとする．
e：棘下筋の筋膜を筋鉤で線維方向に split し，後方関節包および肩甲骨頸部の骨膜を展開

（文献 10 より引用）

ことから，もっぱら鏡視下手術を施行している．術後成績も良好で安定していることから手術術式の第 1 選択は後方 bone block 法ではなく，鏡視下後方関節包縫縮術と考えている．実際，2003 年以降は習慣性後方亜脱臼に対しての後方 bone block 法は行っていない．しかし鏡視下後方関節包縫縮術が技術的に困難な施設や鏡視下手術で再発し，再手術を望むような症例では後方 bone block 法も考慮して良いと考える．

手術術式

1．体位とアプローチ

体位は側臥位とする．肩から手まで消毒する．同側の腸骨稜の皮切部をマーキングして消毒し，穴あき四角布で被う．皮切は肩峰角からはじまる 6 cm の後方縦切開とする[10]（図 2-a）．皮下脂肪を十分に分け，三角筋の筋腹を展開する．三角筋の筋腹を線維方向に肩峰角から 6 cm 遠位まで split する（図 2-b）．

三角筋を筋鉤にて分け，棘下筋の筋膜を展開する（図 2-c）．棘下筋の幅を同定し，棘下筋の筋膜を中央で切離する．この際，内側方向への切離は関節レベルより 2 cm までとする（図 2-d）．棘下筋の筋膜を筋鉤で線維方向に split し，後方関節包および肩甲骨頸部の骨膜を展開する（図 2-e）．Split も関節レベルより 2 cm までとする．2 cm までであれば肩甲上神経を損傷する危険性はほとんどない[9)11)]．支配神経が異なる棘下筋（肩甲上神経支配）と小円筋（腋窩神経支配）の間で展開するアプローチもあるが，三角筋をより遠位まで展開す

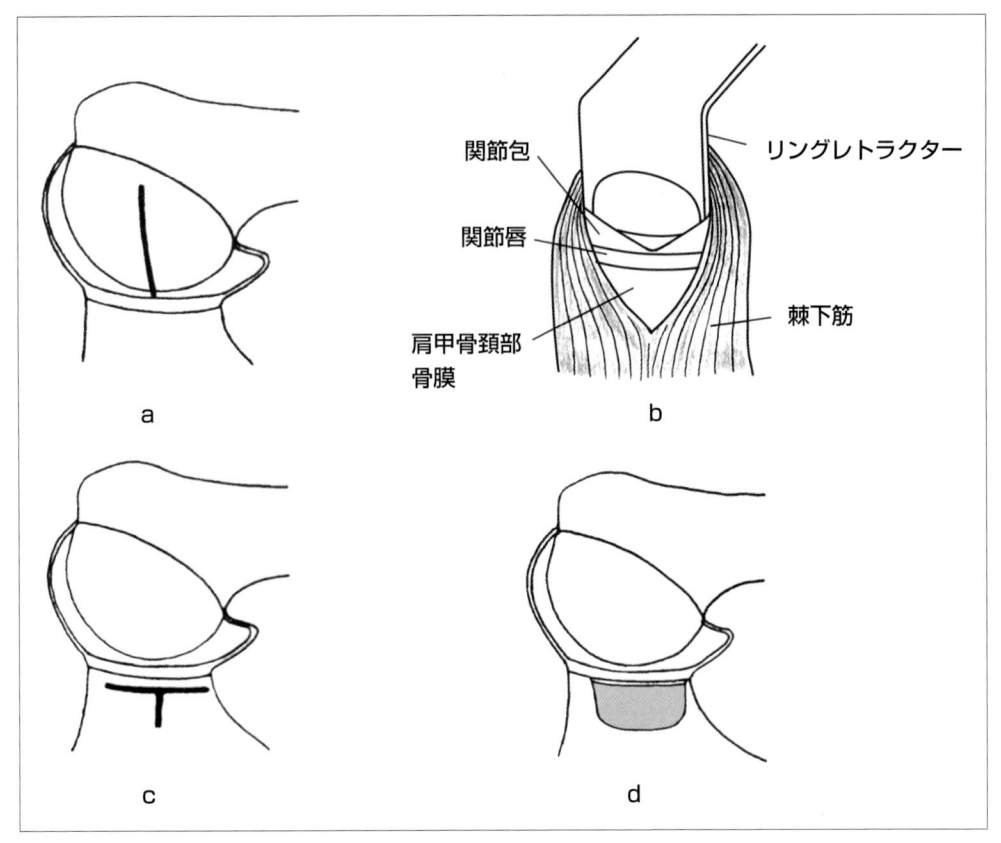

図 3.
a：後方関節包を中央で横切
b：リングレトラクターを挿入
c：関節唇の近位で骨膜を T 字状に電気メスで切開
d：移植骨の母床

(図 3-a, c, d：文献 5 より引用)

る必要があり，棘下筋の筋膜中央での split のほうが容易である．

2．関節包の切離と肩甲骨頚部の骨膜の剥離

後方関節包を中央で横切し(図 3-a)，リングレトラクターを挿入する(図 3-b)．関節窩，後方関節唇を観察する．筋鉤で棘下筋の筋腹を分け，肩甲骨頚部の骨膜を展開する．関節唇の近位で骨膜を T 字状に電気メスで切開する(図 3-c)．骨膜をノミにて丁寧に剥離する．外側では関節窩の軟骨が一部展開されるところまで剥離する．長さ 20 mm，幅 10 mm 程度の大きさで骨皮質を展開する．骨皮質の展開部は肩甲骨頚部後面の若干下方寄りとする．ここが移植骨の母床となる(図 3-d)．骨皮質をノミで少し新鮮化する．

3．腸骨採取

前上腸骨棘から後方に 3 cm のところから腸骨稜に沿う 4 cm の切開をおき，長さ 20 mm，高さ 15 mm の tri-cortical bone をノミまたはボーンソーを用いて採取する．

4．移植骨のスクリュー固定

関節窩軟骨面のカーブの延長上に移植骨の外側面を位置させ，移植骨が母床に適合するように移植骨の接触面をリュールで形成する．移植骨を母床に合わせて両端部を 1.5 mm の指骨針 2 本で肩甲骨頚部に仮固定し(図 4-a)，移植骨の固定位置が適切であるかを十分確認する．

2.5 mm のドリルにてドリリング後，長さを測りタッピングし，AO 小海綿骨スクリュー(パーシャルスレッド) 2 本で固定する(図 4-b, c)．長さは 35 mm か 40 mm のものを使用することが多い．ワッシャーは不要である．指骨針 2 本を抜去する．術中 X 線撮影を行い，正面像と腋窩像を撮

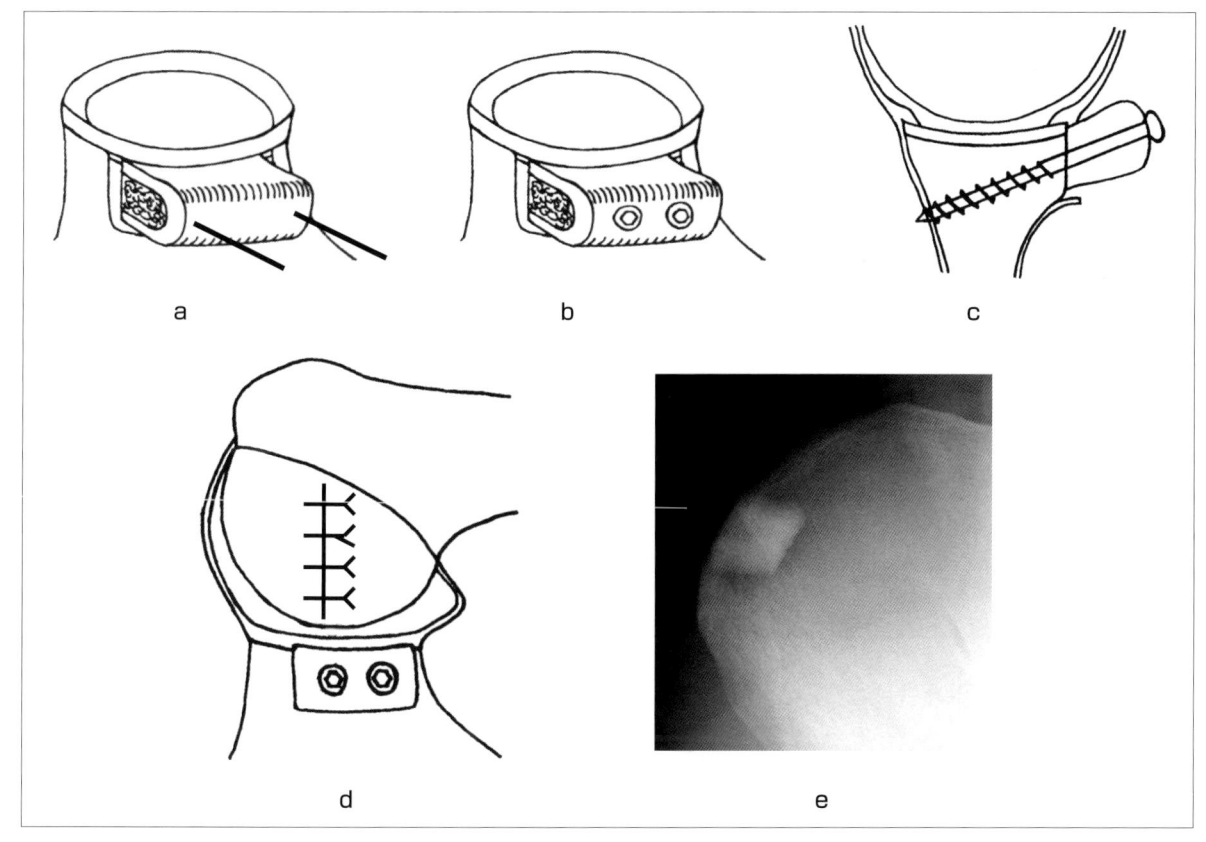

図 4.
a：移植骨を母床に合わせ，両端部を 1.5 mm の指骨針 2 本で肩甲骨頚部に仮固定
b，c：AO 小海綿骨スクリュー 2 本で固定
d：後方関節包を縫縮気味に縫合
e：腸骨に人工骨を挿入

(図 4-b, c：文献 5 より引用)

影し，スクリューの方向および長さ，移植骨片の位置が適切であるかを確認する．

5．閉創・人工骨の挿入

切離した後方関節包をバイトを十分に取り縫縮気味に縫合する(図 4-d)．棘下筋の筋膜を縫合する．三角筋を縫合する．皮下皮膚を縫合する．ほとんど出血しないため肩にはドレインは不要である．

腸骨に人工骨を挿入する(図 4-e)．30×20 mm，厚さ 8 mm の人工骨のブロックをリュールで形成する．人工骨の長さは採取部より若干長くし，ハンマーでゆっくり叩き込み，しっかり固定する．腸骨稜より突出した部分はリュールで切除する．腸骨採取部にはドレインを留置する．

後療法，抜釘

三角巾固定を 2 週間行い，その後，他動および自動運動訓練を開始する．骨癒合を X 線写真およびCTで確認してから，スクリューを術後 6 か月以降に抜去する．移植骨はある程度吸収されているため，スクリューヘッドの確認は比較的容易であり，局所麻酔下の手術でも抜去可能であるが，もちろん全身麻酔でもよい．

術後成績

1．対象

対象は 1993～2002 年までの 10 年間に後方 bone block 法を施行した 17 例 19 肩である．男性 13 例，女性 4 例，右肩 10 例，左肩 5 例，両側 2 例で，手術時年齢は 15～31 歳で平均 20.6 歳であった．Follow-up 期間は 1～14 年で平均 3.6 年である．臨床症状としては全例，前方挙上・内旋で後方に亜脱臼し，外転・外旋で整復された．疼痛を伴う弾発現象が 19 肩中 18 肩にあり，1 例で弾発現象がみられなかった．

正面像　　　　　　　　　　　　　　　　　　　　　　　　　　　　　　　　　　正面像
　　　　　　　　　　　　　　　　　　　　　　　　　　　　　　　　　関節裂隙は正常

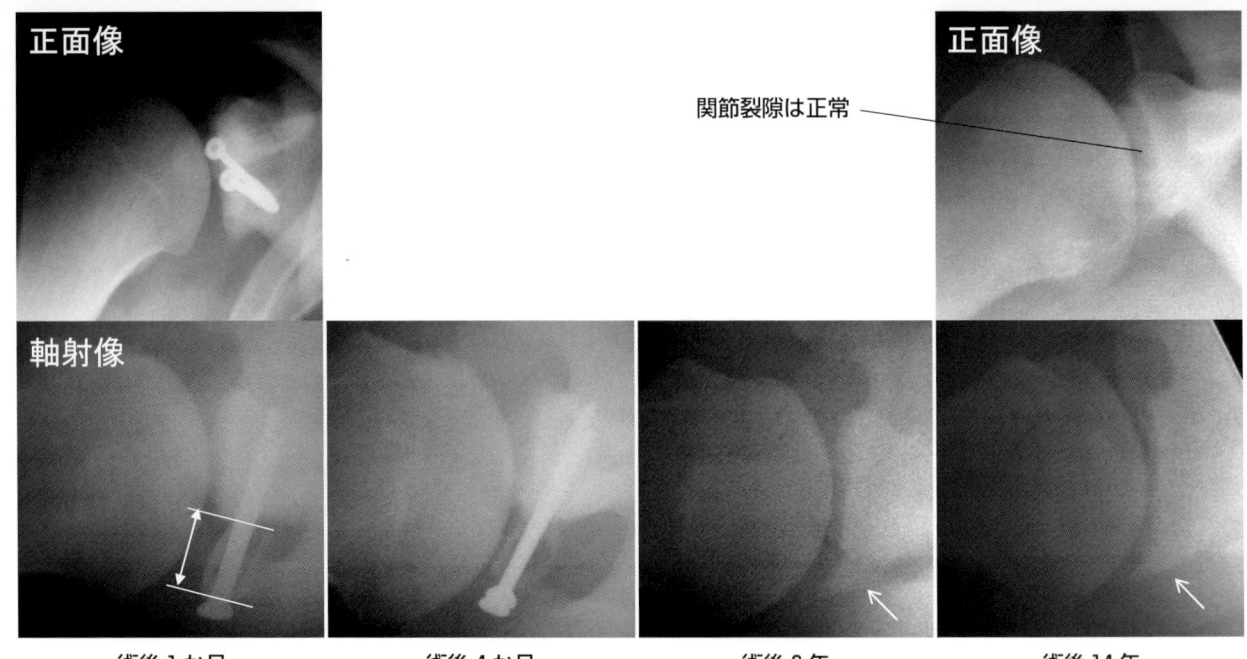

軸射像

術後1か月	術後4か月	術後6年	術後14年
15 mm	12 mm	11 mm	11 mm

図 5. 手術時19歳の大相撲力士
軸射像にて術後1か月で15 mmの移植骨の突出がみられ，術後4か月で12 mm，術後6年では11 mmとなったが，術後14年の時点でも11 mm残存し，関節窩との適合性も良好である．術後14年の正面像でも関節裂隙は十分保たれており，関節症性変化はきたしていない．

2. 結 果

肩関節不安定症評価法では術前平均49点が，調査時94点と有意に改善した．弾発現象は18肩で消失したが，1肩で軽度の弾発現象がみられた．優が14肩，良が3肩，可が1肩，不可が1肩であった．

3. X線像での評価

移植骨片は全例で術後3〜4か月までに骨癒合が得られた．軸射像で術直後，約15 mm突出していた移植骨片は最終調査時には最大11 mm，最小5 mmで平均7.7 mmとなった．関節裂隙の狭小化は全例みられなかった．手術時19歳の大相撲力士では(図5)，X線軸射像にて術後1か月で15 mmの移植骨の突出がみられ，術後4か月で12 mmと骨吸収が生じた．術後6か月でスクリュー抜去を施行した．術後6年では11 mmと若干骨吸収が進行したが，術後14年の時点でも11 mm残存しており，関節窩の後方が延長・拡大されており，関節窩との連続性および適合性も良好である．術後14年の正面像でも関節裂隙は十分保たれており骨頭下端の骨棘形成もほとんどみられず，関節症性変化はきたしていない．術後14年の現在，プロレスラーとして活躍している．

術式のポイント

(1) 三角筋をsplitする場合，腋窩神経を損傷しないように，肩峰から6 cmにとどめる．

(2) 棘下筋を中央でsplitする場合，肩甲上神経を損傷しないように，splitは関節窩縁より内側2 cm以下にとどめる．

(3) 移植骨片の固定位置を関節窩軟骨面より外側に突出させないように注意する．突出させると関節症性変化をきたす恐れがある．

文 献

1) 黒田重史ほか：肩関節位置性脱臼．肩関節，14：240-244，1990．
2) Jones V：Recurrent posterior dislocation of the shoulder. Report of a case treated byposterior bone block. *J Bone Joint Surg*, 40-B：203-207, 1958.

3) Mowery CA, ar al : Recurrent posterior dislocation of the shoulder : treatment usig a bone block. *J Bone Joint Surg*, 67-A：771-781, 1985.
4) Fronek J, at al : Posterior subluxation of the glenohumeral joint. *J Bone Joint Surg*, 71-A：205-216, 1989.
5) 中川照彦ほか：習慣性肩関節後方脱臼に対する後方関節窩形成術の術式と手術成績. 肩関節, 22：249-254, 1998.
6) 中川照彦ほか：肩関節後方不安定症の臨床像と手術成績. 肩関節, 18：471-476, 1994.
7) Scott DJ : Treatment of recurrent posterior dislocation of the shoulder by glenoplasty. *J Bone Joint Surg*, 49-A：471-476, 1967.
8) 中川照彦：肩甲関節窩形成術—Scott法，黒田法，骨移植法—. 関節外科, 13：388-394, 1994.
9) 森石丈二ほか：習慣性肩関節後方脱臼の治療成績（二方向臼蓋形成術）. 肩関節, 17：91-94, 1993.
10) 中川照彦：外傷性後方不安定症 ① glenoplaty. 高岸憲二（編），肩関節外科の要点と盲点，pp. 258-260，文光堂，2008.
11) Shaffer BS, et al : Infraspinatus muscle-splitting incision in posterior shoulder surgery. *Am J Sports Med*, 22：113-120, 1994.

Monthly Book Medical Rehabilitation　大好評特集号

スポーツ障害のリハビリテーション
―運動連鎖からのアプローチ―

<目　次>
- スポーツ活動における運動連鎖について……………………………福井　　勉
- スポーツ障害の原因と対策―運動連鎖の異常を医師が外来で簡便にみつける方法……………………………………………………加藤　和夫
- スポーツ障害の原因と対策―運動連鎖の破綻に関連する問題点の捉え方………………………………………………………………坂本　雅昭
- 投球の運動連鎖と肩・肘障害………………………………………浜田純一郎ほか
- 肩肘障害の診断と治療………………………………………………小林　　勉
- 肩肘障害のリハビリテーション……………………………………山路　雄彦
- 体幹障害のリハビリテーション……………………………………片寄　正樹
- 骨盤帯の障害（グローインペイン）の診断と治療………………奥脇　　透
- 骨盤帯の障害（鼡径部痛症候群）に対するリハビリテーション…松田　直樹
- ACL 再建術の術式と術後リハビリテーション……………………小林　龍生
- 膝前十字靱帯損傷のリハビリテーション―日本理学療法士協会編「膝前十字靱帯損傷理学療法ガイドライン」を基に―………川島　敏生ほか
- ACL 損傷のリハビリテーション……………………………………桜庭　景植
- 下肢外傷予防プログラム……………………………………………浦辺　幸夫
- 足関節外傷の診断と治療……………………………………………野口　英雄
- 足関節外側靱帯縫合術後の理学療法………………………………諸澄　孝宜ほか
- 足部機能とインソール………………………………………………入谷　　誠
- ラグビーフットボールにおける頚部の外傷予防…………………小林　寛和ほか
- スポーツ障害のリハビリテーション―持久力トレーニングについて―……………………………………………………………広瀬　統一
- スポーツ活動におけるメンタルトレーニング……………………高下　敏文ほか
- スポーツ傷害に対する超音波診断（上肢）………………………山本　敦史
- スポーツ傷害に対する超音波診断（下肢）………………………高橋　　周
- 女性のスポーツ障害とその対策……………………………………板倉　尚子ほか

全身の運動連鎖を考慮したリハができるよう、整形外科医、PT、トレーナのエキスパートが豊富な図表でわかりやすく解説！

MB Med Reha　No.137（増大号）
編集企画／白倉賢二（群馬大学教授）

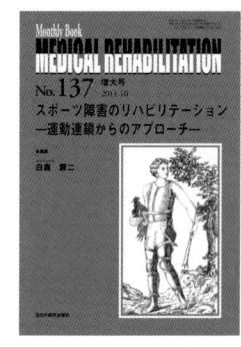

定価　4,095 円(税込)

手外科リハビリテーション
―腱損傷保存療法と修復後運動療法のポイント―

各分野のエキスパートが豊富な図・写真でわかりやすく解説！！

MB Med Reha　No.145
編集企画／金谷文則（琉球大学教授）

<目　次>
- Ⅰ．伸筋腱損傷
  1．新鮮例
  1）マレット指…………………………………………普天間朝上ほか
  2）伸筋腱脱臼………………………………………石突　正文
  2．陳旧性マレットならびにボタン穴変形に対する再建術後のリハビリテーション………………………………蜂須賀裕己ほか
  3．皮下断裂
  1）関節リウマチ（RA）あるいは遠位橈尺関節（DRUJ）障害による断裂………………………………………池上　博泰
  2）橈骨遠位端骨折に伴う長母指伸筋腱皮下断裂の腱修復術…安部　幸雄ほか
- Ⅱ．屈筋腱損傷
  1．新鮮例…………………………………………………草野　　望
  2．陳旧例―腱移植術後の後療法―……………………越智　健介ほか
  3．皮下断裂
  1）Jersey finger，有鈎骨鈎骨折偽関節，キーンベック病…岳原　吾一ほか
  2）橈骨遠位端骨折後の腱断裂（特に FPL）後のリハビリテーション……………………………………今谷　潤也ほか
- Ⅲ．屈筋腱・伸筋腱損傷合併
  1．再接着指のリハビリテーション…………………神田　俊浩ほか
- Ⅳ．腱剥離術
  1．屈筋腱―剥離術におけるリハビリテーション―…土田　尚美ほか
  2．伸筋腱…………………………………………………森谷　浩治ほか

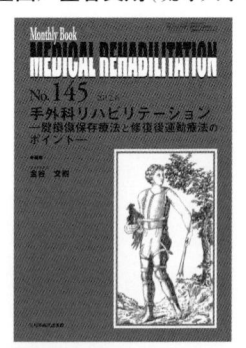

定価　2,625 円(税込)

(株)全日本病院出版会　〒113-0033　東京都文京区本郷 3-16-4
TEL：03-5689-5989　FAX：03-5689-8030

おもとめはお近くの書店または弊社ホームページ(http://www.zenniti.com)まで！

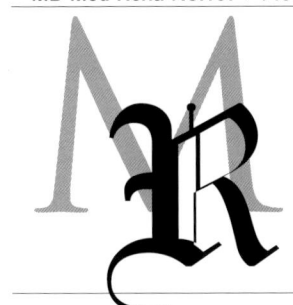

特集／肩関節傷害 診療の真髄

Ⅶ. 肩関節周辺神経障害
肩甲上神経障害の病態と治療

池上博泰*

Abstract 肩甲上神経は C5, 6 から分岐した後, 肩甲切痕を通過して棘上筋に運動枝, 続いて関節枝を分岐後, 肩甲棘外側縁をまわり棘下筋枝に終わる. 走行中, 肩甲切痕部と棘窩切痕部で絞扼を受けることが多い. 初期症状は運動時痛や肩の後外側の漠然とした深部痛である. 慢性期になると棘上筋, 棘下筋の萎縮が出現して, 時に腋窩から肩峰外側にかけて感覚障害を認める. 電気生理学的検査が必須で, 棘上筋, 棘下筋ともに異常所見があれば肩甲切痕レベル, 棘下筋のみであれば肩甲棘外側縁レベルの絞扼である. MRI, 超音波検査は, 棘上筋・棘下筋の筋萎縮の評価や輝度変化, ガングリオンの有無がわかり有用である. 保存療法として, 肩甲上神経が緊張する上腕の外転位, 外旋位, 過度の内転位を避け, 安静を保つ. ガングリオンを伴う例では, 超音波ガイド下でガングリオン穿刺が有効である. 肩甲上神経ブロックの無効例やガングリオン穿刺してもすぐに再発する例, 電気生理学的検査上明らかな肩甲上神経麻痺が認められるものは観血的治療を行う.

Key words：肩甲上神経(suprascapular nerve), 肩甲切痕(scapular notch), 棘窩切痕(spinoglenoid notch), 棘上筋(supraspinatus muscle), 棘下筋(infraspinatus muscle)

解 剖

肩甲上神経は, 第 5, 6 頚神経根から発して腕神経叢の上幹より分岐し鎖骨上窩を斜外下方に肩甲舌骨筋と平行に走り, 上肩甲横靱帯で囲まれる肩甲切痕を前方より後方へ通り (神経は靱帯の下を同名の動静脈は靱帯の上を通る), 棘上窩へ至る. 靱帯を通過して 1 cm 以内に棘上筋へ運動枝 (多くは 2 本) と関節枝を分枝する. さらに肩甲棘外側縁 (棘窩切痕, spinoglenoid notch) を通過して, 棘下窩に入り, 棘下筋への筋枝 (通常 2～4 本) と肩関節および肩甲骨へ分枝する (図 1). Horiguchi や Ajmani によれば皮神経が分枝しているという報告[1,2]もある.

この肩甲上神経の麻痺については, Kopell と Thompson が 1959 年に最初に報告[3]したとされる.

病因・病態生理

肩甲上神経麻痺は, 外傷性腕神経叢麻痺の部分症, 後頚部三角での穿通外傷や癌手術, 鎖骨上領域での鈍的または穿通外傷, 肩甲上外側部での肩甲切痕を含む骨折や肩関節前方脱臼などが原因で生じる. これら単発による外傷で生じたものは, 肩甲上神経傷害と呼ばれる. 単発による外傷以外では, 神経痛性筋萎縮症の部分症として障害される場合, スポーツ活動による overuse syndrome で絞扼性神経障害として発症する場合, 肩関節部後面から発生するガングリオンなどの占拠性病変によって発症する場合などが挙げられる. 障害高位の多くは, 肩甲切痕か棘窩切痕のいずれかである.

臨床症状と診断

外傷例を除けば, 肩甲背部痛が初期症状であることが多い. 病状が進行すると棘下筋の萎縮のた

* Hiroyasu IKEGAMI, 〒153-8515 東京都目黒区大橋 2-17-6 東邦大学医学部整形外科学講座, 教授

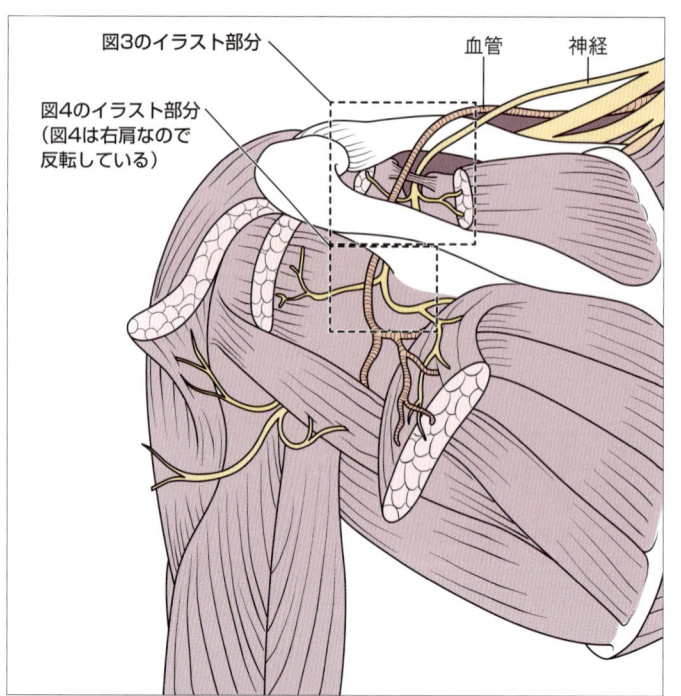

図 1.
肩甲上神経の解剖
左肩の肩甲上神経の走行を示す．僧帽筋・三角筋・棘上筋の一部と棘下筋の一部を切除してある．肩甲上神経は腕神経叢の上幹から分岐し，上肩甲横靱帯の下を通り（血管束は上），肩甲棘基部と下肩甲横靱帯で構成される骨線維性のトンネルを通過する．

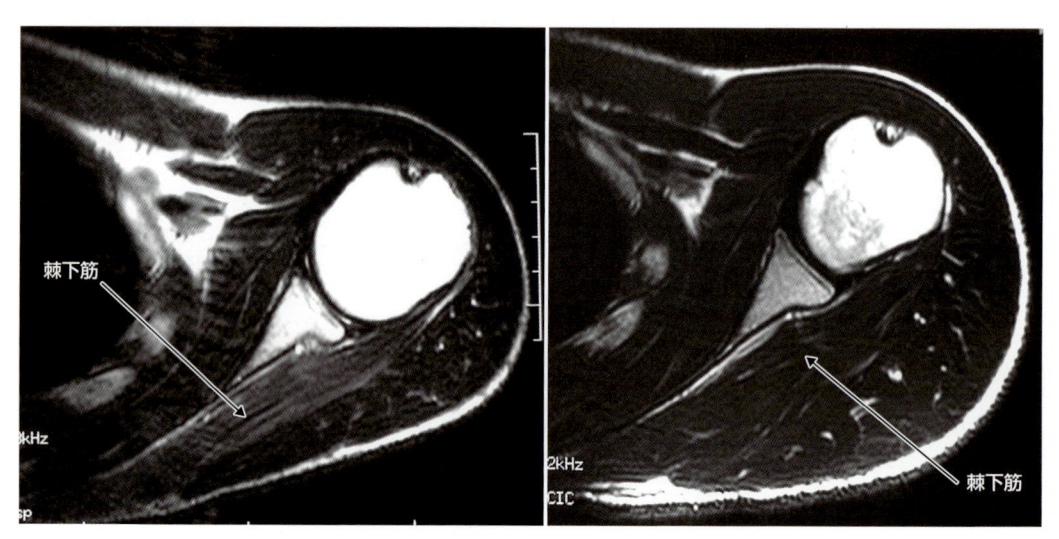

図 2. 肩甲上神経麻痺回復前後の MRI 画像
a：肩甲上神経麻痺で手術前の MRI 画像．棘下筋（矢印）の筋萎縮と輝度変化を認める．
b：肩甲上神経麻痺で手術後 2 年の MRI 画像．棘下筋（矢印）の筋萎縮，輝度変化とも著明に改善している．

め，棘下窩が陥凹してみえる．外傷例などの急性麻痺では，肩挙上障害が生じる．交叉内転テストは上肩甲横靱帯で神経が引っ張られるため，疼痛を誘発することがある．

鑑別すべき疾患は，頚椎疾患，腕神経叢麻痺，腱板障害，肩甲上腕関節内病変などが挙げられる．これらの除外診断のためには神経学的評価が必要

であり，棘上筋・棘下筋の萎縮の評価も重要である．棘上筋の萎縮の評価は，僧帽筋が棘上筋を覆っているので棘下筋の萎縮と比べると一見してわかりにくく，より注意深い観察が必要となる．また，従来は感覚障害を生じることはないと言われていたが，実際に感覚検査を行うと腋窩から肩峰外側にかけて感覚障害を認めることが多い[4]．肩甲上

神経麻痺が疑われたら，電気生理学的な検査を行うべきである．障害高位が肩甲切痕の場合には，棘上筋・棘下筋の両方に，棘窩切痕での障害では棘下筋のみに，電気的変化がみられる．超音波やMRIは，ガングリオンなどの占拠性病変の有無を検索する手段として，非常に有効である．また，筋電図検査が侵襲的で検者の手技に依存しているのに対して，MRIはガングリオンの有無だけでなく脱神経筋の性状の検査にも有効なので，回復状況を評価する場合には筋電図よりは非侵襲的である(図2)．

治療

1．保存療法

まずは保存療法を行う．バレーボールやテニスなど反復して手を頭上にあげる運動は，神経の伸張を強制して絞扼部位での圧迫を惹起する可能性があるので，できる限り避けるよう指導する．特にバレーボール選手や野球選手では，時に棘下筋の著明な萎縮がみられる場合もある．このような例では，肩甲上腕関節の可動域制限を肩甲胸郭関節で代償している例も多い．そのため，肩甲上腕関節のストレッチングや肩関節周囲の筋のストレッチングと肩甲骨に付着する筋肉の筋力増強訓練を行う．さらに肩甲上神経の再障害に注意して，肩腱板の筋力増強訓練を行う．この保存療法の効果は，報告者によって様々である[5]．Callahanらは23人の患者全員に無効で全例手術治療になったと報告[6]しているが，Martinらは15人の患者のうち保存療法でexcellent 5人，good 7人で，3名が手術療法になったと報告[7]している．多くの報告者が，肩甲切痕での絞扼よりも棘窩切痕での障害例のほうが保存療法で改善する傾向があり，6か月から1年で疼痛や筋萎縮が改善すると報告している．

神経障害の原因がガングリオンの場合には，保存療法はあまり効果がないと報告されているが，保存療法が無効で手術療法を行った例は結果としてほとんど改善するので，保存療法を行うことが必ずしも患者の不利益になるわけではない．肩甲上神経が，ガングリオンによって圧迫されている場合は，超音波ガイド下でのガングリオン穿刺が有効である．これらの手技は，ガングリオンの原因となる関節内病変の評価が行えずガングリオンの再発の可能性はあるが，ほぼ全例に除痛効果を認める．

2．手術療法

手術療法は，保存療法が無効な例に行われる．明らかな占拠性病変がなく，肩甲切痕で障害されている場合は，Post & Mayerが報告[8]したように後方からアプローチして上肩甲横靱帯を切離する．患者の体位は腹臥位か側臥位として，上肢はフリーにしておく．一般的には，肩甲棘に沿って平行に皮切を行い，僧帽筋を肩甲棘から骨膜下に剝離して挙上し，棘上筋を後方によけて肩甲切痕にアプローチする．棘上筋は萎縮しているため簡単に後方へよけられるが，僧帽筋をその停止部から剝離挙上することは，大きな侵襲と良好とはいえない術野となる．このため，僧帽筋を線維方向に分割して棘上筋に達する方法も報告[9][10]されている(図3)．この僧帽筋を分割する方法では副神経を損傷する危険があるが，解剖学的研究に基づいて棘突起と肩峰角の距離の半分よりも外側(あるいは肩峰角から8cm以内)で行えば副神経を損傷する危険はほとんどない[10]．肩甲切痕に達したら，上肩甲横靱帯を確認し，この靱帯の上方にある肩甲上動静脈と下方にある肩甲上神経に注意して，靱帯を切離する．症例によっては，さらに靱帯の切離に加えて骨切除することで肩甲切痕を広げることもある(図3-d)．

また，神経が棘窩切痕で障害されている場合は，Sandow & Ilicは肩甲棘の上下両側からのアプローチを勧めている[11]．上部の確認には棘上筋を上方へ翻転して行い，下部の確認には三角筋を線維方向に分割するか肩甲棘より剝離した後，棘下筋を下方へ翻転して神経と血管束を展開する．棘窩切痕で神経を圧迫する可能性のある構造物，すなわち下肩甲横靱帯，肩甲棘，腱板の内側腱性部

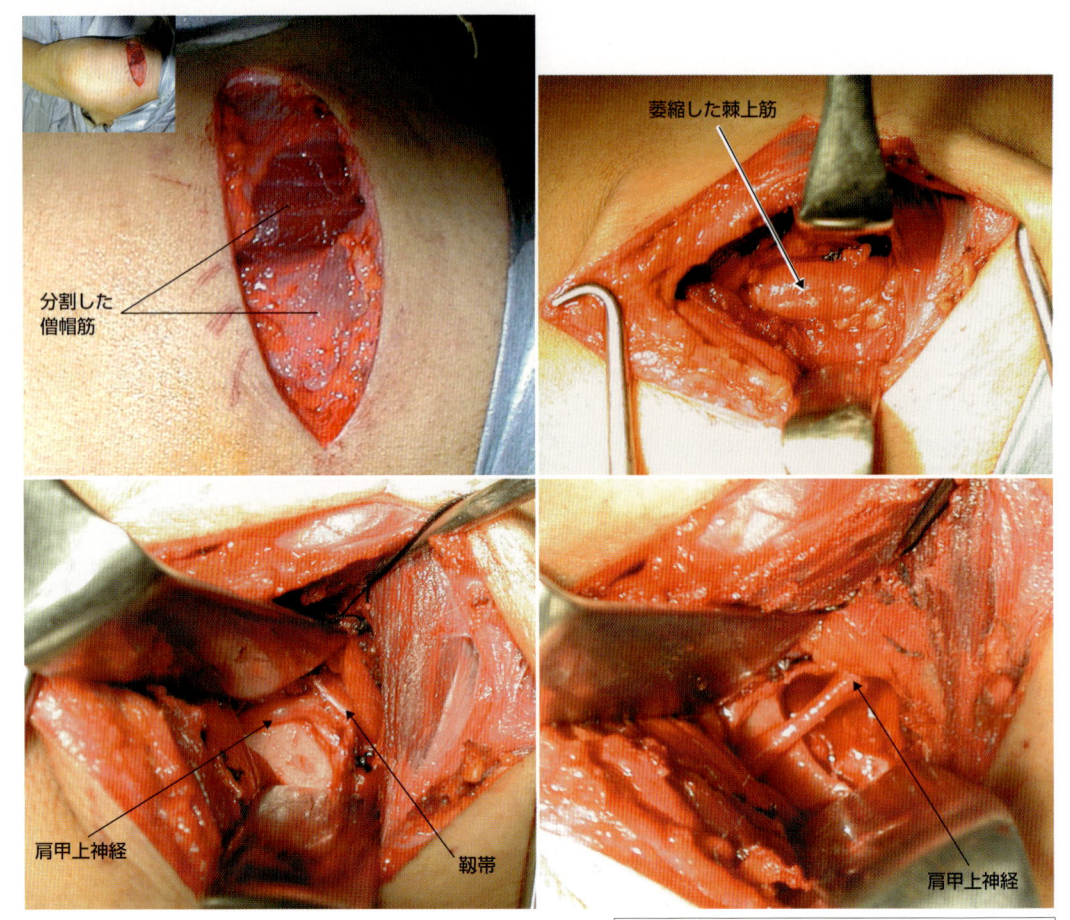

図 3.
僧帽筋を線維方向に分割してアプローチした
左肩の肩甲上神経の除圧術
僧帽筋を線維方向に分割するアプローチは停止部から剝離するアプローチに比べて侵襲が少なく,良好な視野が得られる.
a：分割した僧帽筋
b：肩甲上神経麻痺によって萎縮した棘上筋
c：この棘上筋を後方へよけると,上肩甲横靱帯で絞扼された肩甲上神経が認められる.
d：靱帯切離と肩甲骨の一部切除後.肩甲切痕を広げて除圧した肩甲上神経

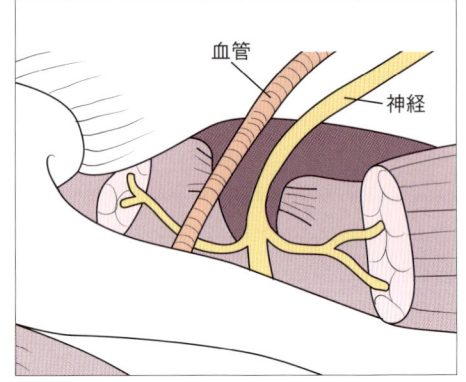

分の3つの評価を行い,除圧を行う(図4).ただし,肩甲棘基部の骨切除は1cm以内にしないと肩峰の骨折を惹起する可能性がある.

これら肩甲上神経の除圧術は,疼痛に対しては術直後から劇的に軽快する例が多く,筋力も戻ってくるがより時間がかかる.萎縮した筋のvolumeが改善するかどうかは症例によって異なり,改善する場合でも長期間を要する.

肩甲上神経が,ガングリオンによって圧迫されている場合は,前述したガングリオン穿刺が有効で,ほぼ全例に除痛効果を認める.ガングリオン摘出術は,前述したアプローチを用いて行われるが,摘出術だけでは関節内病変の評価ができないので,ガングリオンの再発の危険はある.ただし,肩甲切痕,棘窩切痕での神経の除圧がされていれば,たとえガングリオンの再発が生じても肩甲上

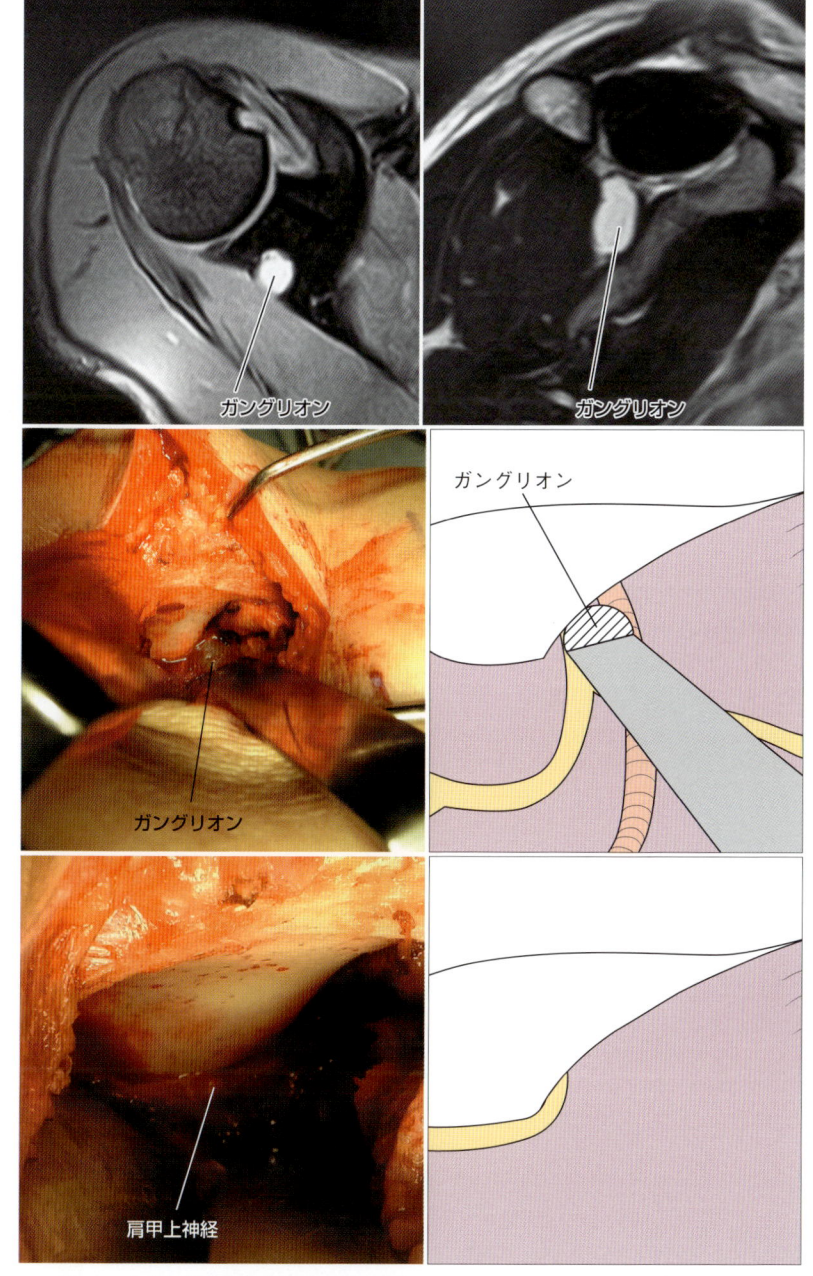

図 4. 右肩肩甲棘外側縁(棘窩切痕)でのガングリオンによる神経麻痺例
a：MRI 画像でガングリオンを認める．
b：肩甲棘外側縁にガングリオンを認める．
c：ガングリオン摘出後，周囲を剝離した肩甲上神経

神経が再度圧迫される可能性はより低くなる．また，最近では，関節鏡視下にガングリオンを破砕する方法，関節内病変(特に関節唇損傷)の有無の確認と修復を行う方法，関節鏡を用いて上肩甲横靱帯を切離する方法も報告されている．

単発の外傷例(多くは外傷性腕神経叢麻痺)では，神経移植や神経移行，あるいは広背筋を用いた筋腱移行術が行われることもある．多くの例は若年者であり，腱板広範囲断裂に行われる広背筋移行術に比べると成績ははるかに良い[12]．

文献

1) Horiguchi M : The cutaneous branch of some human suprascapular nerves. *J Anat*, 130 : 191-195, 1980.
2) Ajmani ML : The cutaneous branch of the human suprascapular nerve. *J Anat*, 185 : 439-442, 1994.
3) Kopell HP, Thompson WA : Pain and the frozen shoulder. *Surg, Gynec and Obstet*, 109 : 92-96, 1959.
4) 池上博泰ほか：肩甲上神経麻痺に対する知覚検査．肩関節，31：429-432, 2007.
5) Cummins CA, et al : Current concepts review—Suprascapular nerve entrapment. *J Bone Joint Surg Am*, 82 : 415-424, 2000.
6) Callahan JD, et al : Suprascapular nerve entrapment. A series of 27 cases. *J Neurosurg*, 74 : 893-896, 1991.
7) Martin SD, et al : Suprascapular neuropathy. Results of non-operative treatment. *J Bone Joint Surg Am*, 79 : 1159-1165, 1997.
8) Post M, Mayer J : Suprascapular nerve entrapment. Diagnosis and treatment. *Clin Orthop*, 223 : 126-136, 1987.
9) Jobe CM, et al : Spinal accessory nerve in a trapezius-splitting surgical approach. *J Shoulder Elbow Surg*, 5 : 206-208, 1996.
10) 池上博泰ほか：肩甲切痕部での肩甲上神経剝離術—僧帽筋を分割してのアプローチの安全性と有用性—．肩関節，28：569-572, 2004.
11) Sandow MJ, Ilic J : Suprascapular nerve rotator cuff compression syndrome in volleyball players. *J Shoulder Elbow Surg*, 7 : 516-521, 1998.
12) 高山真一郎ほか：麻痺肩に対する筋移行術を用いた機能再建術．肩関節，19：232-237, 1995.

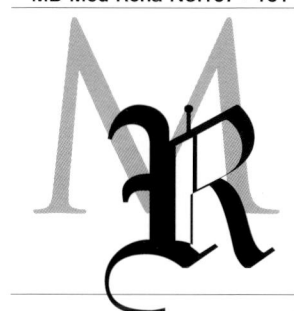

特集/肩関節傷害 診療の真髄

Ⅶ. 肩関節周辺神経障害 腋窩神経障害・胸郭出口症候群（腕神経叢過敏）に対する理学療法

飯田博己[*1]　中路隼人[*2]　岩堀裕介[*3]

Abstract 腋窩神経の障害のうち，肩後部の四辺形間隙で絞扼を受けて生じる障害を四辺形間隙症候群（QLSS）という．絞扼の原因は様々で，QLSを構成する筋群に過緊張が生じ，その結果，症状の発現にいたることがほとんどである．胸郭出口症候群（TOS）は，腕神経叢が胸郭出口において絞扼あるいは牽引されることによって神経過敏状態を呈する疾患群である．その症状発現には絞扼や牽引，あるいはそれらが混在していると考えられる場合があり，非常に複雑である．これら症候群の病態で共通する点は神経の絞扼障害であり，どちらも機能的な障害による症状発現が多いことである．評価では局所だけでなく全身の機能に目を向け，機能障害に影響を及ぼす日常の活動を見つけることが重要である．理学療法では神経絞扼に直接関与する過剰な筋活動を抑制し，間接的に関与する機能障害を改善することになる．生活指導が治療の成否に関わることもある．

Key words：腋窩神経（axillary nerve），四辺形間隙症候群（quadrilateral space syndrome），絞扼障害（entrapment neuropathy），胸郭出口症候群（thoracic outlet syndrome），腕神経叢（brachial plexus）

はじめに

腋窩神経が肩後部の四辺形間隙（quadrilateral space；QLS）で絞扼を受けて生じる障害を四辺形間隙症候群（quadrilateral space syndrome：QLSS）という[1]．本邦においてQLSSに関する調査・報告は非常に少ないが，臨床では難治症例を含めて，しばしば遭遇する疾患である．この間隙は，上腕骨外科頚内側，上腕三頭筋長頭の外側と小円筋の下縁，大円筋の上縁で形成され，肩関節の挙上や外旋などによって絞扼されて障害を起こしやすい．また，肩甲骨下角から起始する広背筋線維は大円筋と並走していることから，QLSSには広背筋も強く関与している[2]と考えている．絞扼の原因は様々で，QLSを構成する筋群（以下，QLS周囲筋）に過緊張が生じ，その結果，症状の発現にいたることがほとんどである．また同部位での摩擦による局所的刺激は炎症の原因となり[3]，症状を増悪させる．

胸郭出口症候群（thoracic outlet syndrome；TOS）は，腕神経叢が胸郭出口において絞扼あるいは牽引されることによって神経過敏状態となり，頚・肩の凝りや上肢の疼痛・しびれを引き起こした疾患群である．これは解剖学的構造物による腕神経叢の静的絞扼のみならず，頚椎や肩甲帯の肢位の変動に伴う動的絞扼や腕神経叢の牽引によっても起こると考えられている[4]．その症状発現には絞扼や牽引，あるいはそれらが混在していると考えられる場合があり，非常に複雑である．これらのうち，理学療法の成果を期待できるのは機能的な障害から症状が生じている場合である．

本稿では，機能的な障害によって生じたQLSSおよびTOSに対する理学療法のポイントについて，その評価と治療および運動療法を紹介する．

[*1] Hiroki IIDA, 〒480-1195 愛知県長久手市岩作雁又1-1 愛知医科大学病院リハビリテーション部，主任
[*2] Hayato NAKAJI, 同，理学療法士
[*3] Yusuke IWAHORI, 同大学整形外科学講座，特任教授

理学療法における QLSS の捉え方

絞扼にいたる機序は症例によって様々であり，その機序を把握して原因を解決しなければ症状の改善は期待できない．さらに，QLSS は他の肩関節疾患の陰に潜むように合併していることも多いため見逃されやすく，治療を難渋させる一因となっていることもある．そのため諸検査によって，症例の現症が QLSS 由来のものかどうかを見極める必要もある．QLSS に対して，より効果的な治療を展開するためには，症状発現にいたる機序を把握して適切な理学療法を行うことが大切である．

QLSS に対する理学療法評価

理学療法評価では，治療対象となる筋，つまり腋窩神経を絞扼している筋を特定する必要がある．そのため問診による情報収集は重要で，症状発現にいたる機序を把握する手がかりとなる．すべての QLSS 症例で同様の所見が得られるわけではなく，症例によって症状やその程度はもちろん絞扼の機序も異なる．そのため，いくつかの所見から総合的に判断して障害像を捉える必要がある．また，治療を行いながら症状の変化をみることも重要な評価指標となる．

1．問　診
1）臨床症状（痛み・脱力感・しびれ）

痛みは腋窩神経の知覚領域である肩外側や後方に放散する鋭痛あるいは鈍痛を認めることが多い．痛みとともに上肢の脱力感やしびれを訴えることもある．これらの症状は肩関節挙上・水平屈曲時に増強することが多いが，内旋・外旋や伸展時に生じることもあり症例によって様々である．また，肩関節のみならず上腕・肘関節・手指にまで症状が出現することもある．これは腋窩神経と同時に後上腕回旋動静脈が絞扼されることによる供給血流の低下が影響している可能性[3]が報告されている．QLS での絞扼が改善することで，このような遠位の症状が改善することもしばしば経験する．

2）日常生活動作，趣味・嗜好

日常の動作が症状を誘発する，あるいは悪化させる原因となっていることがしばしばある．掃除機をかける，包丁で固い物を切る，駐車券をとるなどの動作は，QLS 周囲筋が活動し症状を誘発することが多い．また，症例によっては読書で本を持つという何気ない行為でも，肩の軽度外旋を長時間持続することになり，QLS 周囲筋の持続的緊張から症状を悪化させることがある．これら日常の様々な活動において，その場で症状が出現する場合と後に症状が増悪して出現する場合がある．後者の場合，患者は症状を増悪させる活動について自覚できていないため，その活動を制限することはしない．日常生活動作から趣味・嗜好に及ぶ詳細な問診は，症状発現にいたる機序を把握するうえで非常に重要である．

3）その他の現症，既往症

本疾患とその他肩関節疾患の合併についての報告は極めて少ないが，臨床上，肩関節拘縮や腱板損傷などの症例に QLSS を合併していることは多い．

2．圧　痛

QLS 周囲筋である大円筋，小円筋，上腕三頭筋長頭および広背筋で圧痛を確認する．その際，圧痛を認める筋とその程度によって主要な絞扼因子を特定する．

3．QLSS の症状誘発テスト

症状誘発テストとして，QLS 周囲筋に対して個別に伸張，収縮，圧迫刺激を加え，症状の増悪を確認する．

4．知覚検査

腋窩神経知覚領域の検査を行う．岩堀ら[5]は，QLSS 症例に対する知覚検査において，酒精綿を用いた cold sensation 法は毛筆を用いた light touch 法よりも知覚異常の検出率が圧倒的に高率であったことから，cold sensation 法を用いるべきとしている．

5. 筋　力

三角筋の筋力低下は MMT（徒手筋力検査法）で，ごく軽度あるいははっきりしないことが多い．QLS 周囲筋の収縮を伴う抵抗運動では疼痛や脱力感による筋力低下を認めることがある．

6. 姿勢観察

不良姿勢も QLS 周囲筋の過緊張や短縮を誘発する原因となり得る．胸椎後弯が強く頭部が前方へ偏位した，いわゆる円背姿勢を呈する症例は，立位姿勢で上肢を体側に保持すると肩関節は相対的に伸展位となる．そのため上腕三頭筋長頭や広背筋などの肩関節伸展に作用する QLS 周囲筋が過活動状態となる(図 1-a)．また歩行時の腕の振りは後方優位となりやすく，これら筋群の活動はさらに増強する．このような円背姿勢の症例が歩行時，積極的に腕を振ると QLS 周囲筋の過緊張状態を悪化させることにつながる(図 1-b)．

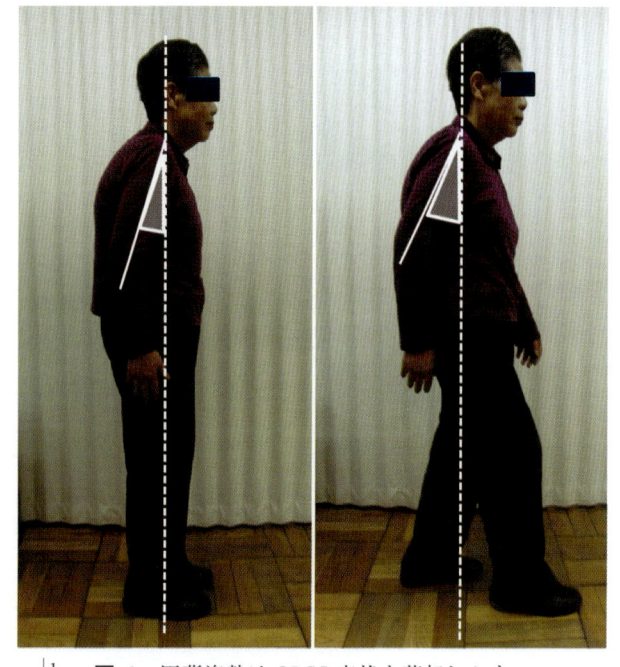

図 1．円背姿勢は QLSS 症状を惹起しやすい
a：立位時．円背患者は姿勢を良く見せようと意図して胸を張るが，肩甲骨が動かないため肩関節は伸展位となり，QLS 周囲筋が過緊張状態となる．
b：歩行時．上肢の振りは肩伸展方向の運動が優位となり，さらに緊張が強くなる．

QLSS に対する理学療法の実際

QLSS に対する治療は，QLS の狭窄を改善させるため QLS 周囲筋のリラクセーションとストレッチングが中心となる．主要な絞扼因子となっている筋や症状の重症度が症例によって異なるため，各症例に応じてアプローチ方法を変化させる必要がある．また QLS 周囲筋の過緊張に日常の活動が強く関与している症例に対しては，機能的なアプローチのみならず生活指導も重要となる．

1. 肩周囲筋のリラクセーション

QLS 周囲筋を中心とした肩関節周囲筋に対してマッサージあるいは温熱療法などを用いてリラクセーションをはかる．広背筋が QLSS に関与している場合は，体幹筋群のリラクセーションも非常に有効である．圧痛の強い筋に対する過剰なマッサージは過緊張を誘発し，逆効果となるため留意する必要がある．安静時あるいは臥位時にも症状が出現する重傷例に対しては，リラクセーションを得るための安楽姿勢の指導が必要である(図 2)．

2. QLS 周囲筋に対するストレッチング

多くはリラクセーションの獲得と同時に，QLS 周囲筋のストレッチングを実施することで症状の改善が得られる．ただし，ストレッチングは症状の重症度に応じて肢位を工夫して痛みの出現しない範囲で段階的に実施する(図 3)．また，スタティックストレッチングで疼痛が出現する場合は，反復した運動を用いることで，疼痛を抑制させながら筋緊張を緩和させることができるため有用である．

3. 脊柱や体幹筋群に対するアプローチ

脊柱と肩甲骨の可動性が向上することで症状の改善が得られることもよくある．脊柱の可動性拡大と腹筋群の活動を高めるトレーニングにより，不良姿勢の改善をはかることもできる．

4. 生活指導

症例に応じて，日常生活や仕事，趣味・嗜好活動時における動作あるいは体の使い方を指導する必要もある．症状を誘発させる動作について，代替方法を指導することや，作業時間や頻度の調整

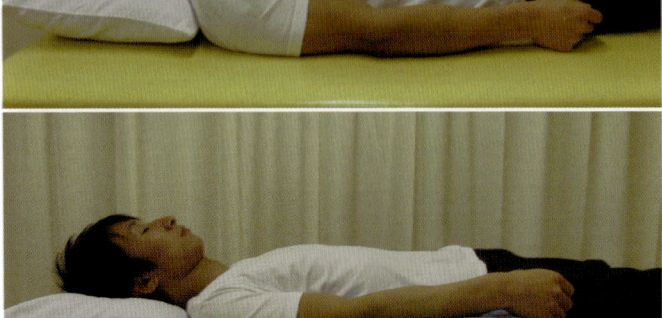

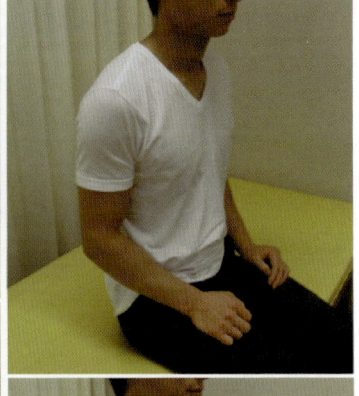

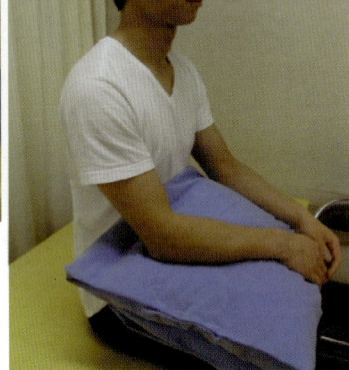

図 2. 安楽姿勢の指導
a：臥床時
    a-1：肩関節伸展位となると，QLS周囲筋が短縮位となり過緊張を誘発し疼痛が出現することがある．
    a-2：クッションなどを上腕の下に置くことで，リラクセーションが得られやすくなる．
b：座位時
    b-1：リラクセーションが得られにくく，QLS周囲筋の過緊張が誘発されやすい．
    b-2：クッションなどを前腕の下に置くことで，リラクセーションが得られやすい．

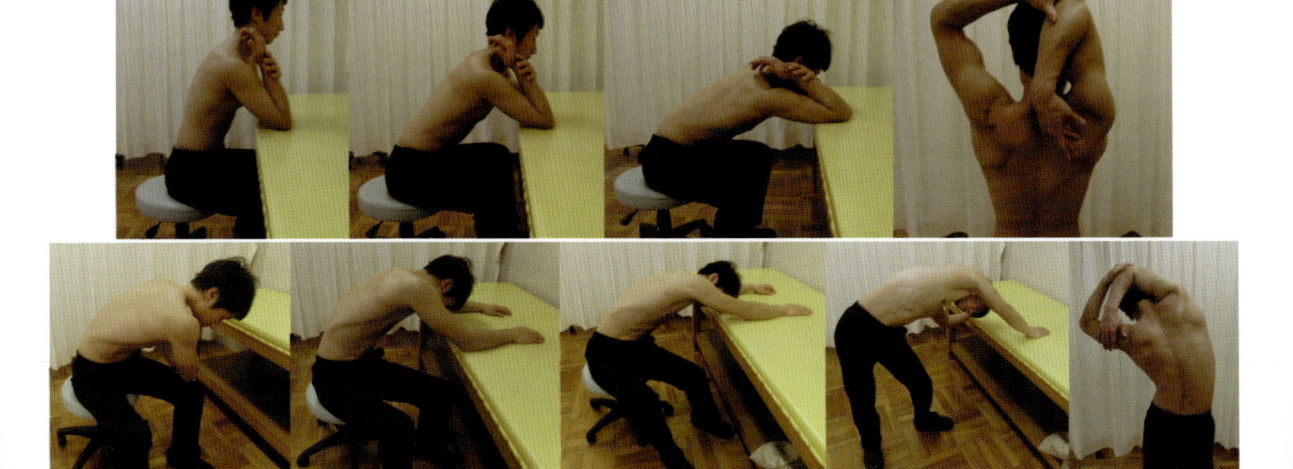

伸張度　弱　　　　　　　　　　　　　　　　　　　　　　　　　　　　　　　　強

図 3. QLS周囲筋のストレッチング
a：上腕三頭筋長頭のストレッチング
b：広背筋・大円筋・小円筋のストレッチング
症状に応じて，痛みを誘発しない範囲で伸張度の弱いものから強いものへと段階的に実施していく．スタティックストレッチングで痛みが出現する場合は，QLS周囲筋を軽く収縮させながら反復運動を行うことで，痛みを抑制しながら筋緊張を緩和させることができる．

を行うことで症状の悪化を予防する．症状を誘発あるいは悪化させる動作について，そのメカニズムも含めて十分説明する必要がある．

理学療法における TOS の捉え方

TOS の症例は上肢の症状を主訴として医療機関を受診することが多いが，頭痛や眩暈などの様々な上肢症状以外の症状[6)7)]を合併していることもある．そのため，臨床症状はより複雑となっているが，個々の症例に応じた腕神経叢刺激要因を捉えることが大切で，そのうえで理学療法を実施する必要がある．

胸郭出口部での機能的障害による腕神経叢の刺激要因には，胸郭に対する頭頸部や肩甲骨の相対的位置関係の異常および不良姿勢が大きく関与していると考えられる．したがって，これら機能異常の原因を明らかにするためには，頸部や上肢帯のみでなく全身の機能評価が必要となることが多い．また，腕神経叢の刺激要因となる筋群を持続的に活動させる肢位・姿勢で長時間に及ぶ活動を見つけることも症状改善の糸口になる．

TOS に対する理学療法評価

理学療法評価では，問診や各理学的検査から腕神経叢を刺激する要因や部位を特定することに加え，それらと機能障害との関連についても推察できるよう情報を収集することが大切である．

1．問　診

日頃の生活習慣についての詳細な情報収集が機能異常の原因を探るために非常に重要である．上肢の疼痛，しびれ，脱力感などの典型的な上肢症状のほか，手指のむくみや腫脹感，および発汗異常，頭痛，眩暈などの自律神経失調症状に関する詳細な問診を行う．以下に留意点を挙げる．

1）痛み（部位，性質）

肩痛，上肢痛，頸部痛のほか，頭痛も多い症状として挙げられる[7)]．痛み部位と機能障害との関連の有無を推察するためにも，痛みの部位や範囲，安静時・夜間・日常活動時の発現状況について聴取する．

2）症状の発現状況（上肢の肢位・運動による変化，姿勢・肢位による変化）

歯磨き，洗髪・整髪（ドライヤー使用時），自動車のバック駐車（健側を振り向いて患側でハンドル操作時），カバンやバッグを持つなどによる症状出現が多い．日中活動時における症状の増悪・緩解だけでなく，就寝時の姿勢・肢位による症状の変化，起床時の症状などを聴取する．

3）その他の現症・既往症

頸部，腰部，肩関節などの疾患の現症や既往症について確認する．

4）趣味・嗜好（姿勢，時間）

読書，ゲーム，小物作りなどを不良姿勢で長時間行っていることが多く，症状発現の原因となっていることがある．

5）職業（具体的内容）

上肢作業者，パソコン作業者に多いため，作業内容，作業肢位・姿勢，作業時間などの情報を聴取する．

2．Tinel 様徴候

腕神経叢の刺激状態に起因する neurogenic TOS が 90％以上を占めることから，腕神経叢所見を的確に把握することが重要である[9)]．腕神経叢の過敏状態（Tinel 様徴候）が斜角筋三角部，肋鎖間隙あるいは小胸筋下間隙のどこで生じているかを特定するため，徒手による圧迫および運動テストを行う．走行に一致して強い圧痛や肩〜上腕〜手指にかけて放散痛が認められる部位を確認し，腕神経叢の刺激部位をおおまかに前頸部・鎖骨周辺か胸部かに判別する．運動テストでは，症状誘発テストと症状改善テストを行う．症状誘発テストとしては，以下に示す 1)〜4) のテストを行い，さらに絞扼刺激による誘発か牽引刺激による誘発かを判定する．

1）90°外転外旋テスト

肩関節 90°外転外旋位で症状の再現や増悪があるものを陽性とする．座位で陽性の場合には肋鎖間隙部あるいは小胸筋下での絞扼が疑われる．臥

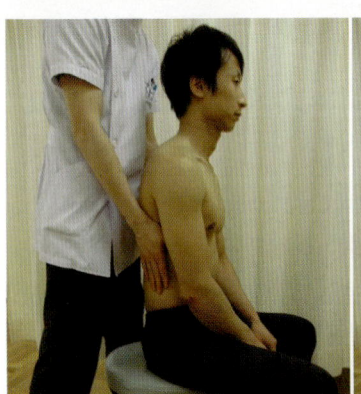

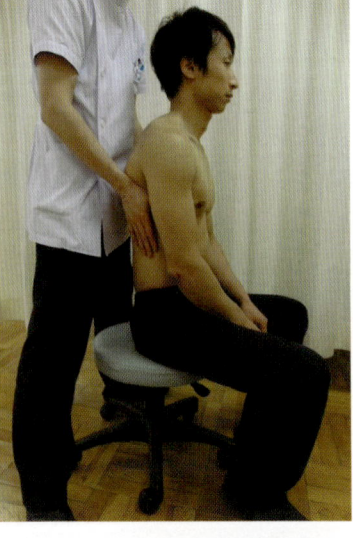

図 4.
広背筋弛緩テスト
a から b のように，肩甲骨の高さを変化させることなく広背筋を弛緩させるだけで，即時的に症状の改善ないし消失が認められるものを陽性とする．

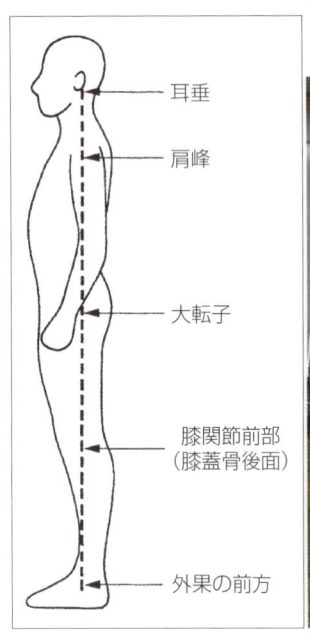

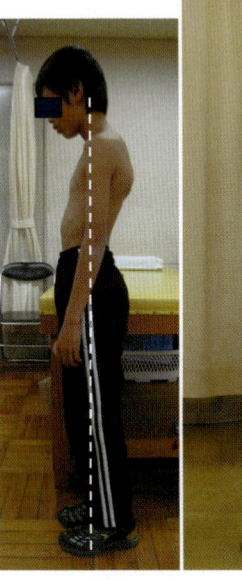

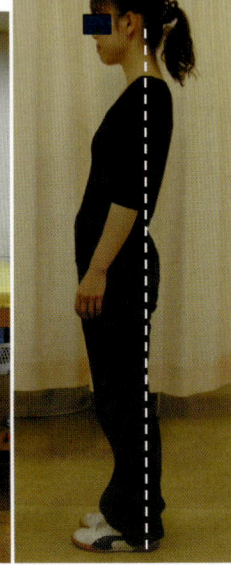

図 5.
理想的な立位姿勢と不良な立位姿勢
a：理想的な立位バランスと解剖学的指標
b：症例は小学生男子．肩峰からの垂線は前足部へ降りる．
c：症例は成人女性．肩峰からの垂線は外果の後方へ降りる．
（図5-a：文献 12 より引用）

位では肋鎖間隙は広くなる[10]ため，同肢位で陽性の場合には，より小胸筋下での絞扼の影響が疑われる．

2）水平屈曲テスト
臥位での水平屈曲で症状の再現あるいは増悪があるものを陽性とする．陽性の場合は大胸筋の短縮による影響を小胸筋下の絞扼として受ける可能性が考えられる．

3）頚側屈回旋テスト
座位で頚部を健側へ側屈・回旋し，患側の前頚部を伸張することで症状の再現あるいは増悪があるものを陽性とする．

4）上肢下方牽引テスト
座位で肩の力を抜かせ，上肢を下方へ牽引することで症状の再現あるいは増悪があるものを陽性とする．

5）広背筋弛緩テスト（図4）
座位で徒手的に広背筋を弛緩させることで，前頚部から鎖骨周辺の軽快感が得られるとともに即時的に症状の改善ないし消失が認められるものを陽性とする．

3．圧痛とスティフネスチェック
腕神経叢過敏状態の症例は，猫背で頭部前方位姿勢を呈していることが多い．頭頚部における前

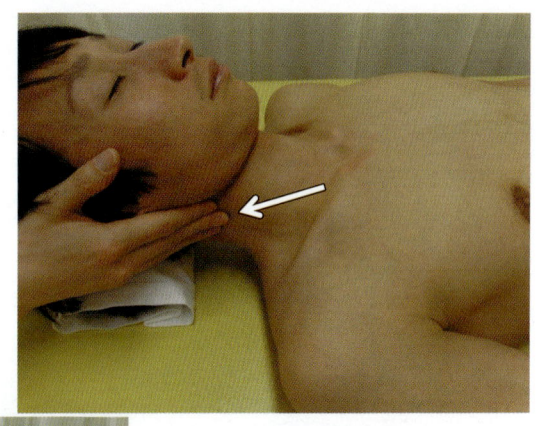

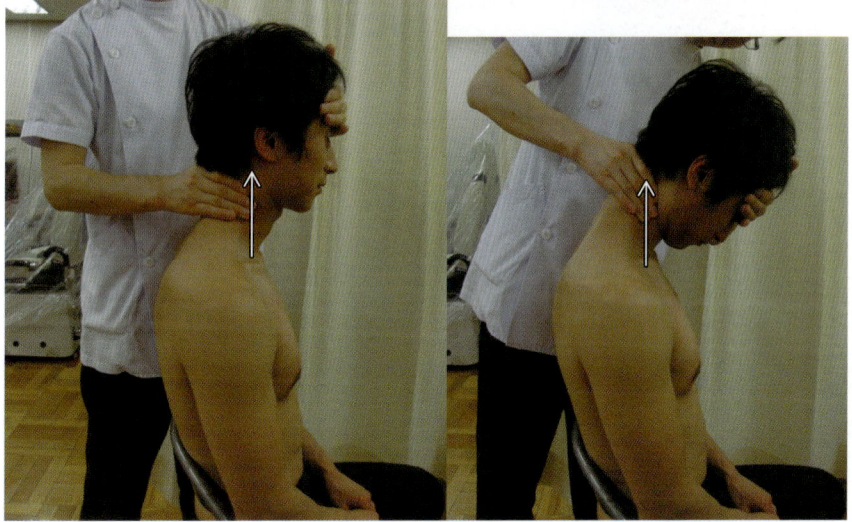

図 6.
胸鎖乳突筋のストレッチング
a：症状誘発と不快感のない程度で筋腹を圧迫し、皮膚を乳様突起方向へ引き上げる感じで行う．
b：胸鎖乳突筋を引き上げながら自動介助下でのうなずき運動を反復して行う．

後方向の安定性には，斜角筋や胸鎖乳突筋，肩甲挙筋，頭・頸半棘筋，僧帽筋を含む他のより長い筋が作用するとされている[11]．圧痛は，上記のTinel様徴候に関与する筋の他，頭頸部を突き出す姿勢に関係する胸鎖乳突筋，その結果，より大きな応力がかかる肩甲挙筋，頭・頸板状筋，後頭下筋群，僧帽筋，鎖骨下筋で確認できることが多い．また，Tinel様徴候に関与する筋と圧痛を認める筋について，筋の硬さを確認し，頸部や肩甲骨の可動性も評価する．

4．姿勢観察と脊柱可動性・運動性検査

立位，座位，就寝姿勢・肢位，長時間行う作業姿勢・肢位を評価する．立位，座位姿勢では，特に側方からの観察が重要で，頭部，肩甲帯，骨盤帯，足部における各体節の解剖学的指標が一直線上にあるか否かを確認する．理想的な立位姿勢の前後方向のバランス[12]と症例に多くみられる姿勢を図5に示す．また，脊柱の可動性や運動性を頸部と体幹について，屈曲・伸展運動で評価する．症例が呈する姿勢と身体各部の機能障害との関連，さらに，その原因を特定していく必要がある．

5．脈管テスト

近年，TOSの発症要因の大部分が神経原性によるといわれるようになってきているが，その手技上の特性から腕神経叢絞扼部位の推定を行う．Adsonテスト，Wrightテスト，Roosテストなどを行う．

6．神経学的評価

感覚検査，徒手筋力検査，深部腱反射などを行う．

TOSに対する理学療法の実際

機能的な障害によって生じた腕神経叢過敏の要因を不良姿勢での長時間活動・動作と捉えているので，それらを改善することが治療目標になる．実際の理学療法では，問診や理学的検査の結果を

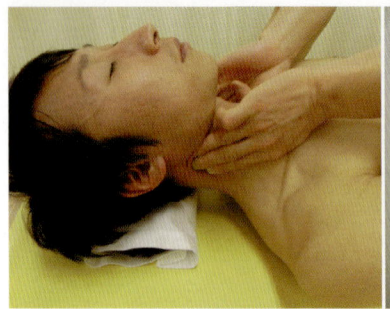

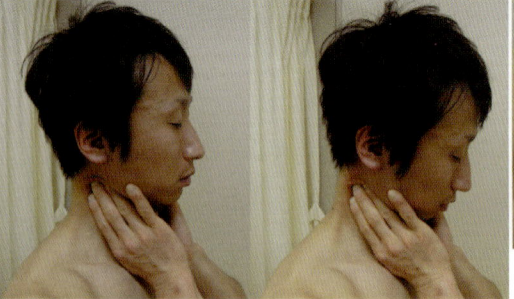

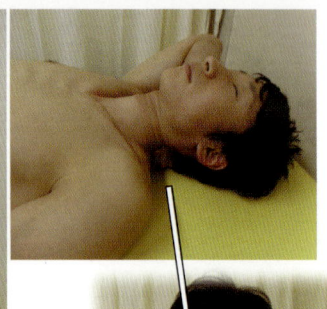

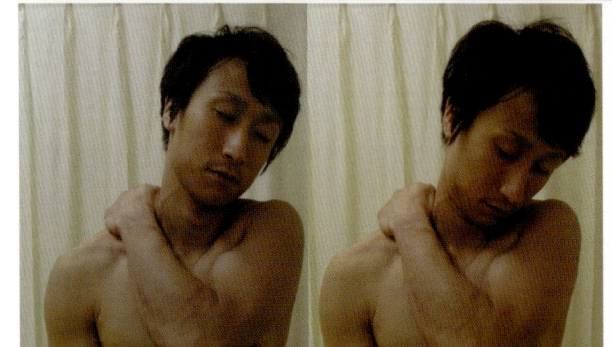

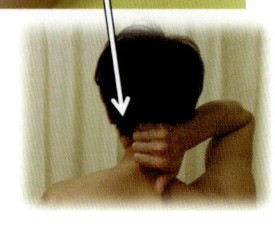

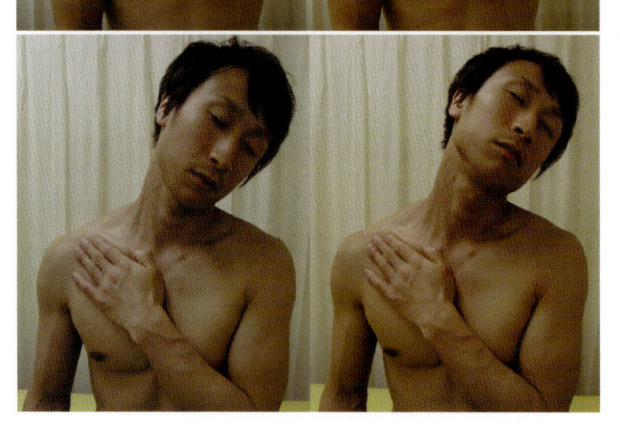

図 7.
頚周囲筋群のセルフストレッチング
a：背臥位で胸鎖乳突筋を乳様突起方向へ伸張する．
b：座位でaと同様に伸張しながら，顎を引くことを意識したうなずき運動を反復して行う．
c：背臥位で後頭下部に対して円筒握り運動を反復して行う．
d：患側の僧帽筋上部あたりを固定して，健側へ頚を側屈し，うなずき運動を反復して行う．
e：患側の胸部を固定して，健側へ頚を屈曲し，顎の挙上運動を反復して行う．

もとに，腕神経叢を刺激する過剰な筋活動を抑制することをはじめとして，不良姿勢を調整するトレーニング，日常生活や仕事における動作指導を行う．

1．過剰な筋活動部位に対するストレッチング

治療は過剰な筋活動部位のリラクセーションを優先する．多くの症例は頭部前方位姿勢をとっているため，前頚部の筋群と後頭下の筋群は短縮位にある．まずこの姿勢に強く関与する胸鎖乳突筋に対するストレッチングから行う（図6）．続いて後頭下の筋群へと治療を進めることで，前方に固定された頭部の運動性は改善され，頚部周辺筋群を過緊張から解放することができる．このことで頭痛など自律神経障害も含めた症状の緩和が得られる症例は多い．留意しておくべきこととして，腕神経叢過敏の症状が強い症例に対するストレッチングが挙げられる．関節運動に伴って筋の起始と停止を遠ざけることで筋を伸張するスタティックストレッチングは，過緊張状態の筋を抑制する目的で一般的によく用いられるが，症例の状態によって症状を増悪させることがある．そのため状態に応じて方法を選択し，段階的に筋群の伸張強度を変化させていくことが大切である．頚部筋群に対するセルフストレッチングを図7に示す．胸筋群に対するストレッチングを図8と図9に示す．小胸筋の伸張では胸の深部に伸張感を感じる

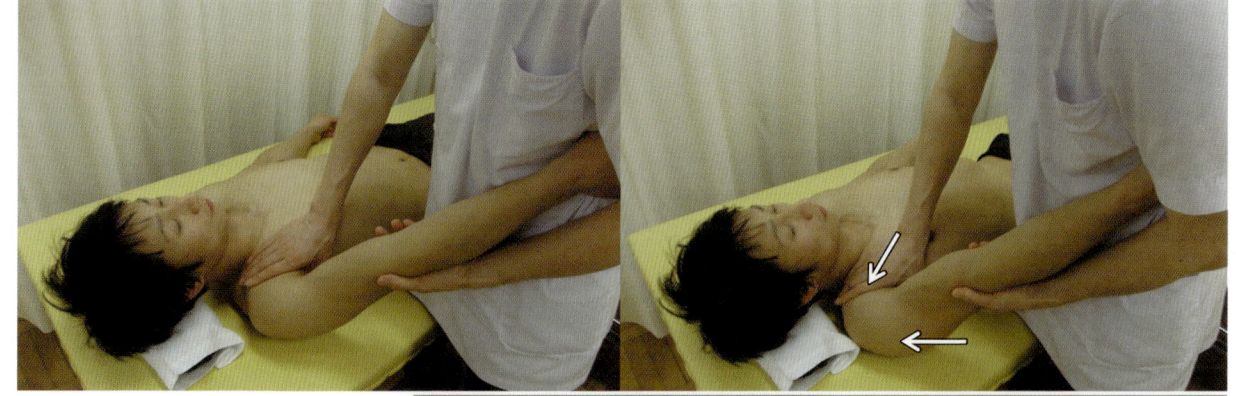

図 8.
小胸筋ストレッチング
a：肩甲骨を挙上させながら小胸筋を線維方向に圧迫し伸張する．
b：小胸筋のセルフストレッチング．上肢を固定し胸を張るよう意識して体幹の側方への運動を反復して行う．

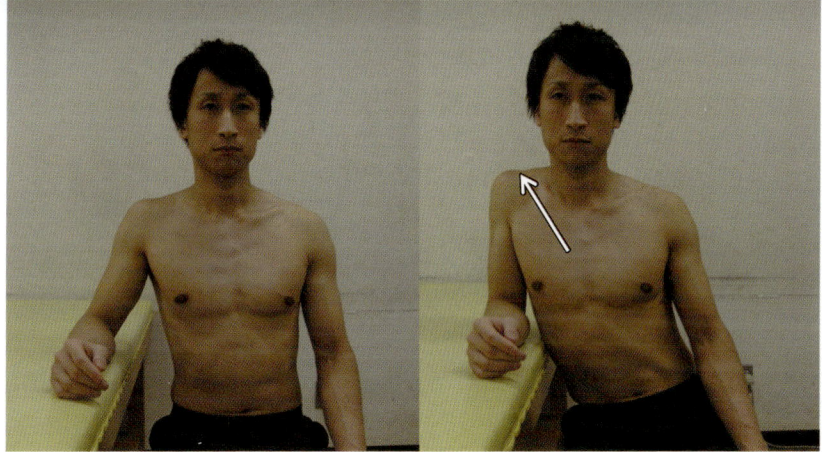

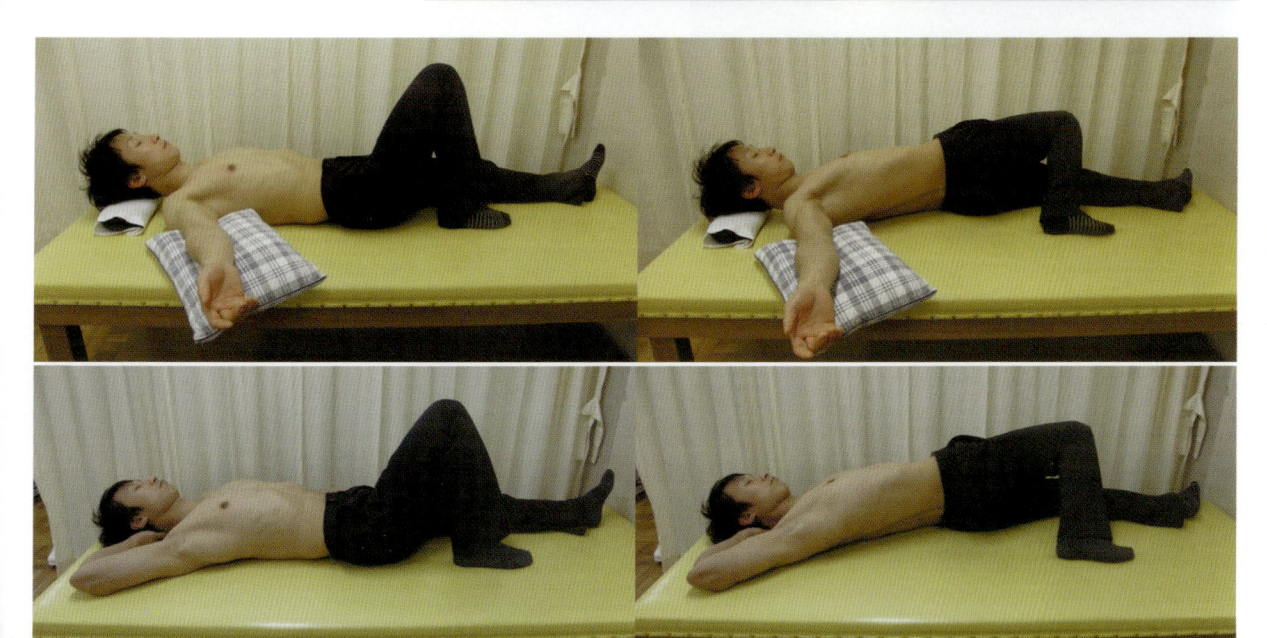

図 9．大胸筋ストレッチング
床面を蹴りながら骨盤帯・体幹を回旋させる運動を反復して行う．
腕神経叢過敏の程度に応じて，aやbのように上肢の肢位を変え，伸張強度を調整して行うことも指導する．

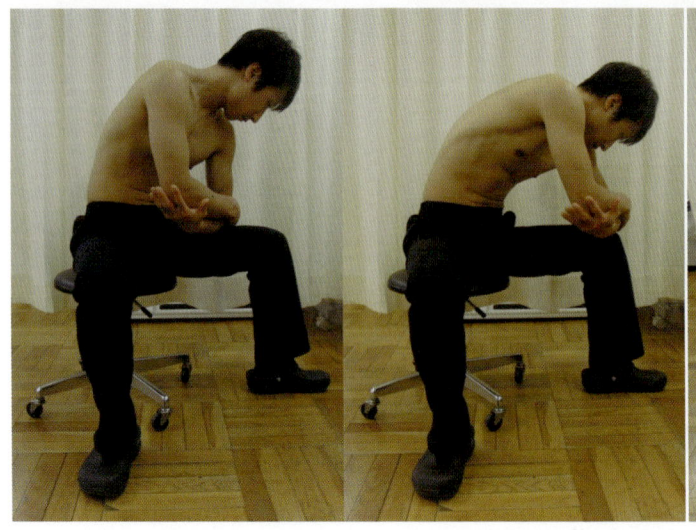

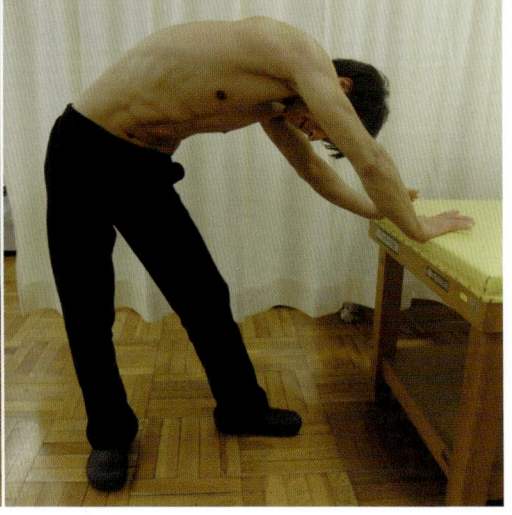

図 10. 広背筋ストレッチング　　a|b
a：座位で患側上肢を支えて，体幹側屈位から前屈運動を反復して行う．
b：体幹側屈・前屈位の立位でのストレッチング．患側上肢でテーブルを押しながら行うことで痛みの出現なく広背筋を伸張することができる．

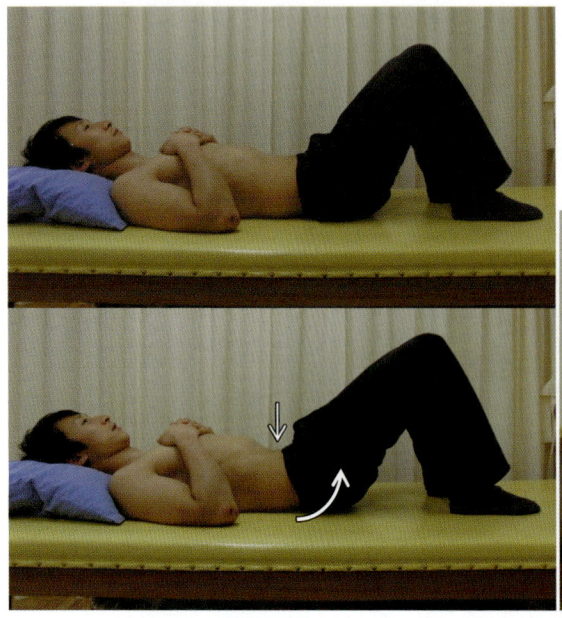

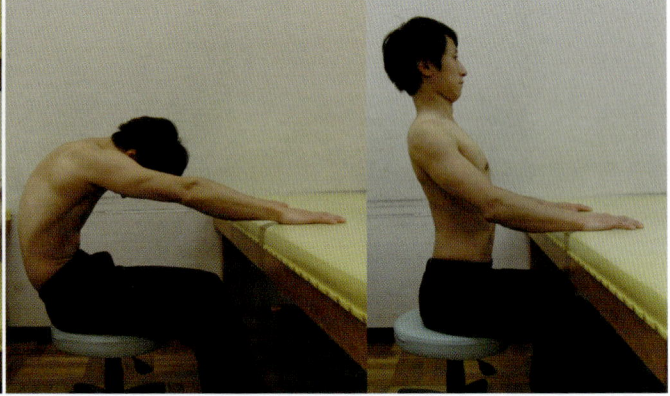

図 11. 体幹トレーニング　　a|b
a：背臥位で呼気時に骨盤後傾とドローインを合わせることで，良い姿勢に関与する腹筋群の活動を高める．
b：座位でのキャット・アンド・ドッグ．呼気に合わせて体幹屈曲運動を行うと腹筋群の活動性を高めるとともに腰椎部の可動性拡大にもつながる．吸気に合わせて体幹屈曲運動を行うと胸椎部の可動性拡大につながる．

のに対し，大胸筋の伸張では胸の表面に伸張感を感じる．また，座位・立位時の前後バランスが不良で体幹後傾位をとる症例では，広背筋が過剰に活動していることが多い．広背筋のストレッチングを図10に示す．

2．不良姿勢を修正する体幹トレーニング

上記のストレッチングにより，頚部〜肩甲帯のリラクセーションが得られ，頭部の前後方向の運動性は改善し，頭部前方位姿勢が改善することで症状が軽快する症例も多く存在する．しかし，それらだけで姿勢の改善が得られない場合もある．

これは体幹機能障害，すなわち腹部筋群の活動性低下や脊柱の可動性低下の結果として生じた不良姿勢の場合である．そのため体幹機能が改善しない限り，症状は軽快しても一時的なものとなる．図5に呈示した2症例は，重心線の位置が異なるが，どちらも体幹後傾位で腹部を突き出した姿勢である．このような姿勢となる原因として，腹筋群の活動性低下が考えられる．姿勢に関与する腹筋群の活動性を向上させること，および脊柱の可動性や運動性を獲得することを目的に体幹トレーニングを行う（図11）．まずは腹部をへこます「ドローイン」を日常に取り入れるよう指導する．導入の際に，腹圧が上がることにより意識せずとも良い姿勢がとれることを体感させると自己トレーニングに対する意欲も高まる．留意すべきことは，不良姿勢の症例に良い姿勢を意識させることによる弊害である．良い姿勢をとるために必要な機能が備わっていない状態での姿勢調整は，低下した機能部位へのさらなる負担につながることがある．

3．生活指導

症状発現に至るメカニズムを説明し，理解してもらうことが重要となる．たとえ運動療法によって即時的な成果が得られたとしても，日常生活や仕事において症状を出現させる動作や作業が繰り返されていれば治療は前進しない．患肢に荷物を下げる，重量物を抱えるなど症状が出現する動作は避ける，もしくは極力控えるよう指導する．また，不良姿勢での長時間作業や活動についても制限が必要である．途中で休憩を入れるよう指導し，頚部や肩甲帯にかかる負担を軽減させるよう環境の調整を提案する．

おわりに

QLSSとTOSに対する理学療法について，神経の絞扼に関与する過剰な筋活動を抑制するためのストレッチングを中心に述べた．QLSSとTOSは共通して日常の活動や生活習慣が症状の悪化に影響する．症状に影響する因子についての知識を提供し，患者に自分の病気を理解してもらうことにはじまり，身体各部の機能と症状の関連を考慮した理学療法を展開する必要がある．

参考文献

1) Cahill BR, et al：Quadrilateral space syndrome. *J Hand Surg*, 8-A：65-69, 1983.
2) 辻野昭人ほか：投球時の骨頭と広背筋腱による腋窩神経障害. 日本手の外科学会雑誌, 20：395-398, 2003.
3) 井手淳二ほか：投球による肩周辺の神経障害. 臨床スポーツ医学, 18：191-196, 2001.
4) 西田淳ほか：胸郭出口症候群の概念をめぐって―重複性神経障害の観点から. 脊椎脊髄ジャーナル, 25(6)：619-622, 2012.
5) 岩堀裕介ほか：投球による腋窩神経障害の発生状況. 肩関節, 34(3)：891-894, 2010.
6) Yamaga M, et al：Quantitative evaluation of automatic nervous dysfunction in patients with thoracic outlet syndrome. *Neuro-Orthop*, 5：83-86, 1988.
7) Ide J, et al：Quantitative evaluation of automatic nervous dysfunction in patients with reflex sympathetic dystrophy. *J Hand Surg*, 22-B：102-106, 1997.
8) 井手淳二：胸郭出口症候群と斜角筋症候群. *MB Orthop*, 24(5)：23-28, 2011.
 〈Summary〉胸郭出口症候群の臨床症状と各理学的検査の有用性を示し，保存的治療の要点をまとめた論文．
9) 山鹿眞紀夫：胸郭出口症候群（TOS）の診断と治療―TOSの保存療法. 関節外科, 26(8)：898-906, 2007.
 〈Summary〉胸郭出口症候群の身体的特徴，臨床症状と診察所見から保存療法の具体的内容を詳細に示した論文．
10) 今釜哲男：胸郭出口症候群. 整形外科, 38：1255-1266, 1987.
11) Donald A Neumann（原著），嶋田智明ほか（編）：体軸骨格―筋と関節の相互作用. 筋骨格のキネシオロジー, pp.329-370, 医歯薬出版, 2005.
12) 中村隆一ほか：姿勢, 基礎運動学, pp.309-331, 医歯薬出版, 1976.

好評書のご案内　2011年9月刊行

ここが聞きたい！

スポーツ外傷を中心に、スポーツ現場での生の声に、エキスパートが答えた『実践的Q&Aブック』

スポーツ診療Q&A

編集
順天堂大学教授
桜庭 景植

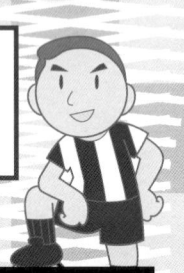

㈱全日本病院出版会　定価5,775円　280頁　2色刷

＜主なクエスチョン（抜粋）＞

【総　論】メディカルチェックについて教えて下さい～アスリートと一般スポーツ愛好家では異なりますか？　他
【救急処置の基本】アイシングは本当に効くのですか？注意点、これ以上やってはいけない目安は？　他
【関節弛緩性、柔軟性】体が柔らかいことはよいことですか？　他
【ストレッチング】ストレッチングとその種類を教えて下さい。時間などは？　他
【筋肉、筋力トレーニングなど】筋肉トレーニングは毎日続けて実施した方が効果ありますか？　他
【救急バッグ、トレーナーバッグ】救急バッグの中身は？十分に必要な時、最小限にとどめたい時の両方を教えて下さい。
【足関節・足】足・足関節の捻挫への応急処置とその後の対処法について教えて下さい。競技に復帰するまでの期間、目安は？　他
【下　腿】どうして女子の長距離ランナーに疲労骨折が多いのですか？／下腿の肉ばなれのストレッチングを教えて下さい。　他
【膝】膝の下が出っ張ってきました。オスグッド病？スポーツをやめないといけないのですか？再発予防の重要な点は？／前十字靭帯損傷を手術しなかった時、合併症や後遺症にはどんなものがありますか？／スポーツをやりすぎると将来、普通の人より膝が悪くなるのですか？　他
【大腿部】肉ばなれの程度はどのよに判断するのでしょうか？応急処置、再発予防のためにはどのようなことをすればよいのでしょうか？　他
【骨盤・股関節】中年女性のジョガーでほぼ毎日走っていますが、股のつけ根が痛い。何が考えられますか？　他
【腰】他覚的所見のない腰痛で悩んでいる若年者についてアドバイス、治療法を教えて下さい。スポーツを行いながら治すことができますか？／腰に痛みを感じるときには、温めるべきですか？それとも冷やしたほうがよいのでしょうか？（温感シップと冷感シップ、どちらがよいですか？）　他
【手関節・手】突き指にはどういうものがありますか？それらへの初期の対処方法を教えて下さい　他
【肘関節】野球少年、最近肘の痛みとともに肘が伸びなくなっていることに気がつきました。投球障害が疑われる際に簡単に出来るチェックポイントは何かありますか？　他
【肩関節】投球肩などの肩関節障害を予防するためのストレッチング、筋力トレーニングはどのように行えばよいのでしょうか？／肩関節脱臼はなぜ繰り返すのですか？再発率は？　他
【頸部（頸椎・頸髄）】重度の頚部外傷が疑われるとき、搬送はどのようにすればよいのでしょうか？　他
【頭部、顔面】脳震盪　プレー中止の条件は？プレー再開の条件は？基準となる表はありますか？　他

お求めはお近くの書店もしくは当社までお願いします。
詳しい目次はホームページでご覧下さい。　→　http://www.zenniti.com

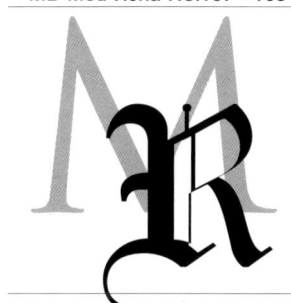

特集／肩関節傷害 診療の真髄

Ⅶ．肩関節周辺神経障害
肩関節周辺神経障害の病態と治療

岩堀裕介[*1] 辻野昭人[*2]

Abstract 肩や上肢の痛みを主訴に来院する患者を診察する際，肩関節を構成する骨，軟骨，腱板，関節唇の器質的病変や頸椎レベルの神経障害に意識が集中しがちである．それは，そうした病変が MRI，CT，超音波などの画像検査で確認しやすいからである．しかし，肩関節周囲において様々な神経障害が発生し，痛みを主とした症状をきたすことは稀ではなく，さらにそうした神経障害で明らかな知覚・運動障害を伴わない場合があるため注意が必要である．常に，肩関節周辺神経障害の存在を念頭に診察することが重要で，そのために各神経障害の病態，診断，治療について理解しておく必要がある．そして診断上重要なことは，まず疑うこと，そして視診による筋萎縮や肩甲骨の偏位の確認，触診による圧痛の確認を行うことである．

Key words：肩関節 (shoulder joint)，胸郭出口症候群 (thoracic outlet syndrome)，腋窩神経障害 (axillary nerve disorder)，肩甲上神経障害 (suprasucapular nerve disorder)，長胸神経 (long thoracic nerve disorder)

はじめに

肩関節周辺神経障害には，胸郭出口症候群，腋窩神経障害，肩甲上神経障害，長胸神経障害，副神経障害，腕神経叢炎 (neuralgic amyotrophy)，腕神経叢損傷などがある．運動麻痺，筋萎縮，知覚障害が明らかな場合には診断は容易であるが，多くの場合，主訴が疼痛であり，ガングリオン以外の病変は画像所見に乏しいため，見逃されている場合も多い．今回，胸郭出口症候群，腋窩神経障害，肩甲上神経障害，長胸神経障害の病態，治療について概説する．

胸郭出口症候群

1．病因・病態

腕神経叢と鎖骨下動脈は第一肋骨に付着する前斜角筋と中斜角筋で形成される斜角筋三角部を通過し，鎖骨下静脈は前斜角筋の前方を通過する．腕神経叢と鎖骨下動静脈はその後，鎖骨と第一肋骨の間の肋鎖間隙を通過して，烏口突起に付着する小胸筋の後方を走行する (図1)[1]．胸郭出口症候群 (thoracic outlet syndrome；TOS) は，この斜角筋三角部から小胸筋下部において腕神経叢や鎖骨下動静脈が圧迫・牽引ストレスを受け，頸部から上肢の疼痛，しびれなどの症状を生じる疾患群である．この TOS という名称は，それまでに報告されていた頸肋症候群，前斜角筋症候群，肋鎖症候群，過外転症候群の総称として，1956 年に Peet ら[2]が命名した．主な障害部位は斜角筋三角，肋鎖間隙，小胸筋腱下である[1]．臨床的には上肢にしびれ・痛み・脱力といった運動・感覚障害があり，それが脊椎疾患や末梢神経障害では説明が

[*1] Yusuke IWAHORI，〒 480-1195 愛知県長久手市岩作雁又 1-1 愛知医科大学医学部整形外科学講座，特任教授
[*2] Akihito TSUJINO，みらい平整形外科クリニック，院長

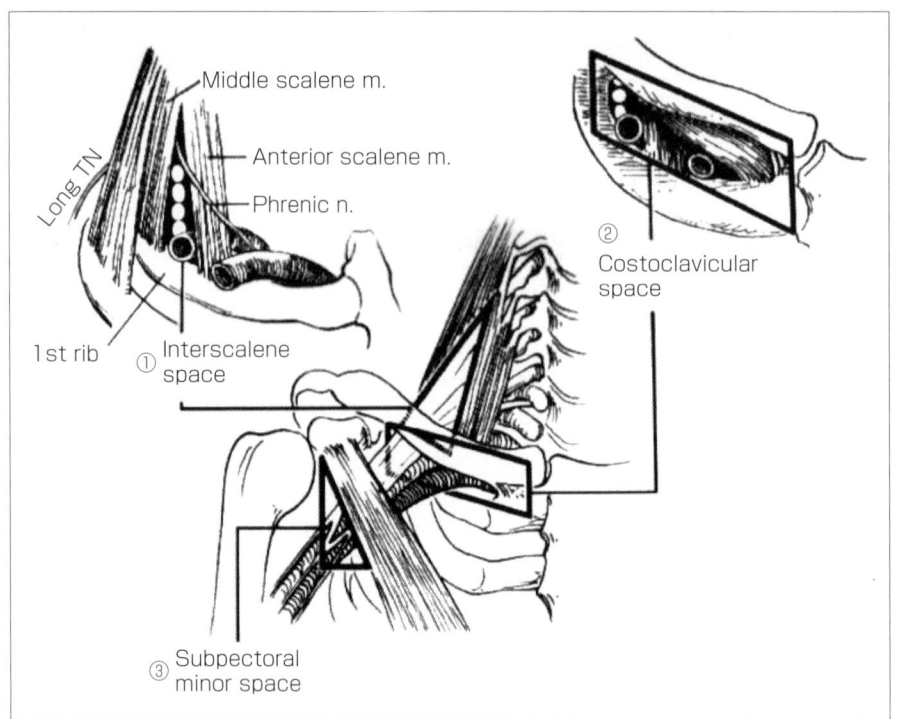

図 1.
胸郭出口症候群（TOS）における障害発生部位
① 斜角筋三角部
② 肋鎖間隙部
③ 小胸筋腱部
（文献1より引用し改変）

つかないという除外診断と，TOS 誘発テストが陽性であることを根拠に TOS と診断されている[2]．しかし，TOS 誘発テストの特異性は低く[3)4)]，確定診断できる客観的診断法は確立していないため，その診断には曖昧さが残り，疾患概念に関していまだ統一見解は得られていない．電気生理学者である Wilbourn[4)5)]は，Gilliatt ら[6]が報告した腕神経叢後方神経束の圧迫障害により母指球萎縮を生じ，電気生理学的に T1 優位・運動優位な障害が明らかに証明された疾患を true neurogenic TOS，それ以外を disputed neurogenic TOS と名付けて，後者の存在自体を疑問視する報告し，それ以来本邦でも新たな議論が起きている[7)8)]．ここでは，この true neurogenic TOS は，TOS のなかで唯一電気生理学的に確定診断できるタイプとして位置づけられるが，そのほかの TOS もその存在を否定しない立場をとりたい．それは，TOS として捉えて適切な治療を実施すれば改善できる症例が多く存在するからである[9)10)]．

TOS の分類として，発現する症状により神経性 TOS，血管性 TOS，混合性がある[5]．血管性には動脈性と静脈性，神経性には先述した true type と disputed type，混合性には外傷性と dis-puted type がある．そのうち 95％は神経性 TOS が占めるといわれ[11]，その大部分が disputed type で腕神経叢過敏と評すべき病態である．外傷性では交通外傷によるむち打ち，転落事故，スポーツ外傷が一般的である．腕神経叢造影所見をもとに力学的ストレスの違いにより圧迫型，牽引型，混合型に分ける分類もある[12)13)]．圧迫型は挙上位での作業労働やオーバーヘッドスポーツによるものが多く，牽引型は肩下垂症候群に代表されるなで肩や下垂位での長時間の不良姿勢作業や重量物保持が関与する．性別，体型，胸郭形態異常，姿勢，職業，スポーツ活動などが発症に関係する．牽引型は女性でなで肩の例に多く，圧迫型は男性の筋肉の発達したいかり肩の例に多いとされている．圧迫型において発症に関与する因子として，骨性では頸肋（図 2）や第一肋骨形態異常（図 3）や骨折変形治癒，軟部組織性因子では最小斜角筋や異常索状物が報告されているが[14]，これらが存在しても TOS が発生するとは限らない．牽引型の典型は下垂肩症候群（droopy shoulder syndrome）と呼ばれ[15]，難治性で手術成績も不良である[16]．

スポーツ活動により TOS を生じることは稀ではない．我々[17)18)]の肩・肘痛を訴えるオーバー

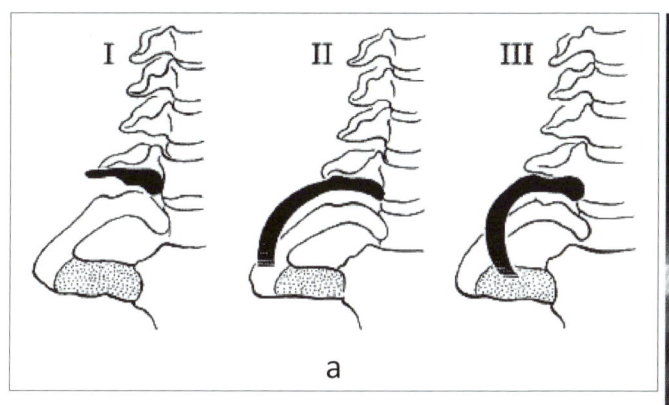

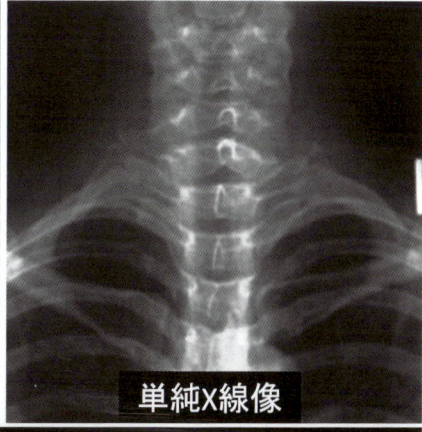

図 2.
頚肋
a：頚肋の3タイプ（文献1より引用）
b：頚肋タイプⅡ．単純X線像では頚肋の存在を念頭に置いていないと見逃しやすい．

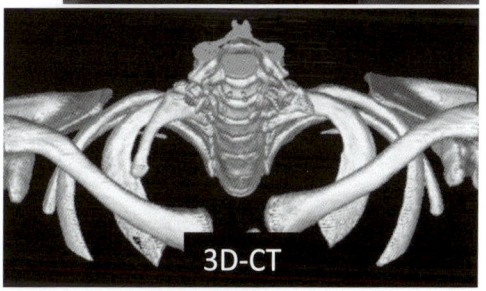

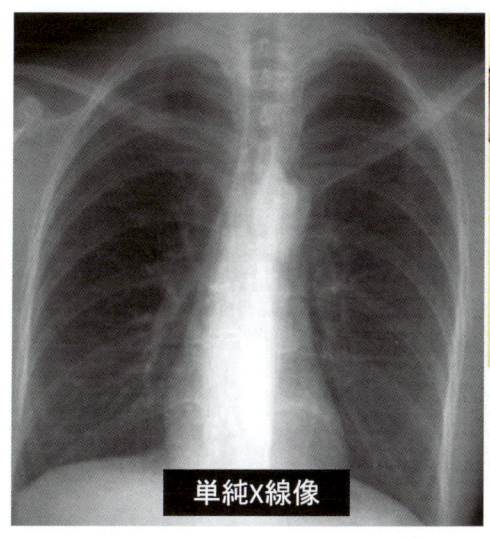

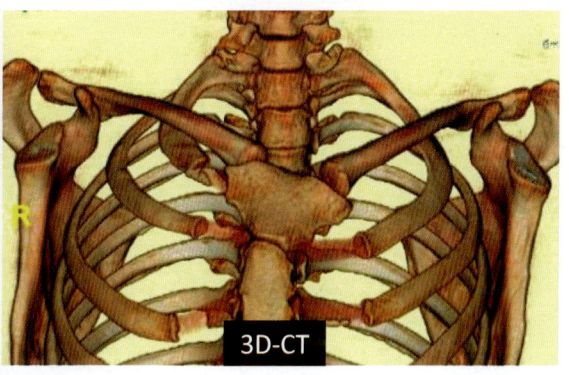

図 3.
胸郭形態異常による左 TOS
左側は第一肋骨欠損，鎖骨の下方偏位を生じ，胸郭の頭側は非対称となっている．

ヘッドスポーツ選手における調査で TOS の関与を 8.1％に認めた[19]．オーバーヘッドスポーツにより TOS を生じる機序に関して，以下のことが考えられる[17)20)21]．①オーバーヘッドスポーツでは斜角筋・鎖骨下筋・小胸筋といった胸郭出口に存在する筋群が酷使され過緊張状態になり，下垂位でも斜角筋間・肋鎖間隙・小胸筋腱下は狭小化する．②広背筋・上腕三頭筋長頭・小胸筋などの過緊張により肩甲骨の下方偏位を生じると，たえず腕神経叢が下方に牽引された状態になる（図4）．③肩の挙上時には肋鎖間隙は生理的に狭まるが，斜角筋・鎖骨下筋の過緊張によりさらに狭まる（図5）．④ Late cocking の外転外旋位では緊張した小胸筋腱下で腕神経叢・鎖骨下動静脈の走行を変え，牽引・圧迫ストレスを受ける（図5）．⑤全力投球のボールリリース時には体重以上といわれる莫大な牽引ストレスにさらされる．さらにその好発年齢に関して，森澤ら[22]，大歳ら[23]の報告と同様に小中高生といった若年者に多く発生していた（73％が小中高生）．こうした若年者に好発す

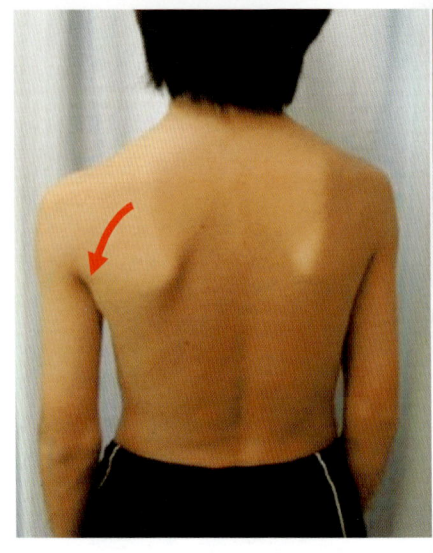

図 4.
野球選手における TOS の発生機序(1)
野球選手の投球側の肩甲骨は，肩甲骨周囲筋の疲労により下方偏位や下方回旋を呈する傾向がある．そのため，神経血管束は持続的牽引・圧迫状態に置かれる．

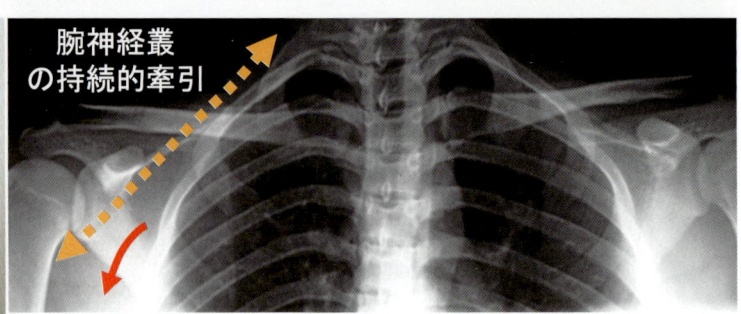

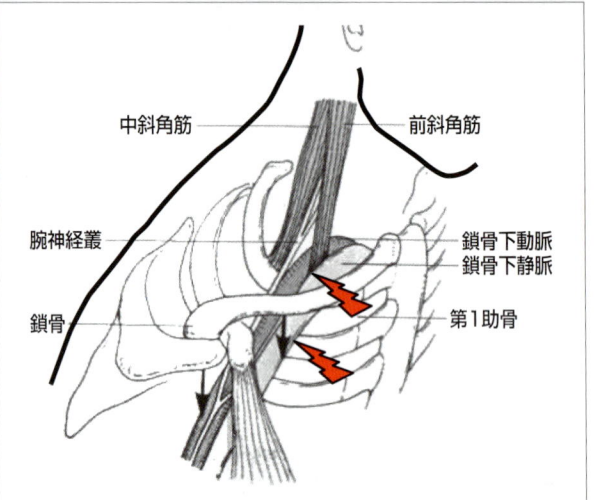

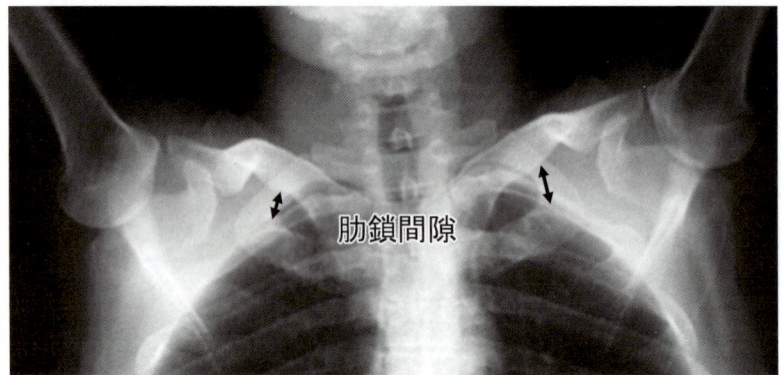

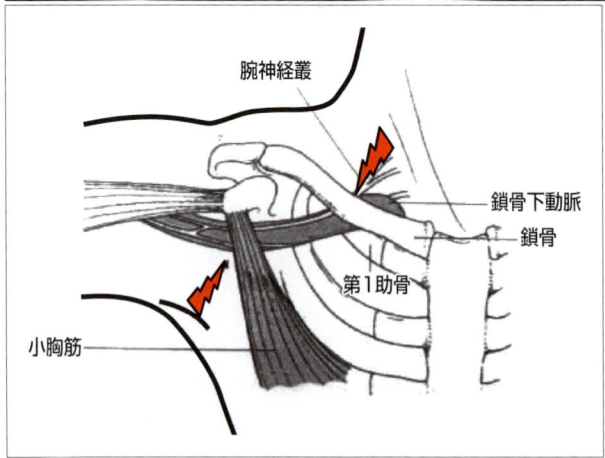

図 5.
野球選手における TOS の発生機序(2)
鎖骨下筋や斜角筋の過緊張により肋鎖間隙が狭まった状態にあり，肩外転時に肋鎖間隙がさらに狭まり，緊張した小胸筋腱下でも神経血管束は牽引・圧迫ストレスを受ける．

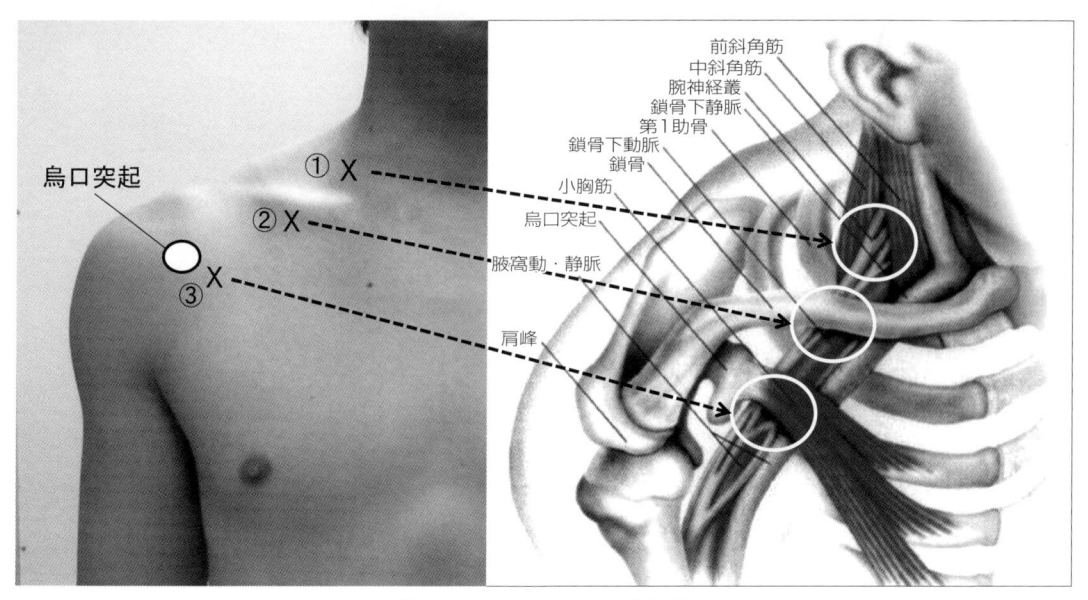

図 6. TOS における圧痛部位
近位から，①斜角筋三角部，②肋鎖間隙部，③小胸筋腱部がある．

る要因として肩甲帯周囲筋の筋力が不十分であること，急激に練習量が増大すること，投球フォームが未熟であることなどが挙げられる．また骨格が未成熟なために肩が下垂しやすい，いわゆる"なで肩"が多いことも関与している可能性がある．

2. 症状・所見・診断

TOS の自覚症状は上肢のしびれが最も多いが，そのほか頸部・肩・肩甲部・肘・手部の疼痛や上肢脱力・握力低下がみられる．血管障害を生じると上肢の冷感・浮腫・蒼白・チアノーゼ，自律神経障害を生じると頭痛・全身倦怠感・めまい・嘔気・不眠，さらにうつ傾向などの精神症状など，多彩である．症例により，上肢症状が主体，頸部から背部の症状が主体，両者が複合して存在し，さらに自律神経障害，精神症状が様々な程度で合併することがある．手部では環小指のしびれや疼痛が強いことが多く，知覚障害では上腕内側から前腕内側に多いため，第一肋骨側の C8・T1 神経根の障害が強いと考えられている．

TOS の確定診断方法に関しては，画像診断や電気生理学的検査など様々な検討がなされているが現時点では確立されておらず，臨床所見の組み合わせと除外診断により行われている．まず斜角筋三角・肋鎖間隙・小胸筋腱部の圧痛が重要である[19]（図 6）．TOS test として，Morley test[24]，Wright test[25]，Adson test[11]，Eden test[26]，Roos test[14]などがある．このうち Wright test，Adson test，Eden test は橈骨動脈の拍動の減弱・消失といった動脈圧迫所見を確認することも含んでいるが，拍動が消失しても無症候の例があるので注意が必要である．そのため我々は TOS test は，疼痛が誘発される場合を陽性とし，拍動の消失は参考にとどめている．画像診断では，単純X線像・CTにて，頸肋を代表とする胸郭出口部の形態異常（図2, 3），鎖骨の水平化，牽引型 TOS 例ではいわゆる"なで肩"を示す縦長の胸郭と肩甲骨の下方偏位，Pancoast 腫瘍などを確認する．MRI angiography，CT angiography では，血管性 TOS で動脈や静脈の圧迫像が検出される（図 7）．腕神経叢造影では，腕神経叢の圧迫・牽引所見が確認できる[12,13]．電気生理学的検査は，神経性 TOS において重要な意義をもつ．腕神経叢を挟んだ神経伝導速度の遅延は確定診断に結びつくが，実際に神経伝導速度が遅延する重度の TOS は稀である．絞扼性末梢神経障害の合併または鑑別に有用である．明らかな神経脱落症状を認めた場合，手術適応を決定する場合，複合神経障害が疑われた場合には，針筋電図による精査が必要となる．

3. 治療

TOS に対する治療は，保存療法が第一選択と

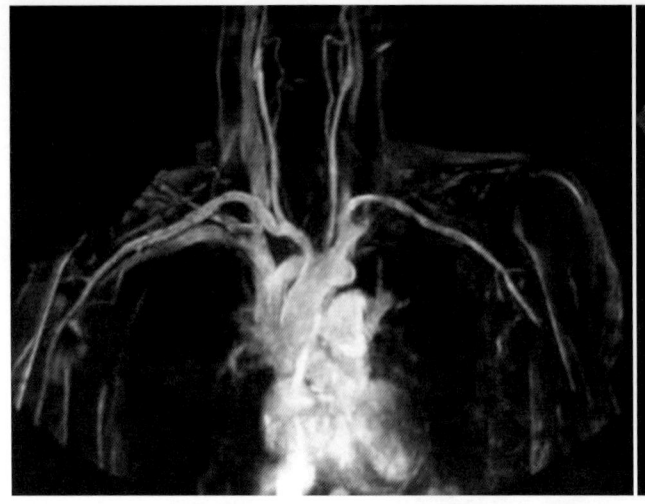

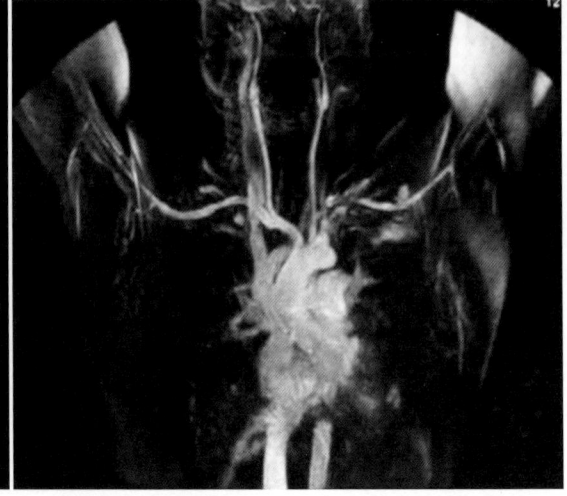

図 7. 左動脈性 TOS の MRI angiography(動脈相)
a：下垂位では，左鎖骨下動脈の軽度の圧排を認める．
b：挙上位では，圧排が顕著となる．
このような血管性 TOS は稀である．

なる[17)19)27)28)]．①スポーツや肉体労働の休止による局所安静，②日常生活指導(重量物運搬・上肢挙上作業を控える，職場の椅子・机の高さ調節，不良姿勢の矯正)，③肩甲骨装具，④胸郭出口周囲筋(斜角筋・鎖骨下筋・小胸筋)・肩甲骨周囲筋(僧帽筋上部線維・肩甲挙筋)のリラクセーション，⑤肩甲胸郭関節機能訓練(前鋸筋・肩甲挙筋・僧帽筋など肩甲帯挙上筋群の強化と胸郭運動の改善)，⑥投球フォームなどスポーツの動作指導，⑦薬物療法(非ステロイド系消炎鎮痛剤・ビタミン B_{12} 製剤などの投与)，⑧ブロック療法(トリガーポイントブロック：斜角筋三角・烏口突起・広背筋腱部・四辺形間隙・肩甲切痕，星状神経節ブロック)を症例に応じ選択して実施する(図 8)(理学療法の詳細は本誌 p.151～161，飯田の別稿を参照)．以上の保存療法に抵抗する症例に対しては腋窩アプローチにて第一肋骨切除術を行う(図 9)．本法は Roos[14)]が報告した TOS の標準的手術法であるが，その適応は圧迫型の TOS である．一方，牽引型 TOS における成績は不良であり[13)]，その適応にあたっては慎重な判断が要求される．

圧迫型 TOS は胸郭出口周囲筋の筋過緊張や肩甲骨の下方または上方偏位を有する症例が多いため，保存療法によく反応する．特に理学療法が重要であり，胸郭出口周囲筋や肩甲骨周囲筋のリラクセーションおよび機能訓練を十分に実施する必要がある[17)19)27)28)]．難治例に行われる第一肋骨切除術の成績も良好である[13)17)]．対して，牽引型 TOS では保存療法の効果は圧迫型に劣るが，手術療法の効果があまり期待できないため地道な保存療法の継続が必要となる．

腋窩神経障害

1. 病因・病態

腋窩神経は第5・6神経根から起始し腕神経叢後束から分岐し，肩甲下筋の前面を外下方に向かい肩甲下筋の下縁と広背筋腱・大円筋腱の間から四辺形間隙(QLS)に入る．QLS とは上方が小円筋，下方が大円筋，外側が上腕三頭筋長頭，内側が上腕骨近位端で囲まれた四角形の間隙である[29)30)](図 10)．この QLS を通って後方に出る部位で小円筋への筋枝と関節枝を分枝した後，2本に分枝して知覚枝と三角筋への筋枝となる．

この腋窩神経の麻痺は肩関節脱臼・上腕骨頚部骨折にしばしば合併し，単車事故や転落事故による牽引損傷では肩甲上神経麻痺とともに生じることがある．また腋窩神経の絞扼障害は，Cahill ら[29)30)]が四辺形間隙症候群(QLSS)として報告した QLS 部と，辻野ら[17)31)]が報告した広背筋腱部が

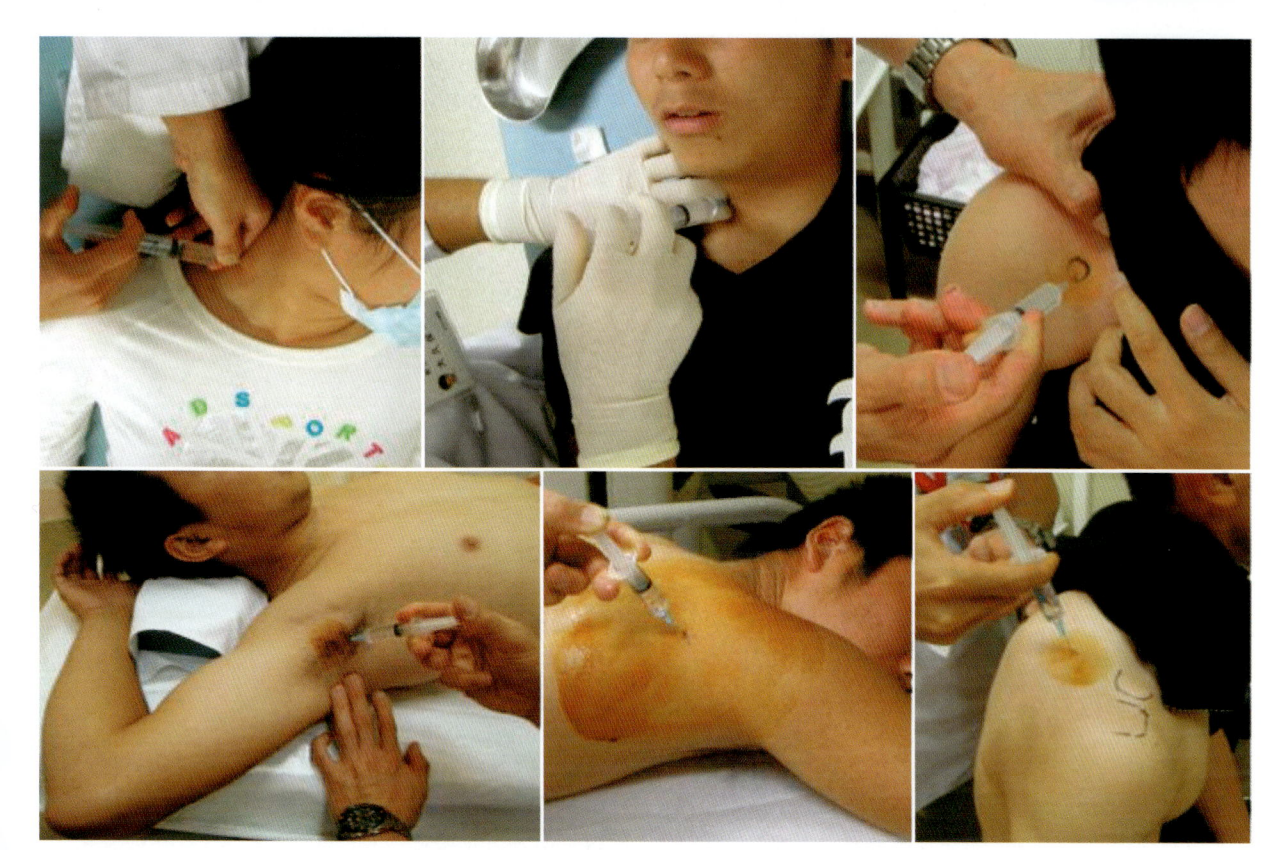

図 8. TOS 症例に用いられる各種ブロック療法
a：斜角筋間ブロック　　b：SG ブロック　　c：烏口突起ブロック
d：LD ブロック　　　　e：QLS ブロック　　f：肩甲上神経ブロック

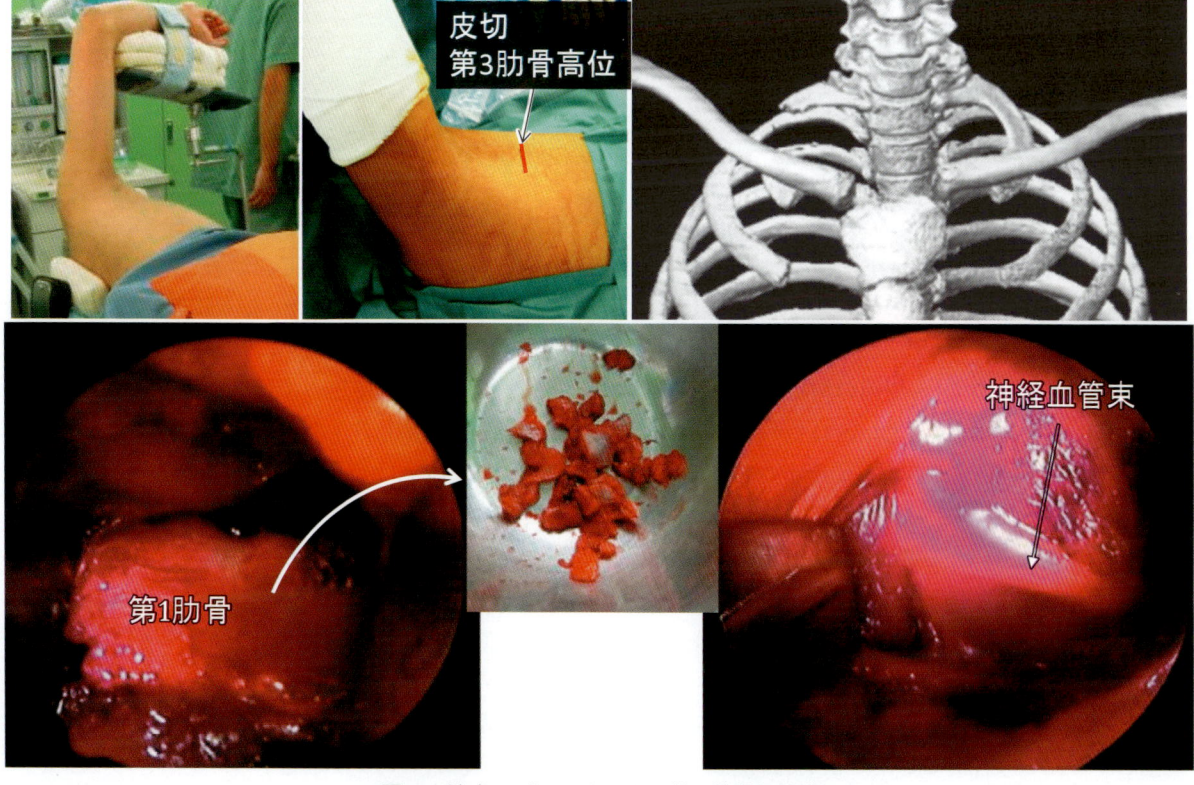

図 9. 腋窩アプローチによる第一肋骨切除術

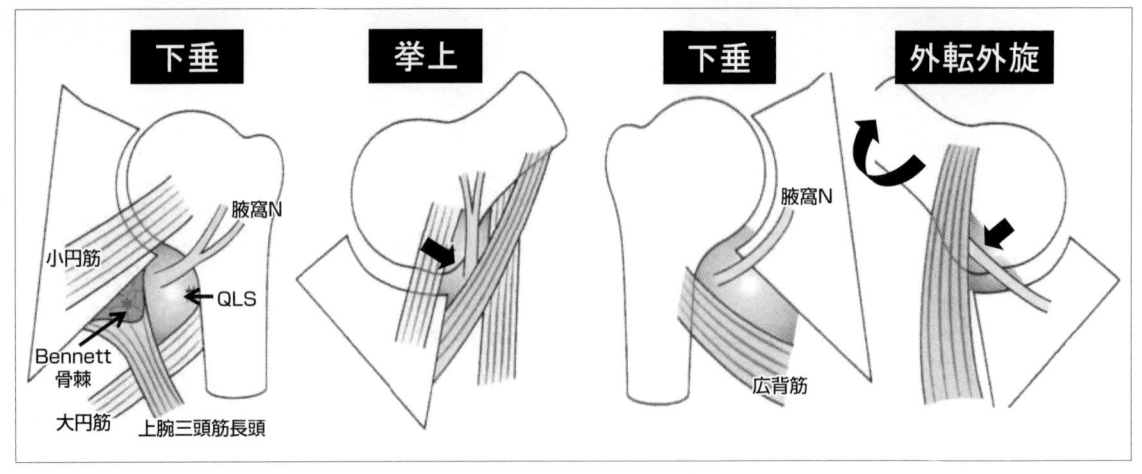

図 10．腋窩神経障害の発症機序
a：四辺形間隙症候群．四辺形間隙は挙上位で狭小化し，腋窩神経が絞扼される．Bennett 骨棘があるとその危険性は高まる．
b：広背筋腱部．外転外旋時，広背筋腱は上腕骨頸部に巻き取られるが，その広背筋腱と上腕骨頭の間で腋窩神経は絞扼される．

（文献 17 より引用し改変）

ある（図 10）．この QLS のスペースを狭める因子として Bennett 骨棘[32)33)]のほか，利き手側の発達した筋腱[34)]，上腕三頭筋長頭腱から大円筋に伸びる fibrous band[30)34)35)]，腋窩神経の伴走静脈の怒脹[30)36)]，paralabral cyst[37)]，骨頭骨棘[38)]，肩甲骨骨折[39)]などが報告されている．また QLS は肩外転に伴い内転筋である広背筋・大円筋・小円筋が緊張して狭小化し，外旋するとさらに広背筋・大円筋が緊張し狭小化が強まる．外転外旋位を繰り返す投球動作で腋窩神経の圧迫障害を起こす危険があり，野球[31)40)〜44)]，テニス[44)]，バレーボール[34)44)]，水泳[45)46)]選手の報告がある．五十肩や腱板断裂例においては，疼痛による肩内転筋群の持続的防御収縮により QLS 周囲筋の筋緊張が増し，低い挙上位でも疼痛が誘発される．肩関節の術後の装具固定や安静により QLS 周囲の拘縮が生じることがある．以上のように，QLSS は他の肩疾患に合併したり，互いに入れ替わって疼痛の原因になる可能性があるため，肩痛が持続する場合には常に QLS の存在を考慮する必要がある[47)]．

QLSS は比較的稀とされてきたが，注意深く観察すると決して稀な障害ではなく，若年者から高齢者までの広い年齢層で発生しうる[47)]．我々の投球障害肩の調査においても，腋窩神経障害を主病変とする投球障害例は全体の 6.4％存在し，小中学生においても確認された[44)]．これまで報告が少ないのは，本疾患が症状や所見の特異性に欠け画像所見や理学所見に乏しいことと，本疾患の認知度が低いことに起因すると思われる[36)43)44)]．

2．症状・所見・診断

QLSS の症状は，主に肩の疼痛である．その局在に関しては後方が多いが，腋窩神経の知覚枝の支配領域である外側や関節枝の支配領域が関節包や肩峰下滑液包であるために前方や深部であることもある．知覚障害を自覚している場合はほとんどなく，三角筋や小円筋の麻痺や筋萎縮まで生じることも稀である．

QLSS の診断に関して Cahill ら[29)30)]は，局在に乏しい肩痛，皮節と無関係な上肢の感覚異常，QLS 後方の圧痛，血管造影における外転外旋時の後上腕回旋動脈の圧迫の 4 つを主要所見として挙げている．しかし我々の臨床経験からすると，これらの主要所見は必ずしも現状に合致しない．疼痛に関しては前述した通りである．知覚障害に関して Cahill らは皮節に無関係と述べ，他でも明らかな知覚障害はないとの報告が多い．我々の検討では腋窩神経の固有支配領域の知覚障害は高率に確認されている[43)44)]（図 11）．この違いは過去の報告者は触覚や痛覚を検査し，我々は辻野ら[17)31)]が推奨する酒精綿による冷覚をチェックしたためで

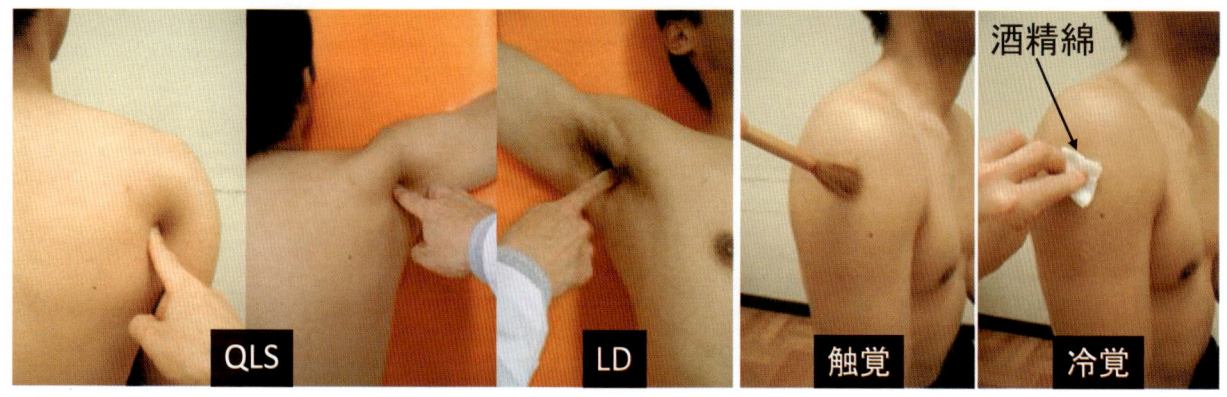

図 11. 腋窩神経障害の身体所見
a：圧痛．QLS は下垂位と外転位でチェックする．
b：知覚検査．腋窩神経固有支配領域である肩外側部の筆先による触覚と酒精綿による冷覚チェックを行う．冷覚が鋭敏である．

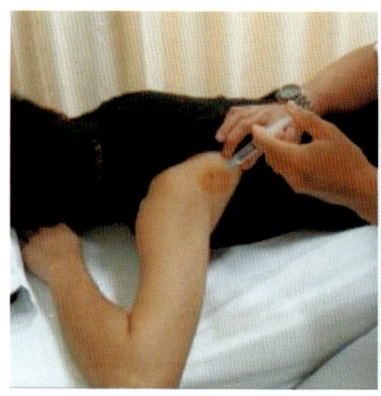

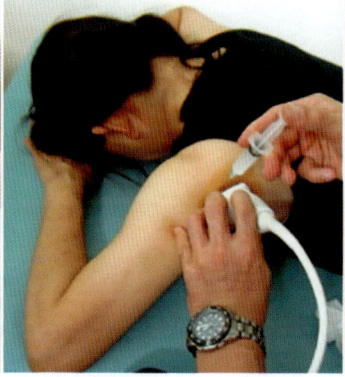

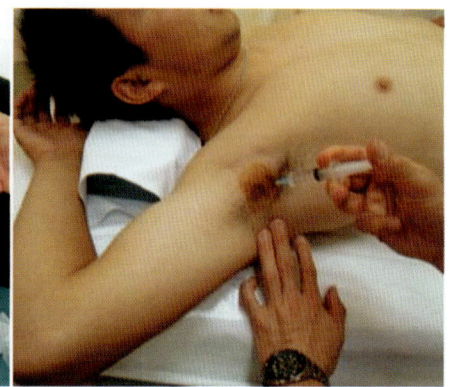

図 12. 腋窩神経障害に対するブロック療法
a：QLS ブロック．腹臥位挙上位のほうが QLS 部が浅くなり，ブロックポイントを決めやすい．
b：エコーガイド下 QLS ブロック．確実性を高めるため，エコー PD モードで伴走する動静脈を目印にしてもよい．
c：LD ブロック．腋窩の広背筋腱部の圧痛部にブロックする．

ある．それでも100％に至らないのは痛みと冷覚の域値の違いや，腋窩神経が腋窩を走行する時点ですでに4本に分枝(関節窩側から小円筋枝，外側知覚枝，後方三角筋枝，前方三角筋枝)しているため[48]，局所解剖の variation により知覚枝の障害されやすさに違いがあるためと考えられる．圧痛については，肩後方の QLS 部に存在し重要な所見であるが，腹臥位肩挙上位で行うと皮膚からの QLS の距離が近くなり確認しやすい[43)44)]（図11）．血管造影については後述する．

画像所見として血管系に関して，Cahill ら[29)30)]，Redler ら[40)]が動脈造影にて外転外旋位での後上腕回旋動脈の圧迫所見を報告し，最近では Timothy ら[46)]が3D-CT angiogram 上の後上腕回旋動静脈の圧迫所見の有用性を報告しているが，侵襲性の問題がある．また Mochizuki ら[49)]は MRI angiography の研究において，健常人でも外転時に後上腕回旋動脈の80％程度の途絶が生じることを示しており，診断的意義については検討の余地がある．また MRI 上の三角筋や小円筋の筋萎縮像，小円筋の浮腫像の報告[50)]があるが，我々の症例では手術例においても検出されなかった．我々の投球による QLSS 症例の検討では，MRI T2強調脂肪抑制像を撮像した37.5％に QLS 近傍の静脈拡張を認め，手術例には全例に認めた[44)]．その臨床的意義については特異性などを検証する必要がある．

電気生理学的検査に関しては，投球による腋窩

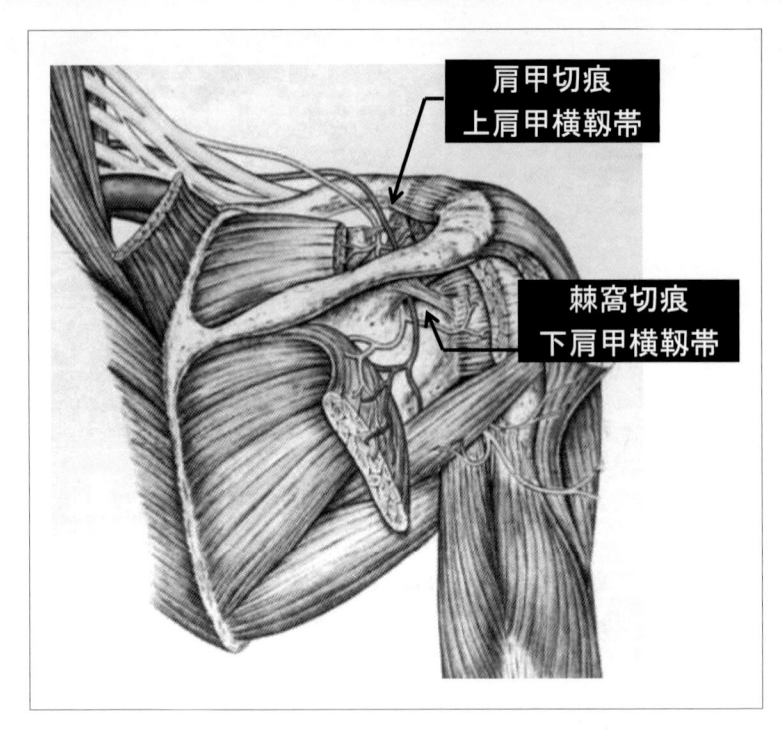

図 13.
肩甲上神経の解剖
(文献 52 より引用改変)

神経障害は，投球による肘部管症候群と同様に dynamic な圧迫・牽引障害が主体で持続的な絞扼障害は稀なため，陽性所見となることは少なく[30)36)43)46]，今回も表面筋電図での検討ではあるがごく軽微な陽性所見を15%に認めたにすぎなかった[44]．

ブロック療法およびテストは有用な診断[17)31)36)43)44)46]および治療手段と思われるが(図12)，小学生や注射を嫌う症例には実施しにくい．以上を踏まえて，現時点で我々は腋窩神経障害の診断基準を，①後方を主とした肩痛，②QLS後方部または腋窩広背筋腱部の圧痛，③腋窩神経固有支配領域の知覚障害(筆先による触覚または酒精綿による冷覚)，④圧痛部位のブロックテスト陽性の4条件のうち，①と②に加えて，③または④のどちらかを満たす場合としている．

3．治療

保存療法が有効であり，大部分の症例が保存療法で改善する[17)31)36)43)44)46]．QLSや広背筋腱部の圧痛部位のブロック療法(図12)は診断上かつ治療上有用である．理学療法が保存療法上最も重要な位置を占めるが，その手技には以下のような配慮が必要である．本障害においてQLS周囲筋や広背筋のストレッチングをする場合，上肢を空間で動かす一般的な open kinetic chain method では疼痛が誘発されてしまい実施困難なことが多い．そのため我々は，初期には体幹運動を優先し，上肢に関しては手を接地荷重下に行う closed kinetic chain method を取り入れ，有用性が高かった[43)44](理学療法の詳細は本誌 p.151～161，飯田の別稿を参照)．

3～6か月の保存療法に抵抗する場合に手術療法が適応される．近年，手術療法に関する報告も散見されるが，その多くが後方アプローチで，三角筋後枝をスプリットするか，外転位で三角筋後枝を上方へ挙上して展開する方法[45)46]である．我々は辻野ら[17)31]に準じて，腋窩アプローチを選択している[44]．これは広背筋腱による圧迫障害の確認が後方アプローチでは困難なためと，美容的問題の2つの理由からである．

我々の投球によるQLSSの治療成績の検討では，QLSSの87.5%が保存療法で復帰可能となった．手術療法は腋窩アプローチを用いて行い，完全復帰率は75%であった[44]．

肩甲上神経障害

1．病因・病態

肩甲上神経は第5・6神経根から起始し腕神経

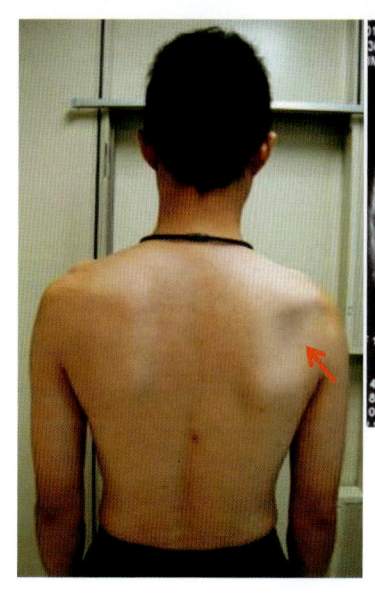

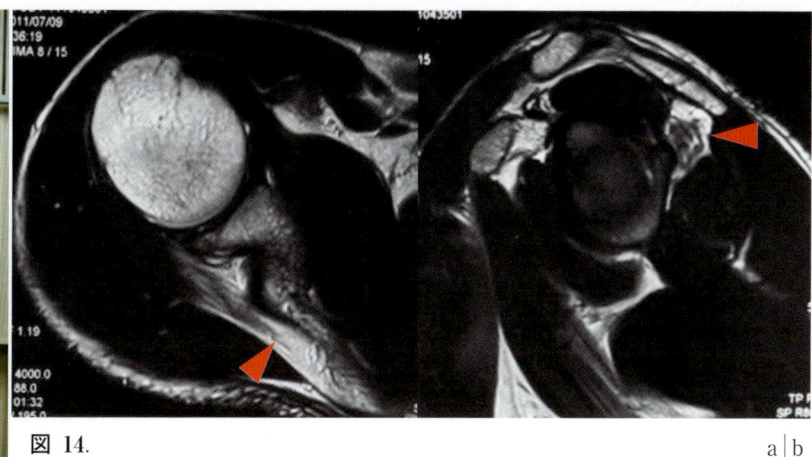

図 14.
バレーボール選手の棘下筋萎縮例(ペッコリ病)
a：棘下筋の著明な萎縮を認める(→).
b：MRI T2 強調像. 傍関節唇ガングリオンは存在しないが, 棘下筋に限局して著明な筋萎縮を認める(▶).

叢の上神経幹から分岐して肩甲切痕に至り, 同部で上肩甲横靱帯の下を通って棘上窩に入り棘上筋への筋枝を出す. 次いで, 後外下方へ向かい棘窩切痕に至り, 同部において下肩甲横靱帯の下を鋭角的に曲がって内下方へ向かい棘下筋への筋枝, 関節枝, 知覚枝を分枝する(図13).

この肩甲上神経の障害は, Kopellら[51]が1959年に最初の報告をしたが, 単車事故や転落事故などの外傷による牽引損傷と絞扼性障害がある. 前者ではしばしば腋窩神経麻痺を合併する[52]. 後者の絞扼性障害は, 肩甲切痕部または棘窩切痕部のいずれかで生じる. それは肩甲切痕部では上肩甲横靱帯により走行が規定され, 棘窩切痕部では神経が鋭角的に曲がる上に下肩甲横靱帯により規定されているため, 圧迫や牽引のストレスにさらされやすいためである. 肩の外転外旋では肩甲切痕部と棘窩切痕部, 内転内旋では棘窩切痕部で神経の緊張が増大することが指摘されている[53)54)]. 肩甲切痕部では肩甲切痕の骨形態異常やその付近の骨折, 上肩甲横靱帯の肥厚・骨化, 同部に発生するガングリオン, 棘窩切痕部では棘窩切痕部での鋭角的な神経の走行自体, 棘窩切痕の骨形態異常やその付近の骨折, 下肩甲横靱帯の肥厚・骨化, 同部に発生するガングリオンが要因となる. バレーボールや野球といったオーバーヘッドスポーツではコッキング後期から加速期の外転外旋,

フォロースルー期の内転内旋を繰り返し, 上肢挙上位作業労働では挙上位での牽引・圧迫ストレスにさらされて絞扼障害が惹起される[17)52)53)54)].

2. 症状・所見・診断

自覚症状としては, 運動時または安静時の肩後方を主体とした疼痛, 肩の脱力やだるさである. 疼痛は鈍痛であることが多いが, 時に激痛を生じることもある. 知覚障害は肩甲骨後面に確認されるという報告があるが, 自覚することは稀である. 棘下筋の筋萎縮を本人が自覚することは稀で, チームメートや家族により気づかれることがある. バレーボールやテニス選手ではしばしばこの棘下筋の筋萎縮が著明となり, ペッコリ病と称される[17)52)53)54)](図14).

棘上筋の萎縮は稀であり, 生じても僧帽筋に被覆されていて確認されにくい. 野球選手では筋萎縮が軽度のことが多いため筋萎縮に基づく自覚症状はないことが多いが, 進行するとフォロースルーで「腕が飛んでいく感じ」になる[17]. バレーボール選手においては棘下筋の筋萎縮があってもパフォーマンスへの影響は比較的少ないようである. 作業労働者では, 頭上作業時に疲労しやすく腕のコントロールがつきにくくなる[17].

診断はMRIや超音波検査上ガングリオンが確認され, 棘上筋や棘下筋に筋萎縮が存在する場合には容易であるが(図15, 16), それ以外では困難

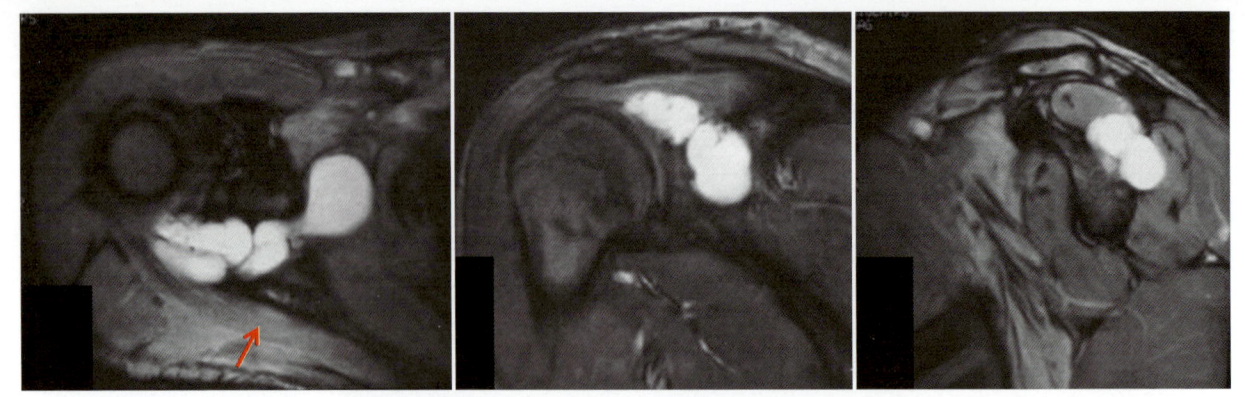

図 15. 傍関節唇ガングリオンの MRI T2 強調脂肪抑制像
多房性のガングリオンが肩甲上神経の走行部位である関節窩後方上方から肩甲切痕部まで占拠している. 棘下筋の萎縮も認める(→).

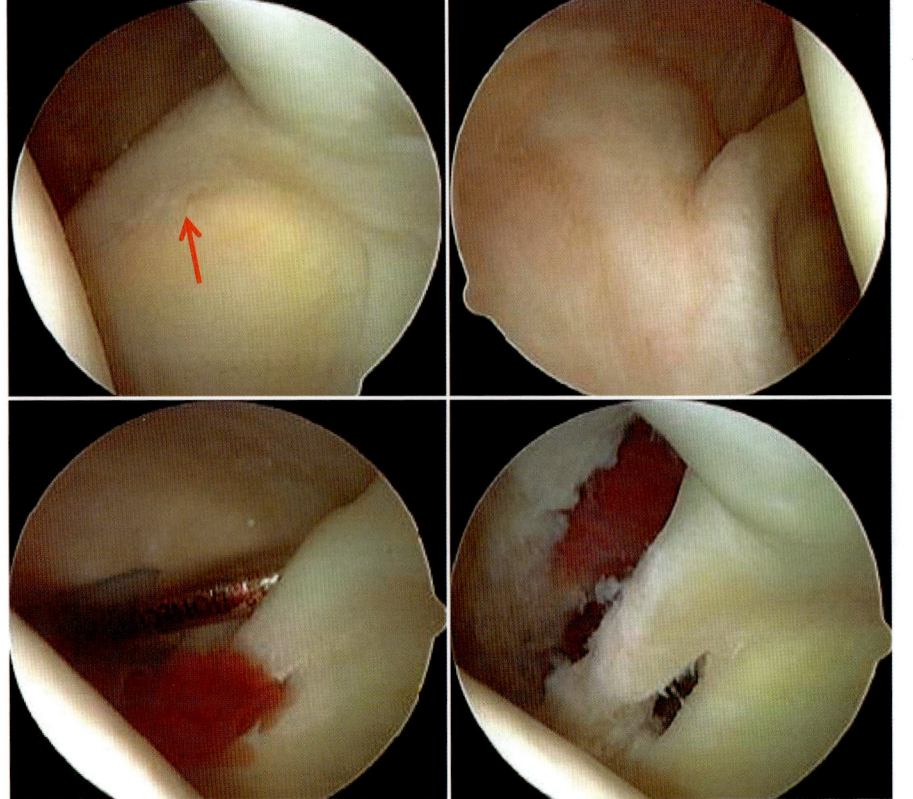

図 16.
鏡視下ガングリオン除圧術
a：10 時に関節唇の fraying を認める(→).
b：10 時から 12 時に関節包の膨隆を認める.
c：関節唇損傷部を剥離したところ赤褐色液が漏出した.
d：関節包膨隆部を切開し除圧した.

となる. 肩甲切痕部や棘窩切痕部の圧痛, 肩甲骨後面の知覚障害, 肩甲上神経ブロックの反応性は診断の一助となる[55](図17). 確定診断は筋電図検査によるが, 棘下筋単独障害の所見を示す場合が多い[52)53)54].

3. 治療

筋萎縮が軽度か認められず, ガングリオンなどの占拠・圧迫病変が存在しないもので, スポーツや作業労働による場合には, スポーツ活動や作業労働を中止して, その間に薬物療法・注射療法・理学療法などの保存療法を行う[17)52]. 肩甲骨周囲筋の疲労を解消するため同筋群のリラクセーションを行う. 肩甲上腕関節の可動性低下がある場合には, 肩甲骨の代償運動により肩甲上神経の牽引ストレスが増しているため, 肩甲上腕関節のストレッチングを行う. その後, 肩甲胸郭関節周囲筋

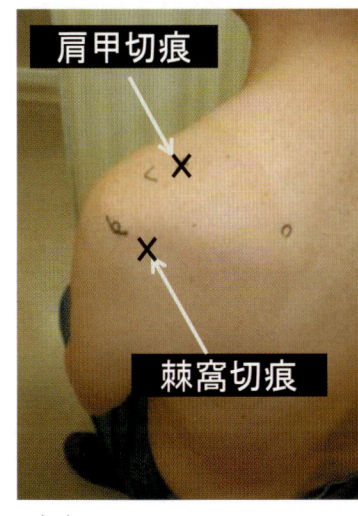

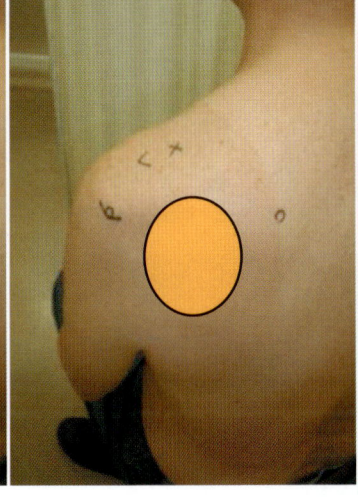

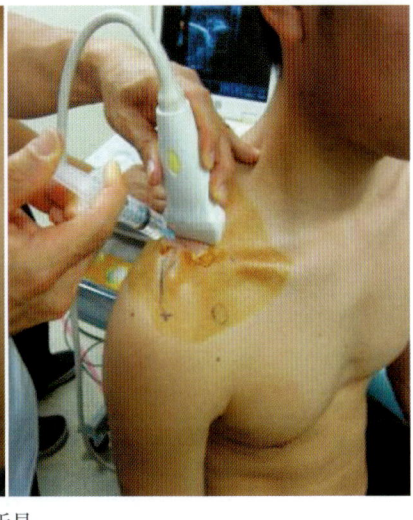

a|b|c

図 17. 肩甲上神経障害の身体所見
a：肩甲上神経障害の圧痛．肩甲切痕や棘窩切痕に圧痛を認めるが，深部であるため不明瞭なこともある．
b：肩甲上神経障害例の知覚障害．肩甲骨後面に認めることがある．
c：肩甲上神経ブロック．肩甲切痕部でのブロックにより除痛効果を認める場合には肩甲上神経障害の可能性が高い．深部であり，確実性を高めるにはエコーガイド下に行う．

図 18.
肩甲切痕部の直視下肩甲上神経剝離のアプローチ
肩鎖関節より内側 2～3 cm の肩上方に矢状方向の約 6～8 cm の皮切を加え，僧帽筋を筋線維方向に分割して棘上窩に到達し，棘上筋を後方へよけて肩甲切痕部に到達する．

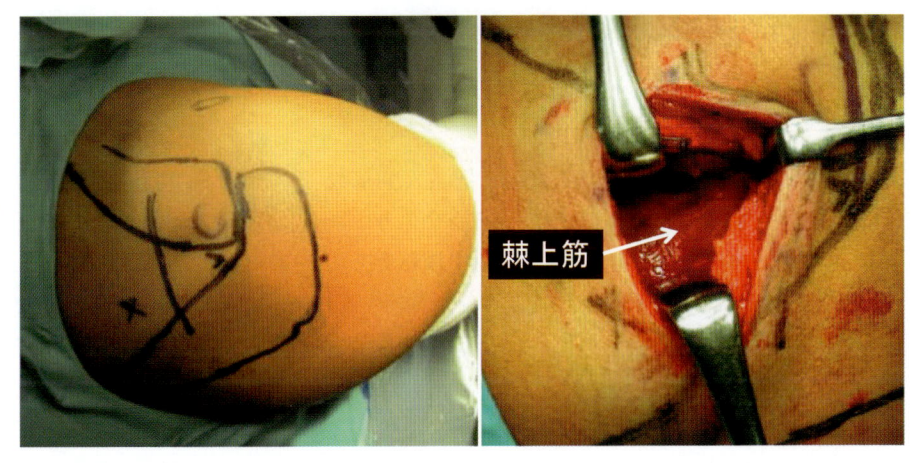

の機能訓練を行う．ガングリオンを認める場合には穿刺吸引の適応があるが，超音波ガイド下に愛護的に行う必要がある．

ガングリオンにより明らかな筋萎縮が進行している場合には，鏡視下ガングリオン除圧術が行われる[55)56)]（図16）．直視下ガングリオン切除術は侵襲が大きいため近年は行われなくなっている．通常，後上関節唇に微小損傷があり，同部がチェックバルブとなりガングリオンが発生しているため，肩甲上腕関節鏡視にて微小損傷部の拡大とガングリオン壁の破壊を行う．関節唇損傷が深く広範で関節唇の不安定性が明らかな場合には関節唇修復術が行われる．肩峰下滑液包鏡視下にガングリオンの本体を除圧・切除する方法も報告されている[57)]．

ガングリオンや占拠病変によるもの以外の肩甲上神経障害で筋萎縮が明らかな例と保存療法に抵抗する疼痛が持続する例では，神経剝離術の適応となる．肩甲切痕部の神経剝離術は，肩甲切痕直上で僧帽筋を分割するアプローチによる方法[52)58)]が低侵襲性から推奨されている（図18）．さらに近年，鏡視下に上肩甲横靱帯切離する方法も報告されている[59)]．棘窩切痕部の神経剝離術は，三角筋や僧帽筋を肩甲棘から剝離するアプローチ[53)54)]が

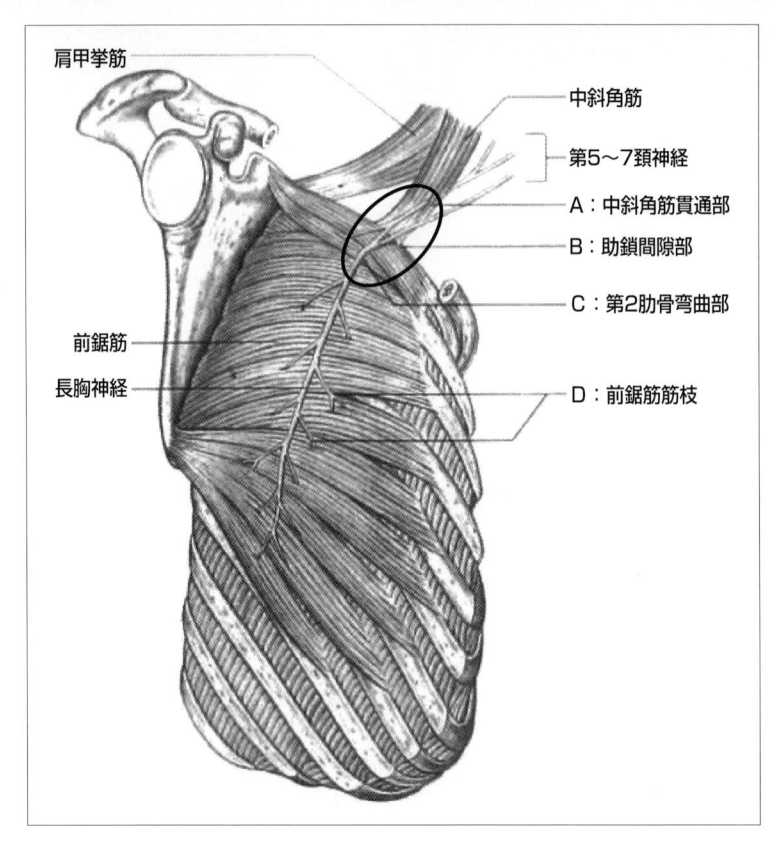

図 19.
長胸神経の解剖と障害発生の好発部位
長胸神経は中斜角筋貫通部から第2肋骨弯曲部あたりまでが比較的固定されているため，同部位が障害発生の好発部位となる（○）．

展開としては良いが侵襲が大きいため，三角筋後枝を分割するか[52]，肩外転位で三角筋を上方へよけるアプローチが推奨される．下肩甲横靱帯を切離し，神経をよけつつ肩甲棘基部外側縁を掘削する．

長胸神経障害

1．病因・病態

長胸神経は C5・6・7 神経根前枝からの分枝から形成され，C5・6 神経根前枝は中斜角筋を貫き C7 神経根前枝は中斜角筋の前方を通り，その後合流して長胸神経になる．第 2 肋骨弯曲部で方向を変え，前鋸筋の外面を外側胸動静脈とともに下行して前鋸筋に筋枝を出す[60)61)]．全長が 25 cm と長いことが特徴である．中斜角筋貫通部から第 2 肋骨弯曲部あたりまでが比較的固定されているため[62)〜64)]，頚椎の対側方向への回旋・側屈，肩挙上時に牽引ストレスを受けやすい部位となる[17)60)61)]（図 19）．長胸神経障害が生じる因子として，打撲などの直達外力，斜角筋貫通部や線維性バンド部での絞扼，上述した解剖学的制約部でのスポーツ活動や肉体労働による反復性牽引ストレスと転落・転倒・鞭打ち損傷時の急な牽引ストレスなどがある．このうち牽引ストレスによるものが多いと報告されている[60)61)]．リュックサック麻痺，腕神経叢損傷，neuralgic amyotrophy に合併することもある．長胸神経障害についてのまとまった報告は 1955 年に Johnson ら[65]，1993 年に Vastamäki ら[66)] が行っている．

2．症状・所見・診断

自覚症状は漠然とした肩甲部を中心とした脱力感・易疲労感・鈍痛で，肩挙上や頚椎運動時に増悪する．肩甲骨全体が後方へ突出する翼状肩甲は安静時にはあまり目立たず，前方挙上や壁を押す際に顕著となる[60)61)]（pushing test 陽性）（図 20）．圧痛を鎖骨上窩や側胸部に認めることがある．挙上運動は屈曲が困難になる一方で，僧帽筋を使える外転は比較的温存される[60)61)]．前鋸筋の筋萎縮は外観では捉えにくいが，MRI でその萎縮や信号変化を確認できる．筋電図で前鋸筋の脱神経電位を確認できれば確定診断できるが，筋萎縮が強いと針の刺入が困難であり，Erb 点刺激の神経伝導速度のほうが実用的である[60)]．同じく翼状肩甲を

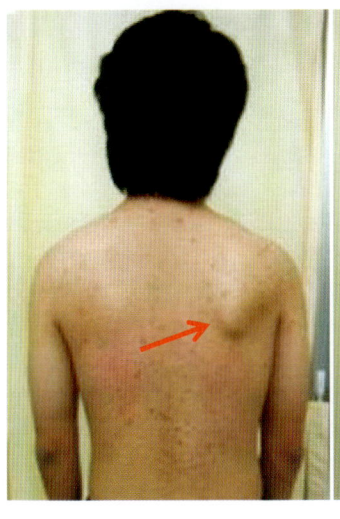

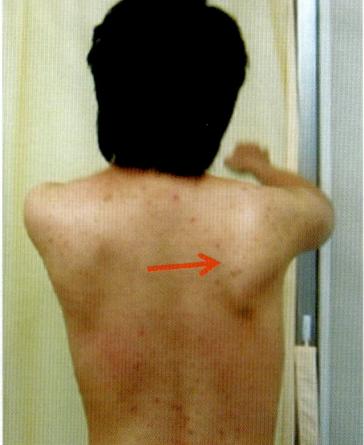

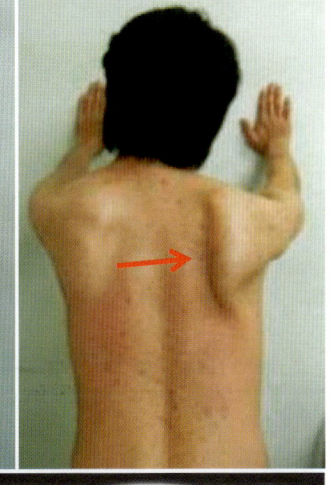

図 20.
長胸神経麻痺の身体所見と MRI 所見
a：安静時には軽度の右側の翼状肩甲（→）を認めるのみである．
b：前方挙上すると翼状肩甲（→）が明瞭となり，挙上困難を訴える．
c：壁押しをすると肩甲骨の内縁が著明に浮き上がり，翼状肩甲（→）はより顕著となる（pushing test 陽性）．
d：MRI T2 強調像．右前鋸筋の著明な筋萎縮を認める（▶）．

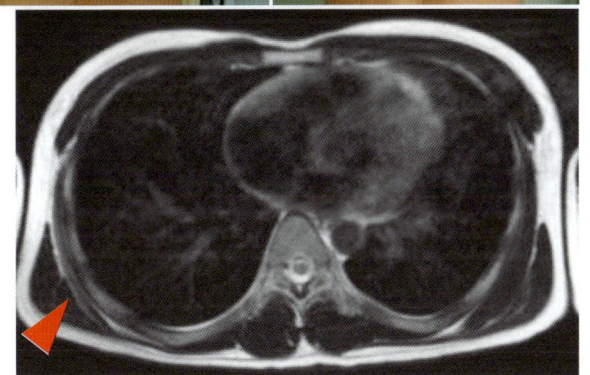

呈する副神経麻痺や筋ジストロフィーとの鑑別が問題となるが，副神経麻痺では外転時に翼状肩甲が顕著となること，筋ジストロフィーでは両側性であり，ほかの肩甲帯の筋萎縮も伴い，筋電図で筋原性変化，血液検査で CPK の上昇を認めることで鑑別できる[60]．

3．治療

保存療法で回復が期待できる[60][61]．局所安静のため，原因となったスポーツ活動や作業労働を中止する．日常生活でも肩の高挙を極力控える．薬物療法や圧痛部位へのブロック注射[17]を行う．疼痛が軽減したら前鋸筋の筋力強化訓練を順次進める．重度の非回復例に対しては肩甲骨の制動術や固定術が行われる[60][61]．

さいごに

肩関節周辺神経障害について概説したが，これらの障害は決して稀ではなく，多くが画像所見に乏しく，主症状が漠然とした疼痛やしびれであり，明確な神経脱落所見を伴わないため見落とされる危険性が高い．どの年齢層にも起こりうる障害であり，日常診療において常に念頭に置く必要がある．診断における重要なポイントは，視診による筋萎縮や肩甲骨の偏位，触診による圧痛の確認であり，画像診断技術が発達した現在でも，視診・触診といった基本診療技を怠ってはならない．

文　献

1) Atasoy E：Thoracic outlet syndrome：anatomy. *Hand Clin*, 20：7-14, 2004.
2) Peet RM, et al：Thoracic outlet syndrome—evaluation of a therapeutic exercise program. *Proc Staff Meet Mayo Clin*, 31：281-287, 1956.
3) Nord KM, et al：False positive rate of thoracic outlet syndrome diagnostic maneuvers. *Electromyogr Clin Neurophysiol*, 48：67-74, 2008.
4) Wilbourn AJ, et al：Evidence for conduction delay in thoracic-outlet syndrome is challenged. *N Engl J Med*, 310：1052-1053, 1984.

5) Wilbourn AJ : Thoracic outlet syndromes. *Neurol Clin*, 17 : 477-497, 1999.
6) Gilliatt RW, et al : Wasting of the hand associated with a cervical rib or band. *J Neurol Neurosurg Psychiatry*, 33 : 615-624, 1970.
7) 園生雅弘ほか：胸郭出口症候群の概念に関する議論と，true neurogenic TOS の臨床的・電気生理学的特徴について．脊椎脊髄，25：592-599，2012.
8) 安藤哲郎ほか：Gilliat-Sumner hand と呈した神経性胸郭出口症候群．脊椎脊髄，25：601-606，2012.
9) Roos DB : Thoracic outlet syndrome is underdiagnosed. *Muscle Nerve*, 22 : 126-129, 1999.
10) 西田淳ほか：胸郭出口症候群の概念をめぐって―重複性神経障害の観点から．脊椎脊髄，25：619-622，2012.
11) Sanders RJ, et al : Thoracic outlet syndrome—a review. *Neurologist*, 14 : 365-373, 2008.
12) 片岡泰文ほか：胸郭出口症候群の病態―腕神経叢造影を用いて．日整会誌，68：357-366，1994.
13) Ide J, et al : Compression and stretching of the brachial plexus in thoracic outlet syndrome : Correlation between neuroradiographic findings and signs and symptoms produced by provocation manoeuvres. *J Hand Surg*, 28B : 218-223, 2003.
14) Roos DB : Congenital anomalies associated with thoracic outlet syndrome—Anatomy, symptoms, diagnosis, and treatment. *Am J Surg*, 132 : 771-778, 1976.
15) Clein LJ : The droopy shoulder syndrome. *Can Med Assoc J*, 114 : 343-344, 1976.
16) Ide J, et al : Long term results of thoracic outlet syndrome. *Neuro-Orthop*, 16 : 59-68, 1994.
17) 辻野昭人ほか：肩関節周辺末梢神経障害．*MB Med Reha*，73：71-78，2006.
18) 伊藤恵康ほか：上肢のスポーツ障害．越智隆弘，菊地臣一（編）：New MOOK 整形外科 20, pp. 265-273，金原出版，2007.
19) 岩堀裕介ほか：オーバーヘッドスポーツ選手の肩肘痛における胸郭出口症候群の関与と治療成績．肩関節，37（投稿中）．
20) Esposito MD, et al : Thoracic outlet syndrome in a throwing athlete diagnosed with MRI and MRA. *J Magn Reson Imaging*, 7 : 598-599, 1997.
21) Safran MR : Nerve injury about the shoulder in athletes, part 2-long thoracic nerve, spinal accessory nerve, burners/stingers, thoracic outlet syndrome. *Am J Sports Med*, 32 : 1063-1076, 2004.
22) 森澤桂三ほか：スポーツ選手の胸郭出口症候群．*MB Orthop*，11：59-65，1998.
23) 大歳憲一ほか：野球選手の胸郭出口症候群の特徴と術後成績の検討．日本整形外科スポーツ医学会雑誌，31：142-148，2011.
24) Morley J : Brachial pressure neuritis due to a normal first thoracic rib—its diagnosis and treatment by excision of rib. *Clin J XL*, 2 : 461, 1913.
25) Wright IS : The neurovascular syndrome produced by hyperabduction of the arms. *Am Heart J*, 29 : 1-19, 1945.
26) Eden KC : The vascular complications of cervical ribs and first thoracic rib abnormalities. *Br J Surg*, 27 : 111-139, 1939.
27) Britt LP : Nonoperative treatment of the thoracic outlet syndrome symptoms. *Clin Orthop Relat Res*, 51 : 45-48, 1967.
28) 尾﨑尚代ほか：TOS の理学療法．関節外科，26：908-916，2007.
29) Cahill BR : Quadrilateral space syndrome. In : Omer GE, Spinner M (eds), Management of peripheral nerve problems, p. 602, WB Saunders, Philadelphia, 1980.
30) Cahill BR, et al : Quadrilateral space syndrome. *J Hand Surg*, 8-A : 65-69, 1983.
31) 辻野昭人ほか：投球時の骨頭と広背筋腱による腋窩神経障害．日手会誌，20：395-398，2003.
32) Bennett GE : Shoulder and elbow lesions of the professional baseball pitchers. *JAMA*, 117 : 510-514, 1941.
33) Ozaki J, et al : Surgical treatment for posterior ossifications of the glenoid in baseball players. *J Shoulder Elbow Surg*, 1 : 91-97, 1992.
34) Paladini D, et al : Axillary neuropathy in volleyball players : report of two cases and literature review. *J Neuro Neurosurg Psychiat*, 60 : 345-347, 2011.
35) McClelland D, et al : The anatomy of the quadrilateral space with reference to quadrilateral space syndrome. *J Shoulder Elbow Surg*, 17 : 162-164, 2008.
36) Safran MR, et al : Nerve injury about the shoulder in athletes, part 1. *Am J Sports Med*, 32 : 803-819, 2004.

37) Ishima T, et al : Quadrilateral space syndrome caused by a ganglion. *J Shoulder Elbow Surg*, 7 : 80-82, 1998.

38) Millett PJ, Gaskill TR : Arthroscopic management of glenohumeral arthrosis : humeral osteoplasty, capsular release, and arthroscopic axillary nerve release as a joint-preserving approach. *Arthroscopy*, 27 : 1296-1303, 2011.

39) Mohammed FA, et al : An unusual cause of the quadrilateral space impingement syndrome by a bone spike. *Skeletal Radiol*, 35 : 956-958, 2006.

40) Redler MR, et al : Quadrilateral space syndrome in a throwing athlete. *Am J Sports Medicine*, 14 : 511-513, 1986.

41) 広岡　淳ほか：プロ野球選手の肩関節障害．検診結果について．中部整災誌，29：1838-1840，1986．

42) 菅原　誠ほか：スポーツによる腋窩神経麻痺：肩関節痛との関連について．肩関節，10：68-72，1986．

43) 岩堀裕介ほか：投球による腋窩神経障害の発生状況．肩関節，34：891-894，2009．

44) 岩堀裕介ほか：腋窩神経障害が主病変と考えられた投球障害肩の治療成績．肩関節，36：745-749，2011．

45) McClelland D, et al : A case of quadrilateral space syndrome with involvement of the long head of the triceps. *Am J Sports Med*, 36 : 1615-1671, 2008.

46) Timothy RM, et al : Surgical decompression of the quadrilateral space in overhead athletes. *Am J Sports Med*, 36 : 528-532, 2008.

47) 松崎昭夫：肩痛原因としての腋窩神経絞扼性神経炎．肩関節，10：72-74，1986．

48) Matthew R, et al : Determining the relationship of the axillary nerve to the shoulder joint capsule from an arthroscopic perspective. *J Bone Joint Surg*, 86-A : 2135-2142, 2004.

49) Mochizuki T, et al : Occlusion of the posterior circumflex humeral artery : detection with MRI angiography in healthy volunteers and in a patient with quadrilateral syndrome. *Am J Roentgenol*, 163 : 625-627, 1994.

50) Cothran RL Jr, et al : Quadrilateral space syndrome : Incidence of image findings in a population referred for MRI of the shoulder. *Am Roentgen Ray*, 184 : 989-992, 2005.

51) Kopell Hp, et al : Pain and the frozen shoulder. *Surg Gynecol Obstet*, 109 : 92-96, 1959.

52) 池上博泰：肩甲上神経麻痺．越智隆弘，高岸憲二（編），最新整形外科大系13　肩関節・肩甲帯，pp. 325-328，中山書店，2006．

53) 濱　弘道ほか：バレーボール選手の棘下筋萎縮．別冊整形外科，6：239-241，1984．

54) 濱　弘道：肩甲上神経麻痺．整・災外，33：677-686，1990．

55) Iannoti JP, et al : Arthroscopic decompression of a ganglion cyst causing suprasucapular nerve compression. *Arthroscopy*, 12 : 729-745, 1996.

56) 筒井　求ほか：鏡視下除圧術を行った肩甲部paralabral cystの6症例．肩関節，33：507-510，2009．

57) 石田康行ほか：棘窩切痕部ガングリオンに対する肩峰下滑液包からの鏡視下除圧術の短期成績．*JOSKAS*，35：338-341，2010．

58) 池上博泰ほか：肩甲切痕部での肩甲上神経剥離術―僧帽筋を分割してのアプローチの安全性と有用性．肩関節，28：569-572，2004．

59) Bhatia DN, et al : Arthroscopic suprascapular nerve decompression at the suprascapular notch. *Arthroscopy*, 22 : 1009-1013, 2006.

60) 後藤　渉：長胸神経麻痺．越智隆弘，高岸憲二（編），最新整形外科学大系13　肩関節・肩甲帯，pp. 306-311，中山書店，2006．

61) 落合直之：長胸神経麻痺．越智隆弘，三浪明男（編），最新整形外科学大系22　末梢神経，筋疾患，循環障害，pp. 53-55，中山書店，2007．

62) Horwitz MT, et al : Isolated paralysis of the serratus anterior magnus muscle. *J Bone Joint Surg*, 20 : 720-725, 1938.

63) Hester P, et al : Cause of long thoracic nerve palsy : A possible dynamic fascial sling cause. *J Shoulder Elbow Surg*, 9 : 31-35, 2000.

64) 浜田純一郎ほか：前鋸筋の機能解剖学的研究．肩関節，31：629-632，2007．

65) Johnson TH, et al : Isolated paralysis of the serratus anterior muscle. *J Bone Joint Surg*, 37-A : 567-574, 1955.

66) Vastamäki M, et al : Etiologic factors in isolated paralysis of the serratus anterior muscle. A report of 197 cases. *J Shoulder Elbow Surg*, 2 : 240-243, 1993.

FAXによる注文・住所変更届け

改定：2012年9月

　毎度ご購読いただきましてありがとうございます．
　読者の皆様方に小社の本をより確実にお届けさせていただくために，FAXでのご注文・住所変更届けを受けつけております．この機会に是非ご利用ください．

◎ご利用方法
　FAX専用注文書・住所変更届けは，そのまま切り離してFAX用紙としてご利用ください．また，注文の場合手続き終了後，ご購入商品と郵便振替用紙を同封してお送りいたします．**代金が5,000円をこえる場合，代金引換便とさせて頂きます．**その他，申し込み・変更届けの方法は電話，郵便はがきも同様です．

◎代金引換について
　本の代金が5,000円をこえる場合，代金引換(ヤマト運輸)とさせて頂きます．配達員が商品をお届けした際に，現金またはクレジットカード・デビットカードにて代金を配達員にお支払い下さい(本の代金＋消費税＋送料)．(※年間定期購読と同時に5,000円をこえるご注文を頂いた場合は代金引換とはなりません．郵便振替用紙を同封して発送いたします．代金後払いという形になります．送料は定期購読を含むご注文の場合は頂きません)

◎年間定期購読のお申し込みについて
　年間定期購読は，1年分を前金で頂いておりますため，代金引換とはなりません．郵便振替用紙を本と同封または別送いたします．送料無料，また何月号からでもお申込み頂けます．
　毎年末，次年度定期購読のご案内をお送りいたしますので，定期購読更新のお手間が非常に少なく済みます．

◎住所変更届けについて
　年間購読をお申し込みされております方は，その期間中お届け先が変更します際，必ずご連絡下さいますようよろしくお願い致します．

◎取消，変更について
　取消，変更につきましては，お早めにFAX，お電話でお知らせ下さい．
　返品は，原則として受けつけておりませんが，返品の場合の郵送料はお客様負担とさせていただきます．その際は必ず小社へご連絡ください．

◎ご送本について
　ご送本につきましては，ご注文がありましてから約1週間前後とみていただきたいと思います．お急ぎの方は，ご注文の際にその旨をご記入ください．至急送らせていただきます．2〜3日でお手元に届くように手配いたします．

◎個人情報の利用目的
　お客様から収集させていただいた個人情報，ご注文情報は本サービスを提供する目的(本の発送，ご注文内容の確認，問い合わせに対しての回答等)以外には利用することはございません．

　その他，ご不明な点は小社までご連絡ください．

株式会社 全日本病院出版会　〒113-0033 東京都文京区本郷3-16-4-7F
電話 03(5689)5989　FAX03(5689)8030　郵便振替口座 00160-9-58753

FAX 専用注文書

5,000 円以上 代金引換（前頁利用方法参照）

ご購入される書籍・雑誌名に○印と冊数をご記入ください

○	書 籍 名	定価	冊数
	肘実践講座 よくわかる野球肘 離断性骨軟骨炎 **新刊**	¥7,875	
	小児の睡眠呼吸障害マニュアル **新刊**	¥7,350	
	達人が教える外傷骨折治療	¥8,400	
	症例から学ぶ 実践 脳卒中リハビリテーション	¥4,830	
	肩こり，首・腰の痛みを自分で治す・予防する	¥2,310	
	ここが聞きたい！スポーツ診療Q&A	¥5,775	
	耳鼻咽喉科診療 私のミニマム・エッセンシャル	¥7,350	
	骨折に伴う静脈血栓塞栓症エビデンスブック	¥3,990	
	絵でみる最新足診療エッセンシャルガイド	¥7,350	
	老いを内包する膝—早期診断と早期治療—	¥5,775	
	スポーツ医学常識のうそ	¥2,730	
	見開きナットク！フットケア実践Q&A	¥5,775	
	よくわかる臨床栄養管理実践マニュアル	¥7,350	
	実践肩のこり・痛みの診かた治しかた	¥3,990	
	図解よくわかる運動器疾患鍼灸診療マニュアル	¥3,360	
	高次脳機能を鍛える	¥2,940	
	多関節運動連鎖からみた変形性関節症の保存療法	¥5,575	
	運動器リハビリテーション実践マニュアル	¥8,400	
	最新 義肢装具ハンドブック	¥7,350	
	訪問で行う 摂食・嚥下リハビリテーションのチームアプローチ	¥3,990	
	神経・筋疾患 摂食・嚥下障害とのおつきあい	¥4,935	
	図解よくわかる整形外科MRI診断実践マニュアル	¥9,450	
	筋電義手訓練マニュアル	¥3,500	

バックナンバー申込（※ 特集タイトルはバックナンバー一覧をご参照ください）

❀メディカルリハビリテーション（No）
No____ No____ No____ No____ No____
No____ No____ No____ No____ No____

❀オルソペディクス（Vol/No）
Vol/No____ Vol/No____ Vol/No____ Vol/No____ Vol/No____

年間定期購読申込

❀メディカルリハビリテーション　　　No.　　　から

❀オルソペディクス　　　Vol.　　　No.　　　から

TEL：　（　　）　　　　FAX：　（　　）

ご住所　〒

フリガナ

お名前　　　要捺印　　　診療科目

FAX 03-5689-8030 全日本病院出版会行

全日本病院出版会行
FAX 03-5689-8030

年　月　日

住所変更届け

お名前	フリガナ		
お客様番号			毎回お送りしています封筒のお名前の右上に印字されております8ケタの番号をご記入下さい。
新お届け先	〒　　　　都道府県		
新電話番号	（　　　）		
変更日付	年　月　日より		月号より
旧お届け先	〒		

※ 年間購読を注文されております雑誌・書籍名に✓を付けて下さい。
- ☐ Monthly Book Orthopaedics （月刊誌）
- ☐ Monthly Book Derma. （月刊誌）
- ☐ 整形外科最小侵襲手術ジャーナル （季刊誌）
- ☐ Monthly Book Medical Rehabilitation （月刊誌）
- ☐ Monthly Book ENTONI （月刊誌）
- ☐ PEPARS （月刊誌）
- ☐ Monthly Book OCULISTA （月刊誌）

FAX 03-5689-8030
全日本病院出版会行

Monthly Book Medical Rehabilitation
バックナンバー在庫

2013.4.現在

【2010年】

No. 114（1月号）編集企画／里宇明元
脳卒中リハビリテーション update

No. 115（2月号）編集企画／古澤一成
脊髄損傷のリハビリテーション
―合併症に関する最近のトピックス―

No. 116（3月号）編集企画／岸本裕充
口腔ケアと摂食・嚥下リハビリテーション

No. 117（4月・増大号）編集企画／上月正博
糖尿病のリハビリテーション実践マニュアル(4,095円)

No. 118（5月号）編集企画／宮井一郎
脳の可塑性とリハビリテーションへの応用

No. 119（6月号）編集企画／田谷勝夫
高次脳機能障害者の就労支援

No. 120（7月号）編集企画／宮野佐年
リハビリテーションとリスク管理

No. 121（8月号）編集企画／水落和也
関節リウマチ治療　新時代のリハビリテーション
―変わるもの，変わらないもの―

No. 122（9月号）編集企画／弘中祥司
小児の摂食・嚥下リハビリテーションにおける連携医療

No. 123（10月号）編集企画／佐浦隆一
変形性股関節症のリハビリテーション

No. 124（11月・増刊号）編集企画／近藤国嗣
アンチエイジングとリハビリテーション(5,145円)

No. 125（11月号）編集企画／日原信彦
自閉症スペクトラム（ASD）のリハビリテーション科臨床実学

No. 126（12月号）編集企画／栢森良二
顔面神経麻痺のリハビリテーション

【2011年】

No. 127（1月号）編集企画／川畑信也
認知症　最前線

No. 128（2月号）編集企画／芳賀信彦
足部疾患のリハビリテーション

No. 129（3月号）編集企画／水野勝広
半側空間無視のリハビリテーション

No. 130（4月号）編集企画／久保俊一
リハビリテーション医に必要な関節疾患みかたのコツ

No. 131（5月号）編集企画／武居光雄
腎透析リハビリテーション

No. 132（6月・増刊号）編集企画／安保雅博
脳疾患画像読影のコツと pitfall(5,145円)

No. 133（6月号）編集企画／飛松好子
糖尿病切断とリハビリテーション

No. 134（7月号）編集企画／志波直人
腰痛予防とリハビリテーション

No. 135（8月号）編集企画／長岡正範
パーキンソン病のリハビリテーション

No. 136（9月号）編集企画／青柳陽一郎
摂食・嚥下リハビリテーション update

No. 137（10月・増大号）編集企画／白倉賢二
スポーツ障害のリハビリテーション
―運動連鎖からのアプローチ―(4,095円)

No. 138（11月号）編集企画／中島恵子
リハビリテーションの効果をあげる認知行動療法

No. 139（12月号）編集企画／石田健司
人工関節のリハビリテーション

【2012年】

No. 140（1月号）編集企画／辻　哲也
がんのリハビリテーション―チームで行う緩和ケア―

No. 141（2月号）編集企画／才藤栄一
ニューロリハビリテーション

No. 142（3月号）編集企画／浅見豊子
装具処方のポイント

No. 143（4月・増大号）編集企画／若林秀隆
リハビリテーション栄養
―栄養はリハのバイタルサイン―(4,095円)

No. 144（5月号）編集企画／木村彰男
ボツリヌス治療の各種疾患への応用

No. 145（6月号）編集企画／金谷文則
手外科リハビリテーション
―腱損傷保存療法と修復後運動療法のポイント―

No. 146（7月号）編集企画／片桐伯真・大野友久
リハビリテーション診療と歯科の連携

No. 147（8月号）編集企画／寺本信嗣
COPD の病診連携と在宅管理

No. 148（9月号）編集企画／仙石　淳
リハビリテーション患者の排尿・排便障害

No. 149（10月・増刊号）編集企画／皆川洋至
臨床現場に必要な運動器画像診断入門(5,145円)

No. 150（10月号）編集企画／萩野　浩
骨粗鬆症予防とリハビリテーション

No. 151（11月号）編集企画／蜂須賀研二
在宅患者のリハビリテーションと地域連携

No. 152（12月号）編集企画／佐伯　覚
社会参加と職業復帰

【2013年】

No. 153（1月号）編集企画／渡邉　修
注意・遂行機能障害のリハビリテーション

No. 154（2月号）編集企画／小林龍生
膝靱帯損傷の治療およびリハビリテーション

No. 155（3月号）編集企画／宮尾益知・橋本圭司
発達障害へのアプローチ―子どもから成人まで―

No. 156（4月号）編集企画／長谷公隆
臨床における歩行分析の活用

※各号定価2,625円(増刊・増大号を除く)

全日本病院出版会からのお知らせ

全日本病院出版会
ホームページ リニューアルオープン!!

http://www.zenniti.com

（アドレスは従来のホームページと変更ございません。）

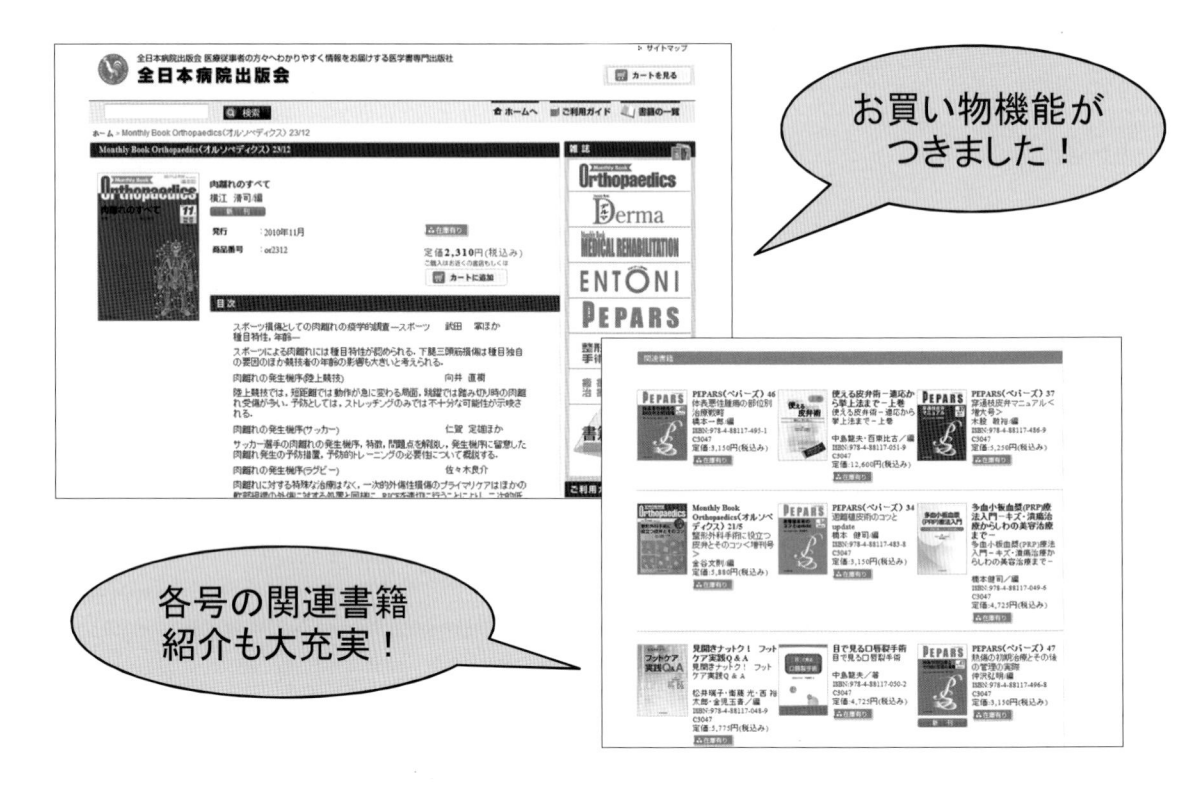

お買い物機能がつきました！

各号の関連書籍紹介も大充実！

新たにお買い物機能をつけ、リニューアル!!
定期購読のお申し込みも承っております。
雑誌各号の目次、キーポイントも閲覧できます！

全日本病院出版会の書籍、雑誌バックナンバーのご購入は
お近くの医学書専門書店、医学書取り扱い書店、
または弊社ホームページまで！

(株)全日本病院出版会　〒113-0033　東京都文京区本郷 3-16-4
　　　　　　　　　　　TEL：03-5689-5989　FAX：03-5689-8030

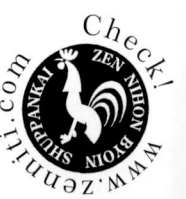

第50回日本リハビリテーション医学会学術集会

テーマ：こころと科学の調和
　　　　リハビリテーション医学が築いてきたもの
大会長：水間正澄(昭和大学医学部リハビリテーション医学講座)
会　期：2013年6月13日(木)〜15日(土)
会　場：東京国際フォーラム
参加費：会員20,000円，医師以外の非会員8,000円，学生3,000円

<プログラム>
　プレナリー講演：歴史を語る
　　講師：水間正澄(昭和大学)　会長講演
　　講師：米本恭三(東京慈恵会医科大学名誉教授)
　　　「新たな扉を開き続けた十年の歩み」
　　講師：江藤文夫(国立障害者リハセンター)
　　　「日本リハ医学会の50年―振り返れば―本道？―」
　50周年記念企画
　・50周年記念特別企画講演
　　講師：上田　敏(公益財団法人日本障害者リハビリテーション協会)
　　演題：「記念すべき年1963年―日本リハ医学会創立をめぐって」
　・50周年記念講演
　　講師：Tai Ryoon Han(Seoul National University)
　　講師：千野直一(永生病院)
　　講師：Walter R. Frontera (Vanderbilt University, USA)
　・50周年記念企画シンポジウム
　　・「アジア・リハ医との交流」
　　・「関連職種シンポジウム―未来のリハ医学会への期待―」
　特別講演
　・招待講演
　　講師：Jeffrey B. Palmer(Johns Hopkins University)
　　演題：「Physiological Approach to Rehabilitation of Swallowing」
　・特別講演
　　講師：村上陽一郎(東洋英和女学院)
　　演題：「医療と安全　リスク管理の観点から」
　・復興企画講演
　　講師：里宇明元(慶應義塾大学)
　　演題：「東日本大震災を経験した私たちがなすべきこと」
　国際シンポジウム
　・「Subacute Stroke Rehabilitation system and outcome」
　・「Cancer Rehabilitation : Research, Training, and Practice」
　シンポジウム
　・「内部障害リハビリテーションの最前線」
　・「運動器のリハビリテーション　運動器の健康を守る―人類の未来に向けた取り組み―」
　・「地域包括ケアシステムにおけるリハの役割〜こころの通う連携〜」
　パネルディスカッション
　・「リハビリテーション外来診療のあるべきすがた」
　・「超急性期リハビリテーションにおける医学的課題」
　・「転倒転落予防実践プログラム」

　教育講演
　　1.「リハビリテーションに役立つ臨床神経生理学」
　　2.「摂食嚥下障害のリハビリテーションと多職種連携」
　　3.「片麻痺の上肢機能改善のニューロリハビリテーション」
　　4.「rTMSとリハビリテーション」
　　5.「障害重要(克服)(脳卒中患者のこころのうち)」
　　6.「Clinical Neuromusicology : Remarks on the Signicance of Music in Rehabilitation for Human Skills and Social Competence」
　　7. 外傷性脊髄損傷の再生医療開始前夜に我々は何を準備すべきか
　　8. 神経筋疾患とリハビリテーション
　　9. 失語症患者のリハビリテーション
　　10. 失行の診方
　　11. 下肢機能障害へのアプローチ
　　12. 骨系統疾患のリハビリテーション―小児から成人まで―
　　13. Developmental Rehabilitation in the 21st Century : A New Beginning?
　　14. 高齢者に対するリハビリテーション医療とFrailty
　　15. 四肢切断者のリハビリテーション―これからの方向性―
　　16. 膝前十靱帯損傷のアスレチック・リハビリテーションとスポーツ外傷予防の取り組み

【50周年記念　市民公開講座】
テーマ：『高齢社会をいきいき生きる』
　　　〜よりよく・より幸福に・よりいきいきと生きるために〜
日　時：2013年(平成25年)6月8日(土)
　　　　午後13時30分〜
会　場：五反田「ゆうぽうと」

<講演プログラム>
基調講演1：「健康長寿を目指して」
　　　　遠藤英俊先生(国立長寿医療研究病院内科総合診療部部長)
基調講演2：「その人らしさを支える〜リハビリのこころと力〜」
　　　　稲川利光先生(NTT関東病院リハビリテーション科部長)
特別講演：「マムシ流　元気に長生きするコツ　させるコツ」
　　　　毒蝮三太夫さん

問い合わせ：株式会社コングレ
　　　　〒102-8481　東京都千代田区麹町5-1　弘済会館ビル6階
　　TEL：03-5216-5318　FAX：03-5216-5552
　　E-mail：jarm2013@congre.co.jp
　　URL：http://www.congre.co.jp/jarm2013/

ピン・ボード

第24回日本末梢神経学会 学術集会開催案内

会　期：2013年（平成25年）8月23日（金）・24日（土）
会　場：朱鷺メッセ　新潟コンベンションセンター
　　　　（〒950-0078　新潟市中央区万代島6-1　TEL：025-246-8400）
会　長：柴田　実（新潟大学大学院医歯学総合研究科　形成・再建外科学分野教授）
テーマ：末梢神経治療の橋渡し研究と臨床応用の最前線
ホームページ：http://shinsen.biz/24jpns/
プログラム内容：
特別講演：
　中田　力先生（カリフォルニア大学脳神経学教授・新潟大学脳研究所統合脳機能研究センター長）
　Robert J. Spinner, M.D.（Professor of Anatomy, Neurosurgery and Orthopedics Mayo Graduate School of Medicine, Mayo Clinic, Rochester, MN）
一般演題（口演発表・ポスター）：
【詳細】http://shinsen.biz/24jpns/endai.html
パネルディスカッション
シンポジウム：
　「手根管症候群（CTS）の診断基準」他　3題を予定
ワークショップ
産業医学講座講演：
　「業務上疾病としての末梢神経障害」
　中平浩人先生（新潟青陵大学看護学科教授）
コメディカル・レジデント教育セミナー：
　コーディネーター：有村公良先生（医療法人三州会大勝病院院長）
ランチョンセミナー、モーニングセミナー、イブニングセミナー
お問い合わせ＆運営事務局：株式会社　新宣　朱鷺メッセ営業所
　　　　TEL：025-243-7040
　　　　E-mail：24jpns@shinsen.biz
市民公開講座
日　時：2013年8月25日（日）13：00～16：00
会　場：だいしホール　〒951-8066　新潟市中央区東堀前通七番町1071番地1［第四銀行本店内］
テーマ：「手足のしびれ」
　・司会　三上容司先生（横浜労災病院整形外科）
　・講師　桑原　聡先生（千葉大学神経内科）
　・講師　池田和夫先生（金沢医療センター整形外科）
　・講師　池田修一先生（信州大学神経内科）

第28回日本脊髄外科学会

会　期：2013年6月6日（木）～7日（金）
　　　　※6月8日（土）教育セミナー
会　場：名古屋国際会議場
　　　　〒456-0036　名古屋市熱田区熱田西町1-1
　　　　TEL：052-683-7711／FAX：052-683-7777
会　長：庄田　基（藤田保健衛生大学医学部　脳神経外科学講座）
参加受付：全て当日受付です．
参加費：15,000円
プログラム：・学術委員会企画「基礎研究シンポジウム」
　　　　　　・シンポジウム～脊髄外科における創造力～
　　　　　　・ランチョンセミナー（予定）
　　　　　　　腰椎固定術後のトラブルシューティングの基本
　　　　　　　脊椎変形の矯正手術／脊椎手術における骨粗鬆症
　　　　　　　疼痛の保存治療・疼痛の手術的治療
　　　　　　・イブニングセミナー（予定）
　　　　　　　Spine Asia Now／私の脊髄外科 Breakthrough／エキスパートの手術
運営事務局：株式会社オフィステイクワン
　　　　〒461-0004　名古屋市東区葵3-12-7　あおいビル2F
　　　　TEL：052-930-6145／FAX：052-930-6146
　　　　E-mail：jsss2013@cs-oto.com
　　　　URL：http://www.cs-oto.com/jsss2013/
第28回脊髄外科学会　第11回教育セミナー
脊椎脊髄外科疾患の基礎知識の学習や，脊髄外科診療のレベルアップ，脊椎脊髄外科手技の理解と習得を目的として行う日本脊髄外科学会共催セミナーです．
日　時：2013年6月8日（土）
場　所：名古屋国際会議場
定　員：250名
登　録：事前登録（オンライン）を原則とします．詳細は本学会HPにて御案内致します．
受付期間：2013年2月頃より
受講料：10,000円（テキスト代，昼食代を含む）
　　　　領収書は発行いたしません．振込用紙をもって代えさせていただきます．
事務局：藤田保健衛生大学医学部　脳神経外科学講座
　　　　〒470-1192　愛知県豊明市沓掛町田楽ヶ窪1-98

第40回日本肩関節学会

日　時：2013年9月27日(金)，28日(土)
会　場：ウェスティン都ホテル京都
会　長：黒川　正夫(大阪府済生会吹田病院整形外科)
　　URL：http://www.congre.co.jp/40jss/index.html
主なトピックス
1. 一時修復不能な腱板広範囲断裂の診断と治療
2. 腱板断裂のリハビリテーション
3. 肩甲下筋腱断裂(肩前上方損傷)の診断と治療戦略
4. 肩腱板修復の基礎
5. 肩関節疾患の画像診断
6. 肩関節疾患の術前評価法
7. 肩鎖関節脱臼の診断法
8. 肩関節脱臼のマネージメント
9. 上腕骨近位端骨折の治療
10. 肩関節手術のリスクマネージメント
併　催：第10回肩の運動機能研究会　2013年9月27日(金)，28日(土)※同会場
会　長：森原　徹(京都府立医科大学大学院医学研究科運動器機能再生外科学)
問い合わせ先：第40回日本肩関節学会／第10回肩の運動機能研究会　運営事務局
　〒541-0047　大阪市中央区淡路町3-6-13　株式会社コングレ内
　TEL：06-6229-2555　　FAX：06-6229-2556
　E-mail：40jss@congre.co.jp

第38回日本足の外科学会

会　期：2013年10月31日(木)，11月1日(金)
会　場：仙台国際センター
会　長：羽鳥　正仁(東北公済病院整形外科)
テーマ：「STEP FORWARD 更なる飛躍のために」
演題募集期間：2013年4月16日(火)～6月18日(火)
　多数の演題応募，ご参加をお待ちしております．
＜プログラム＞
　基調講演，招待講演，特別講演，教育研修講演，シンポジウム，パネルディスカッション，主題，一般演題，ハンズオンセミナー
＜シンポジウム＞
● Ponseti法による先天性内反足治療後の変形遺残・再発の原因と対策
● 足部疾患—臨床・画像・病理のトライアングル
＜予定主題＞
● 麻痺性足部変形の手術
● 鏡視下手術
● 踵骨骨折
● 脛骨遠位部骨折(Pilon骨折)
● 創外固定
● スポーツ外傷・障害
● アキレス腱保存療法
● 外反母趾保存療法
● 骨・軟部腫瘍／腫瘍類似疾患
学会事務局：東北公済病院整形外科
　〒980-0803　仙台市青葉区国分町2-3-11
　http://jssf2013.umin.jp
運営事務局：株式会社コングレ
　〒980-0811　宮城県仙台市青葉区一番町4-6-1
　TEL 022-723-3211　FAX 022-723-3210

第36回日本骨・関節感染症学会
（同時開催：第165回ICD講習会）

会　期：2013年7月5日(金)，6日(土)
会　場：パシフィコ横浜(横浜市西区みなとみらい1-1-1)
会　長：別府諸兄(聖マリアンナ医科大学整形外科)
テーマ：骨・関節感染症治療のパラダイムシフト
WEBサイト：http://www.congre.co.jp/jssbji36/
演題カテゴリー：
1. 整形外科医のICD活動
2. 骨・関節感染症における抗菌薬の使い方(一部演者指定)
3. 骨・関節MRSA感染症：抗MRSA薬単剤 vs. 併用療法
4. SSIが疑われた時の抗菌薬の選択
5. SSI予防の工夫
6. 私の勧める感染症治療(ビデオ)
7. 骨・関節感染症の治療：従来法の見直し・進歩
＊なお2日目午後，同じ会場で第165回ICD講習会を開催いたします．
　多くの先生方の演題ご登録とご参加をお願いいたします．
問い合わせ先：第36回日本骨関節感染症学会運営事務局
　株式会社　コングレ内
　〒102-8481　千代田区麹町5-1　弘済会館ビル6階
　TEL 03-5216-5318／FAX 03-5216-5552
　E-mail：jssbji36@congre.jp

第25回日本整形外科超音波学会

会　期：2013年7月6日(土)
会　場：ウェスティンナゴヤキャッスル　http://www.castle.co.jp/wnc/
　〒451-8551　愛知県名古屋市西区樋の口町3-19
会　長：佐藤公治(名古屋第二赤十字病院　副院長　整形外科・脊椎外科部長)
テーマ：明日から役立つ運動器超音波医療の最新情報
主題(予定)：「スポーツ医学に対する超音波の有効利用(外来診療・スポーツ現場)」
　「整形外科治療への超音波利用(LIPUSによる骨折治療・物理療法)」
　「DVTの超音波診断の現状と限界」
　「超音波の新技術」(ボリュームナビゲーションシステム等)
　「麻酔や神経ブロック時の超音波利用」
ハンズオンセミナー：医師向け，技師向けのセミナー予定
参加費：医師10,000円　医師以外5,000円
　(事前登録の場合　医師9,000円　医師以外4,000円)
事務局：〒466-8650　愛知県名古屋市昭和区妙見町2-9
　名古屋第二赤十字病院整形外科内
　第25回日本整形外科超音波研究会事務局
　担当者：深谷泰士
　TEL：052-832-1121 代表　FAX：052-832-1130
　e-mail：ortho@nagoya2.jrc.or.jp

ピン・ボード

第121回中部日本整形外科災害外科学会

会　期：2013年10月3日(木), 4日(金)
会　長：石黒直樹(名古屋大学大学院医学系研究科整形外科学講座)
会　場：名古屋国際会議場(〒456-0063 名古屋市熱田区熱田西町1-1 TEL：052-683-7711)
テーマ：整形外科のプロフェッショナリズム
プログラム：
- 特別講演　2講演
  貞井　俊介氏
  (三菱重工株式会社　名古屋航空宇宙システム製作所　小牧南工場長)
  「航空機におけるヒューマンエラーと危機管理」
  大島　伸一先生
  (独立行政法人　国立長寿医療研究センター)
  「高齢社会と医療の行方」
- 招待講演　2講演
  Professor Mel S. Lee
  (Department of Orthopaedic Surgery, Joint Reconstruction, Chang Gung Memorial Hospital, Taiwan R.O.C.)
  「The management of infected THA(仮題)」
  Professor Dae-Geun Jeon
  (Center for Cancer Prevention & Detection, Korea Cancer Center Hospital, Korea)
  「The treatment of musclo-skeletal malignancy(仮題)」
- 教育研修講演　5講演
- ランチョンセミナー　10講演
- 主題
  1. 炎症抑制下の手術—新たな工夫
  2. 多生物学的製剤時代の治療—各製剤の比較および選択—
  3. RA患者の身体機能評価
  4. 亜脱臼性股関節症に対する骨切り術
  5. 股関節疾患のQOL評価
  6. 人工股関節全置換術のナビゲーション
  7. 股関節再置換術の長期成績
  8. 大腿骨近位部骨折に対する地域連携パスの問題点とその解決
  9. 機能温存をめざした腫瘍の治療法
  10. 良性骨軟部腫瘍：治療介入の要否
  11. 超高齢者悪性骨軟部腫瘍に対する治療法
  12. 凍結肩に対する治療の工夫
  13. 半月板損傷に対する治療の工夫
  14. アキレス腱断裂の治療—保存か手術か—
  15. 小児の骨延長—進歩と課題—
  16. 小児股関節疾患の問題点
  17. 四肢先天異常の治療
  18. リウマチ性脊椎病変
  19. 脊髄腫瘍の治療成績
  20. 後縦靱帯骨化症の治療
  21. 基節骨・中手骨骨折の治療(変形治癒を含む)
  22. 手指の変形性関節症
  23. 閉鎖吸引療法の適応と限界
  24. 上肢神経障害・疼痛の治療
- 一般演題(口演のみ)

演題募集：インターネットによるオンライン登録のみといたします。
http://www.his-brain.co.jp/chubu-seisai121/
演題登録期間：2013年4月9日(火)～2013年5月28日(火)
学会事務局：名古屋大学大学院医学系研究科整形外科学講座
〒466-8550　名古屋市昭和区鶴舞町65
TEL：052-744-1908　FAX：052-744-2260
E-mail：chubu-seisai121@his-brain.co.jp
運営事務局：有限会社ヒズ・ブレイン
〒468-0063　名古屋市天白区音聞山1013
TEL：052-836-3511　FAX：052-836-3510

第4回スポーツメディスンフォーラム

日　時：2013年6月2日(日)9：00～16：00
　＊前日の6月1日(土)16：00～18：00に合同ワークショップ開催(第23回関西臨床スポーツ医・科学研究会合同)
場　所：大阪大学　銀杏会館(医学部学友会館)〒565-0871 大阪府吹田市山田丘2-2
代表世話人：米田　稔(大阪厚生年金病院スポーツ医学科)
主題(予定)：
　パーソナルトレーニング手法の理論と実際「我々はパーソナルトレーニング手法から何を学び、いかにそれを活用すべきか？」
　アスリートのためのペインコントロール「私が好む除痛法」
共催ランチョンセミナー(予定)：
　「再生医療はスポーツ医学にどれだけ貢献できるか？」
参加費：医師・医師以外　3,000円(6月1日(土)合同ワークショップ参加費含)
問合先：E-mail sasaki@sigmax.co.jp　佐々木聰

第20回記念日本脊椎・脊髄神経手術手技学会

会　期：2013年9月6日(金)・7日(土)
会　場：名古屋観光ホテル
会　長：佐藤公治(名古屋第二赤十字病院　整形外科・脊椎脊髄外科)
主　題：
低侵襲手脊椎安定術(MISt)の工夫と限界，など
その他，ビデオ，一般演題
発表形式：PCプレゼンテーション
抄録提出要領：学会HPより提出用フォーマットにて和文抄録，英文アブストラクをご提出下さい．
受付開始：平成25年2月1日より開始
問合せ先：日本脊椎・脊髄神経手術手技学会事務局
107-0062 港区南青山2-22-14　フォンテ青山1206
TEL/FAX：03-6804-1044
URL：http://www.jpstss.jp
E-mail：office@jpstss.jp

諏訪湖リハビリテーション研究会CO-REHA. 足部の基礎と触診スキル

日　時：2013年6月9日(日)　9：30～17：30
場　所：長野県諏訪市総合福祉センター「いきいき元気館」
長野県諏訪市小和田19番3号
TEL：0266-54-7711
講　師：西村　晃(飯山赤十字病院)申込人数に応じてアシスタントが入ります．
参加費：7,000円(骨モデル使用代，実技含む)
定　員：50名
申し込み：HP申し込みフォームより
http://www.suwaco-reha.com/
お問い合わせ：諏訪湖リハビリテーション研究会CO-REHA. 事務局：西澤・後町
E-mail：info@suwaco-reha.com